西南少数民族
医药古籍文献的发掘利用研究

陈海玉　著

民族出版社

序言一

我国少数民族医药古籍文献丰富浩瀚，多年来一直受到国家及社会有关方面的高度重视，并有不少学者从不同方面进行了卓有成效的研究，取得了丰硕成果。但是，针对西南少数民族地区，从少数民族医药古籍档案文献发掘利用方面进行系统研究的成果却尚未得见。因而，该著作的问世，较好地填补了这方面的空白，展现了一个富有理论价值和现实意义的研究空间和研究领域。

陈海玉博士在云南大学公共管理学院情报与档案学系就读博士期间，就把该研究课题作为自己的主攻目标，目的鲜明、锲而不舍地进行了大量的、多种方式的调查研究。如查阅了数量丰富的民族学、民族医药学、古籍文献学等方面的文献史料，并先后到傣族、彝族、纳西族、白族、壮族、藏族、苗族、拉祜族等西南少数民族生活的地区，对这些少数民族医药古籍文献的分布、保存管理和发掘利用状况进行了比较全面的调查，从而有效地掌握了理论依据、客观实际和研究状态等基本问题，为课题的研究奠定了扎实的基础。在深入思考和精心构思的过程中，陈海玉博士抓住课题研究中的某些亮点，分别进行专门研究，在《档案学通讯》、《兰台世界》等档案学专业核心期刊上发表了多篇少数民族医药古籍档案文献方面的学术论文，形成了良好的研究开端。之后，在系统研究的基础上，写出了17万字的《民族医药振兴背景下的西南少数民族医药档案发掘利用研究》的学位论文，论文在答辩中得到答辩委员的充分肯定和一致好评。

《西南少数民族医药古籍文献的发掘利用研究》是陈海玉博士完成博士学位攻读，留云南大学公共管理学院情报与档案学系任教后，在继续对课题进行更深入和系统研究的基础上而取得的更加完善和成熟的研究成果。该著作具有下述鲜明的特色：一是区域的典型性。我国少数民族众多，但西南地区则是民族荟萃最为集中、民族医药文化最为丰富独特的地区，以该地区少数民族医药古籍文献作为研究对象，能够比较典型地揭示出少数民族医药古籍文献的特色与规律，为我国少数民族医药古籍文献的发掘利用提供具有代表性的研究成果。二是民族的多样性。所研究的医药古籍文献涉及傣族、彝族、纳西族、白族、壮族、藏族、苗族等多个少数民族，在对西南地区众多少数民族医药古籍文献进行认真梳理的基础上，该著作从个性和共性上为我们展示了少数民族医药古籍文献的丰富多彩及其发展变化的基本规律。三是资料的翔实性。作者在写作中不仅参阅了数量可观的相关文献，而且还较好地穿插使用了通过实地调查得来的大量的第一手材料，使其观点建立在坚实的实证基础之上。四是内容的系统性。该书以西南少数民族医药文献的文化根源、内涵外延、种类特点、学术价值与社会价值、发掘利用现状与对策为基本内容，构成了一个比较严谨的研究体系，为科学认识少数民族医药古籍文献的发掘利用，整合出一个良好的范式。

综上所述，该著作是作者经过长期研究，深入思考，厚积薄发而撰写出来的一部佳作，既有鲜明的特色，又不乏作者自己的独到见解，还富于学术价值和现实意义。为此，我十分乐意把它推荐给大家，是为序。

郑　文

2011 年 4 月 6 日

（序言作者系云南大学教授、云南大学公共管理学院副院长）

序言二

陈海玉是云南大学的青年教师，一直致力于档案学、民族古典文献学、民族文化等领域的研究，并取得了显著的研究成果。在就读博士期间她就已经开始着力于少数民族医药古籍档案文献的研究。在三年的学习研究过程中，她查阅了有关民族学、民族医药学、古籍文献学等方面的大量文献史料，并先后到西南的傣族、彝族、纳西族、白族、壮族、藏族、苗族、拉祜族等少数民族生活的地区，对各少数民族医药古籍文献的分布保存管理等发掘利用状况作了全面调查，了解掌握了西南地区的少数民族医药古籍档案文献的详尽田野和文献资料，并在《档案学通讯》、《兰台世界》等专业核心期刊上发表了多篇少数民族医药古籍档案文献方面的学术论文，在少数民族医药古籍档案的研究领域取得了一定成果。

少数民族古典文献学发展至今，学术界已对少数民族古典文献的内涵外延、形制种类、内容构成等问题有了宏观的认识和研究，但对其中某一个具体内容或问题的深入、系统的认识研究还很缺乏。《西南少数民族医药古籍文献的发掘利用研究》是一部探讨研究西南地区少数民族医药古籍文献的文化起源、产生形成、形制种类、内容价值、现状问题和发掘利用等方面的学术专著，该书的显著特点就是在当前世界民族医药回归和我国民族医药振兴背景下，以我国多民族荟萃最为集中、民族医药文化最为丰富独特的西南地区为其研究地域，全面、深入地研究总结了这一区域内各少数民族医药古籍文献的文化内涵、分类构成、价值特点，特别就民族医药古籍文献资源发掘利用所涉及的一系列问题作了深入研究和探讨，并形成了自己科学的理论体系，具有较高的学术研究价值和现实参考价值。具体说来主要体现在三个方面：一是选题新颖。民族医药文化是我国民族文化遗产的重要组成部分，是目前文化产业发展中的朝阳产业。当然，发展民族医药文化产业，其前提就是要做好各民族医药古籍文献的普查收集、分类整理和发掘利用等基础工作。该选题紧扣社会发展需要，视角新颖独特。二是题材丰富翔实。该书所用材料不仅是全面丰富的，而且还有大量的第一手资料，这对揭示西南少数民族医药古籍文献的真实面貌，引起政府和社会的重视与关注，更好地抢救保护与发掘利用这一珍贵的民族科技文化遗产有着重要的现实意义。三是研究内容与民族医药事业发展的实际密切结合。该书的一个重要特点就是通过调查研究总结了目前发掘利用的现状和存在问题，同时还进一步对发掘利用的思路和对策作了深入探讨，提出了一些可行性措施，使得该选题的研究富于针对性和实际意义。

《西南少数民族医药古籍文献的发掘利用研究》是陈海玉在原所撰 17 万字的博士论文《民族医药振兴背景下的西南少数民族医药档案发掘利用研究》的基础上，经过深入系统研究，补充了大量翔实可靠的医药古籍文献史料，完善了理论体系而撰写成的一部有创建性的学术专著。该书以西南少数民族医药古籍文献为研究对象，充分利用领域优势，挖掘医药古籍文献遗产，具有一定的学术创新性，对西南少数民族医药开发利用具有较大的参考价值。同时，该专题的系统研究，对民族古典文献学应用理论发展也具有积极的推动作用。为此，我乐意将这部理论性、学术性和实践性俱佳的著作推荐给广大读者。

华　林

2011 年 4 月 15 日

（序言作者系云南大学教授、博士生导师、云南大学公共管理学院情报与档案学系系主任）

目 录

绪论

中国西南是一个资源丰富、历史悠久、人口众多的多民族地区。在漫长的社会发展和社会实践过程中，西南各民族都有自己的医药需求、医药创造和医学知识积累，因地域不同、文化差异而形成了独特的、丰富多彩的民族传统医药学，它们是我国传统医药学宝库中的奇葩。历史上，西南各民族不仅有本民族语言，一些民族还创制了本民族文字，积淀了灿烂的独具本民族特色的医药文化，如藏族医药文化、傣族医药文化、彝族医药文化、壮族医药文化、苗族医药文化等。与其他民族医药文化相似，西南少数民族医药文化渗透了诸如地域文化、宗教文化、民族习俗、民族情感等丰富文化内容，具有鲜明的民族性、地域性和传统性。基于民族传统医药文化形成的西南少数民族医药古籍文献遗产，数量众多，内容丰富，价值珍贵，并在防疾治病以及保障各民族繁衍昌盛方面发挥了重要作用，具有很大的发掘利用价值。随着它的系统研究和利用工作的不断深入，将对展现西南各族人民古代医药学成就，提高各民族医药科学水平，改变西南民族地区贫困落后面貌，振兴我国民族医药事业有着深远的现实意义。

当前，我国民族医药发展面临着前所未有的机遇。就外部机遇来说，西医经过两百多年的发展取得了巨大成绩，并在世界医药中形成以西医药为主、传统医药为辅的格局。但是，随着人类对西医药毒副作用认识的逐渐深入，对健康含义理解的不断加深以及医疗模式的转变，人类医疗保健理念开始转向崇尚自然、绿色医疗的民族传统医药，各国民族传统医药重放光彩。1977 年第三十届世界卫生（组织）大会通过决议认为："民族医学已被证明是有效的。有实际应用价值的，应给予正式承认。促其发展，提高疗效，广泛应用。"民族传统医学逐渐在世界各国的各级保健、计划生育、疑难杂症、民族药源研究、新药开发等方面展现出巨大的潜力，已在各国防病治病中广泛运用并将在今后的世界医药中扮演越来越重要的角色。

我国传统医药大都是天然绿色医药，特别是以藏医药、彝医药、傣医药和苗医药等为代表的民族传统医药，以其纯天然、毒副作用小以及独特的疗效不仅受到我国广大人民群众的欢迎，同时也在世界上许多国家人民的防病治病中发挥了较好的作用。据有关资料记载，目前世界上已有 140 多个国家或地区的民众在防病治病中运用过我国传统医药（中医药或民族医药），我国已与世界 70 多个国家签订了含有传统医药合作的政府协议 90 多个。国际交流与合作领域的不断拓展为我国传统医药的发展带来了良好的外部发展环境和历史机遇。①

党和政府历来重视民族医药，并颁布了一系列的法律、政策大力扶持民族医药的发展。早在 1951 年 12 月，政务院文教委员会就发布了《全国少数民族卫生工作方案》，明确提出了"团结与提高民族医药"的方针。《中华人民共和国宪法》也明确赋予民族医药以充分的发展权，其中第四条规定："国家根据各少数民族的特点和需要，帮助各少数民族地区加速经济和文化的发展"；第二十一条规定："国家发展医疗卫生事业，发展现代医药和我国传统医药"。作为传统医药的重要组成部分，民族医药事业的发展权得到

① 朱佳卿：《我国民族医药发展的机遇与挑战》，载《中国中药杂志》，2008 (12)。

了保障。党的十一届三中全会以来，党和政府更加重视民族医药事业的发展，国务院相关部委先后组织召开了三次全国民族医药工作会议，对今后一个时期开展民族医药工作的指导思想、奋斗目标及有关政策等提出了明确要求，规划和推动了民族医药事业的进一步发展，为民族医药事业振兴指明了方向。当前，我国民族医药事业又面临着一个大的发展机遇。2007 年，温家宝总理在政府工作报告中强调："要大力扶持中医药和民族医药发展，充分发挥祖国传统医药在防病治病中的重要作用。"这充分说明了党和政府高度重视民族医药事业的发展。而党和政府的大力扶持，是民族医药又好又快发展的保证。2007 年 12 月，国家中医药管理局等 11 部委联合制定并发布了《关于切实加强民族医药事业发展的指导意见》（下称《指导意见》）。卫生部副部长、国家中医药管理局局长王国强针对《指导意见》评价说："这是当前及今后一段时期发展民族医药事业的纲领性文件，对民族医药事业发展具有'里程碑'意义。"2007 年，国务院办公厅印发《少数民族事业"十一五"规划的通知》，提出要"加大少数民族传统医药的保护和抢救力度，实施少数民族传统医药发展工程"，并将"少数民族传统医药发展工程"列为"十一五规划重点工程"之一，明确了要"重点建设若干民族医医院、民族医特色专科。加强民族自治地方的县民族医医院基础设施改造，大力改善乡村民族医药工作者的工作环境条件。加大少数民族医诊疗方法、学术经验和技术专长的保护抢救力度，抢救、保护、整理、研究和发掘少数民族传统医药文献资料，建立中国少数民族传统医药名录及其数据库"。

民族医药古籍文献遗产是各民族在长期医药发展过程中的文化成果，是人们在抗疾治病实践中的结晶，是传承各族人民医药文化的重要载体，也是当前民族医药文化发展与创新的基础与资源，这一性质决定了民族医药古籍文献遗产应当在民族医药的传承发展中扮演重要而不可或缺的角色。过去对民族医药古籍文献的价值与作用并未得到充分重视和认可，其发掘、整理、研究相对薄弱，这些珍贵的民族文化遗产长期被湮没无闻，或被忽略轻视。有的少数民族医药古籍文献随着精通民族文字或医药知识的人才的离世而成为无人能懂的“天书”，大部分以口碑形式流传的医药古籍更是随时面临“人逝籍灭”的危险；有的少数民族医药古籍文献由于保存不善、发掘不力而正逐步湮没在历史的尘埃中；有的少数民族医药古籍文献被束之高阁，无人问津，只是一些固化、尘封的信息而尚未被有效开发利用……这存在的种种问题，致使民族医药文化的传承和发展因此面临无源之水的困境。

近年来，我国民族医药古籍文献的发掘、整理、研究和利用工作取得了巨大成就。除了藏、蒙古、维吾尔、傣、朝鲜、彝等有文字和文献的民族医药得到继承发展以外，壮、苗、瑶、侗、土家、回、仡佬、布依、畲、拉祜、水、羌等无通行文字的少数民族传统医药也进行了大量的发掘和总结整理工作。[①] 此外，民族医药研究长期以来受到国家的重视，目前各民族地区已基本建立了较为健全的民族医药专家委员会，同时还建立了中国民族医药学会藏医药养生保健分会、中国民族医药学会疑难病研究分会、中国民族医药学会毛发健康研究分会等。特别在2009年，根据《国务院关于扶持和促进中医药事业发展的若干意见》的方针，国家中医药管理局成立了“民族医药文献整理与诊疗技术研究专家委员会”。[②] 与此同时，各地还成立了一大批民族医药研究所和民族文化研究机构，如广西民族医药研究所、四川彝族医药研究所、云南楚雄彝族医药研究所、西双版纳傣族医药研究所、云南东巴

---

① 《民族医药发掘整理成就多》，http://www.100md.com 2006年6月22日，《中国医药报》，2006（91）。

② 《民族医药研究专委会成立》，http://www.zhzyw.org/zyxx/zyxw/099111692J0F063D88CAI3GG.html，2009-09-11。

文化研究所等学术团体。这些医药研究机构和文化研究所的成立极大地促进了民族医药古籍文献发掘、整理和利用研究工作的开展。

正如《黄帝内经》有言："咸日新其用，大济蒸人，华叶递荣，声实相副……"加强少数民族医药古籍文献的发掘整理研究，在我国传统医药文化发展上有着值得重视的价值作用：

第一，民族医药古籍文献遗产的发掘利用为我国优秀的民族医药文化遗产得以继承和发展奠定了基础，避免了一些少数民族宝贵医药经验的失传。各民族在历史上都有自己的医药经验和医学成就，是民族优秀传统文化的重要组成部分。随着社会的发展，我国民族传统医药文化面临衰萎，民医消逝，民方失传，大量民族医药古籍文献被毁，一部分流传下来的民族医学古籍文献的继承、整理、研究、保护工作也一直处于被忽视的状态。没有继承，发展便是无源之水。加大民族医药古籍文献的抢救、发掘、整理的力度，对保存各民族的文化记忆，利用各民族珍贵的文化资源具有重要意义。这不仅是对民族医药文化应有的认知和尊重，而且是各民族未来发展医药文化的基源，是关乎我国建设和谐社会的重大问题。因此，加强民族医药古籍文献的发掘利用研究，使它真正成为当代社会发展有用的卫生资源，这对于西南地区，乃至我国整个多民族国家，都有着非常重要的现实价值和深远的历史意义。

第二，由于民族医药对某些疾病具有独特的疗效和特色，社会需求导向要求深入挖掘民族医药资源。作为承载各民族医药文化的古籍文献，应该顺应时代的要求，发挥其积淀文化、传播文化并为社会各界服务的功能。众所周知，民族医学经过多年的知识积累和实践总结，在处理一般常见病，对某些多发病、疑难病的诊治上具有显著特色和较好的疗效。例如，众多的藏医典籍中记载了大量治疗高原病、脑血管病、中风后遗症、癫痫、肝胆疾病、萎缩性胃炎、关节炎等的独特方法；许多傣文医药典籍，对于感冒、肠胃病、食物中毒、关节病、妇科病的治疗，记述了许多富于疗效的经验；苗医文献中也留存着众多对虫咬蛇伤、皮肤肿疖、妇儿科疾病、骨伤、瘴岚秽浊诸病等有独特疗效的方法，深受群众欢迎。此外，以“云南白药”闻名于世的彝药，对高血压、高血脂、冠心病、创伤、各种眼疾有较好疗效；对治疗恶性肿瘤、红斑狼疮等方面疗效显著的瑶医；善于诊治痧、瘴、蛊、毒、风、火、湿诸病的壮医壮药，等等，也都广泛见诸各民族古籍文献之中。民族医药根植于各民族文化土壤之中，其独有的临床疗效和医药特色，至今仍受到所在地群众的喜爱；同时，民族医药绿色、自然的医学理念和医疗方法，也受到我国各族人民和世界上许多国家民众的欢迎。[①] 深入挖掘和利用民族医药古籍文献资源，为广大人民群众的医疗保健服务，是民族医药文献工作者的重要责任。

第三，开展民族医药古籍文献的发掘利用，是我国振兴民族医药的形势所需，是经济发展所需，是人类医疗由单纯治疗转向预防与保健相结合模式的需要，具有很大的空间。中国传统医药学被预言为“世界性疑难病症最有希望的克星”，作为其中重要组成部分的民族医药，在特定的诊疗领域，更是具有不可替代的显著作用。近十几年来，党和政府提倡大力发展民族医药，并提出振兴民族医药。随着中国加入 WTO，生命科学领域的传统民族医药研究也将会引起国际社会进一步关注。作为我国传统民族医药重要组成部分的西南少数民族医药，应当抓住机遇，加强对西南各民族医药古籍文献资源的挖掘整理，使民族医药文化得到及时抢救保护和进一步弘扬，以促进西南各民族医药理论研究、临床

① 朱佳卿：《我国民族医药发展的机遇与挑战》，载《中国中药杂志》，2008(12)。

应用和新药研发的深入。独具特色的西南少数民族医药必将在世界医学范围内占据应有的位置，为世界人民健康谋取更大的福祉作出应有的贡献。

多年来，尽管少数民族医药古籍文献的介绍和研究已经有了一定的基础，但少数民族医药古籍文献是座富饶的矿山，其开掘之深将无有穷尽。如果认为发掘、研究、利用的任务已经大功告成，显然是浅尝辄止的想法，是把我国少数民族医药的丰富内涵看低了，也把几十年来我国在发掘整理过程中艰苦奋斗遇到的困难看轻了。可以说，少数民族医药古籍文献的发掘整理利用尚有大量的工作要做，还有许多领域需要深入和拓展，甚至有一些空白需要有人去填补。本书的编写将在充分借鉴前人研究成果的基础上，对西南地区的少数民族医药古籍文献及其资源的发掘利用作全面系统的研究，是一部反映某一地域少数民族医药古籍文献遗产发掘利用方面的系统研究专著，能够拓展民族文献学的研究范畴。

我国民族众多，分布广泛，各民族的医药古籍文献资源更是内容宏大，种类繁多。在编写本书时，笔者选取了西南地区作为地域研究范围，并对一定民族区域内各民族历史上的医药古籍文献资源的种类、构成及特点进行了总结，为读者呈现了西南少数民族医药古籍文献遗产的面貌。同时，本书还根据翔实的史料，通过厘清西南各少数民族医药文化脉络，说明西南少数民族医药古籍文献遗产是在各民族的优秀医药文化中不断交流产生，长期荟萃形成的，有着悠久的历史及其丰富的文化内涵，是我国民族医药振兴事业的根基所在。

本书在论述西南少数民族医药古籍文献的发掘利用问题时，除介绍、探讨文献的种类、内容和价值外，还在文献和实地调查资料的基础上，着力于对西南少数民族医药古籍文献遗产的分布情况、载体情况、保护情况、收集整理情况等方面作分析研究，试图真实、全面地展示目前西南民族医药古籍文献的现状以及古籍文献发掘利用工作的不足。由于文献工作赋予了民族医药古籍文献生命力，因此它是实现民族医药古籍文献遗产信息传播的“守门人”，应该夯实其基础工作。针对问题，本书还展开了对民族医药古籍文献资源发掘利用的对策研究，探讨了文献工作如何同民族医学特点、社会需求导向相结合，因势利导地做好民族医药古籍文献资源的发掘利用工作。当然，民族医药古籍文献资源的发掘利用是一项系统工程，在此过程中不仅要提高意识、完善政策、夯实基础性工作，而且还应当重视一些具体问题，如民族医药古籍文献发掘利用中的医药信息安全、数字化建设、部门间的合作、人才培养、国际交流等方面。全书通过对这些可行性策略的思考探索，以冀对我国民族医药古籍文献遗产的发掘利用工作有所帮助。

西南少数民族医药古籍文献遗产作为民族医药文化最原始、最真实的记录和超越时空的有价值的信息资源，是民族医药继承和创新所不可或缺的信息库和推动力，其价值越来越受到社会的重视。发掘利用西南少数民族医药古籍文献遗产这一举措，应该和民族医药振兴的大势相连，在社会各界的协力下促成，从而实现其对民族医药传承、弘扬的重要贡献。

当然，有关少数民族医药古籍文献的发掘利用，还有很多理论与实践问题亟待深入探讨和解决。由于受科研能力、学识水平、专业知识等的影响，本书的撰写还有许多不足之处，恳请各位专家和广大读者批评指正。

第一章　民族医药文化瑰宝

——珍贵的西南少数民族医药古籍文献

西南少数民族医药古籍文献是西南少数民族古籍宝库中的重要构成部分，其种类众多，卷帙浩繁，它们是西南各少数民族在历史发展长河中的医药积累和医药创造，是各民族传统医药学建立和发展的文化根基。深入研究西南少数民族医药古籍文献遗产的发掘利用，对促进我国民族传统医药的发展和在世界范围内传播中国民族传统医药文化都大有裨益。

人类学家、社会学家费孝通曾说过："民族医药源远流长，为中华大地各民族几千年的繁衍生息作出了重要贡献；民族医药的特色和优势是来自民间实践、取材自然，既经济实用又简单无副作用，是千年历史为中华子孙留下的宝贵遗产，值得我们不断深入发掘继承。"① 西南少数民族医药古籍文献是西南各少数民族千百年来认识自然并与疾病作斗争的智慧结晶，这些丰硕而珍贵的医药资源为广大人民世代繁衍昌盛和社会进步作出了不可磨灭的重要贡献，至今仍旧为各族人民所保留和享用。

本章通过追溯西南少数民族医药文化的渊源，以发掘民族医药的文化根基为起点，来审视民族医药古籍文献遗产的产生形成、

---

① 《民族医药，从出身"少数"到服务大众》，http：//xj. cnr. cn/mzzj200808/t20080829－505085951. html。

类别构成及其价值特点，以此来思考民族医药振兴不仅体现在医药产品的开发上，更体现在民族医药文化的发掘利用上。蕴藏着丰富民族医药宝藏的民族医药古籍文献遗产，应该充分发挥其资源优势，在民族医药大发展的今天，对民族传统医药文化的传承弘扬以及传统医药现代化发展发挥推波助澜的重要作用。

第一节　源于民族医药文化的西南少数民族医药古籍文献

文化作为人类社会的现实存在，具有与人类本身同样古老的历史。“文化”这一概念，是一个内涵丰富、外延宽广的多维概念，古今中外的许多专家学者从不同视角对它进行了阐释。例如，1871 年英国文化学家泰勒在《原始文化》一书中提出了狭义文化的界说：“文化乃是包括知识、信仰、艺术、道德、法律、习俗和任何人作为一名社会成员而获得的能力和习惯在内的复杂整体。”《中国大百科全书·哲学卷》把“文化”定义为：“文化即人类在社会实践过程中所获得的能力和创造的成果”，并将文化分为广义和狭义，“广义的文化包括人类物质生产和精神生产的能力，物质的和精神的全部产品。狭义的文化则指精神生产能力和精神产品，包括一切意识形态，有时专指教育、艺术、卫生、体育等方面的知识和设施，以及世界观、政治思想、道德等与意识形态相区别的方面”。文化这一概念的演变也随着人类社会历史的发展而不断发展变化，成为历史的真实写照。

总之，文化是一种历史现象，每一社会都有与其相适应的文化，并随着社会的政治和经济的发展而发展。作为意识形态的文化，是一定社会的政治和经济的反映，又给予巨大影响和作用于一定社会的政治和经济。在阶级社会中，它具有阶级性。随着民族的产生和发展，文化具有民族性，通过民族形式的发展，形成民族的传统。文化的发展具有历史的连续性，社会物质生产发展的历史连续性是文化发展历史连续性的基础。纵观人类发展的长河，“历史上出现的每一个民族都创造了自己的民族文化和独特个性，从民族的角度看，这是民族的个性；从文化的角度看，这是文化的民族性。民族性和地域性是文化的重要属性。考察民族生活中的诸因素，在民族共同体内最显著、最持久、最稳定的联系就是文化。可以说，文化是民族的标志，民族是文化的共同体”①。由此可见，文化是多元的，每一种文化都是独特的，我们对文化的理解应该是宽泛的，不能局限于其中的某一方面。

医学作为一种特殊的文化，与一定的文化背景相联系，体现了人类自产生以来对人与自然关系的理解以及对自然、健康和生命的认识。民族医药历史文化是中国光辉灿烂的民族传统文化中不可或缺的重要组成部分，是具有比较深厚的文化内涵和一定代表性的文化形态。在朴素的自然观和各民族自己的传统文化背景中，普遍认为人是自然的一部分，在人与自然相抗争、相协调的过程中，要充分估计和运用自然力，尽量适应和调整人体自身，于是在我国的传统医学中形成了一种宏观的、整体的、以调整人体功能为主的医学观。每一种民族医药流派都是各少数民族长期与疾病作斗争的经验总结，是民族集体智慧的结晶，深深地根植于本民族特有的文化土壤中，并与当地的宗教信仰、天文地理、民俗风情等息息相关，因而民族医药文化具有鲜明的民族性；加之各个民族生存的自然环境、生产方式、生活条件和疾病状况不同，同时受到哲学、宗教等因素的影响，其医药创造和医药成就各有千秋，所采取的医理基础、思维方式、诊疗手段、道德伦理、用药习惯等也千姿百态，因此也体现了其鲜明的地域性特征。

---

①　谭丽丽：《基于民族传统文化的云南少数民族历史档案研究》，昆明，云南大学，2008。

目前对于“少数民族医药文化”尚没有一个比较官方和权威的定义。只是中华中医药学会中医药文化分会在2005年8月召开的全国第八届中医药文化研讨会上，首次明确地提出了“中医药文化”的定义：中医药文化是中华民族优秀传统文化中体现中医药本质与特色的精神文明和物质文明的总和。北京中医药大学的张其成、周晓菲认为：中医药文化是中医药学内在的价值观念、思维方式和外在的行为规范、器物形象的总和。[①] 少数民族医药作为中国传统医药的一个组成部分，应当同样适用这一定义。即少数民族医药文化是各少数民族医药学内在的价值观念、思维方式和外在的行为规范、器物形象的总和。

作为一门经验学科，少数民族医药文化的发展，是代代相传、后人继承前人成果并不断创新的过程。在它的发展过程中，古籍文献是继承与发展之间的纽带。一般说来，当文字产生后，人们就应开始记录病状和药性等，并因此产生了初期的医药文献、档案、实物等。当然，由于受文字的限制，有的少数民族主要通过口碑的形式传承本民族的医药文化遗产，因此，民族医药文化的保存不仅体现为文献古籍类还包括大量的口碑古籍、实物古籍等。

可以说，古籍文献是民族文化存储、积累的最基本实体，它将民族文化的发展构成历时性的动态过程，使其具有生命的活力。民族医药古籍文献不仅是民族医药文化发展的产物，而且是民族医药文化的原始记录和重要信息载体。它作为对各民族具有保存价值的丰富医药内容和不同形式的历史记录，承载了以医药科技这一文化形态为主要内容，同时包括民族宗教信仰、民族语言文字、风俗习惯、民族心理、社会方式等诸多文化形态在内的文化，客观地记载了各族先民的医药实践，为各民族的医药文化建设提供了可靠的信息资源，成为各民族医药文化延续和发展的根基。

---

① 《苗药文化》,http://wenku.baidu.com/view/7c974aff910ef12d2af9e712.html。

按习惯的说法，中国西南有广义与狭义之分。狭义的“中国西南”相当于今天的四川省、重庆市、云南省、贵州省，而广义的“中国西南”则还包含西藏和广西两个自治区。方国瑜从历史的角度说：“西南地区的范围，即在云南全省，又四川省大渡河以南，贵州省贵阳以西，这是自汉至元代我国的一个重要政治区域——西汉为西南夷，魏晋为南中，南朝为宁州，唐为云南安抚司，沿到元代为云南行省——各时期疆界虽有出入，而大体相同。”[①]当然，由于四川、云南、贵州分别与西藏、广西相邻，故在具体的研究中对西藏、广西也有涉及。在本书的研究中，选取广义的西南地区作为研究地域。我国西南地区自古就是世界上不同种源、不同族源、多民族荟萃最为集中的地区之一。西南地区除汉族外，还居住有壮族、彝族、苗族、瑶族、回族、藏族、白族、哈尼族、土家族、傣族、傈僳族、拉祜族、佤族、纳西族、羌族、景颇族、布依族、侗族、水族、仡佬族、布朗族、毛南族、普米族、怒族、独龙族、阿昌族、德昂族、基诺族、蒙古族、门巴族、珞巴族等三十多个少数民族，形成了大杂居、小聚居的格局。“这些民族尽管形成的时间有早有晚，但都拥有悠久的历史和足以让人惊叹的文化，他们都在历史发展过程中通过各种形式的交往，结成种种联系，体现出极其生动的民族关系画卷，丰富着中华民族多元一体的历史内容。”[②] 不同历史文化、不同社会经济发展背景、不同语言文字、不同习俗的民族聚集生活在同一地域的不同海拔、不同生态环境中，以不同的方式适应和改造自然，形成独特的民族地理景观。同时，五大宗教（佛教、道教、伊斯兰教、基督教、天主教）以及佛教的主要部派（大乘佛教、小乘佛教、藏传佛教）在同一地域共存，加之少数民族丰富的原始信仰、原始宗教和图

---

① 方国瑜：《中国西南历史地理考释》，1页，北京，中华书局，1987。

② 王文光等：《中国西南民族关系史》，北京，中国社会科学出版社，2005。

腾文化，形成了西南特有的人文景观。[①] 各民族为了生存和繁衍，从不同的文化背景出发，利用生活环境和周围的天然资源，积累了丰富的防病治病经验，在民族民间形成了大量蕴藏着丰富多彩的医药文化与传统知识的医药遗产，包含有许多有效的单方和复方。各民族医药文化在历史的长河中互相碰撞、互相融合，历练出独特的西南少数民族医药文化。西南少数民族医药文化是指西南各族民众创造的与医药相关的物质文化、精神文化、组织制度文化的总称。西南少数民族医药文化是西南各族民众世代相传的宝贵文化财富，其内容可以分为两大类：①物质类医药文化，即西南各族民众在医药活动中创造的物质文化成果，主要是西南各族先民遗留的各种医药类史料文献、实物；②非物质类医药文化，主要是精神文化（如传统医药价值观念、思维方式，以医药为内容的民间文学、民间文艺、民间信仰等）和组织制度文化（如采药、制药的通则，治病的程序与禁忌，医药机构的组织制度等）。

源于西南少数民族医药文化的医药古籍文献是一种文化，是一种具有独特文化特性的文化现象。说它具有独立的文化特性，首先在于少数民族医药古籍文献遗产载录了民族医药历史的真迹，是查考、借鉴和利用民族医药史的第一手文件材料，具有较强的原始记录性。少数民族医药古籍文献遗产是各族先民在与自然和疾病相抗争的社会实践活动中形成的，记录了各族先民治病疗疾活动的真实面貌，反映了当时人们的医疗水平和医学成就，它所蕴涵的民族的医学药理、民族哲学观、民族价值观、民族风俗观等都深深地烙上了本民族的印记，既有医学的共性，又有较强的民族特征，特别是大量记载治疗常见病、多发病、地方病方面的独到经验，往往是唯一的，不能为其他医学所替代，因而更显出

---

① 杨崇仁、杨昌红：《云南现代中药产业发展的思考》，http：//cache. baidu. com/c？m. 2005－10－04。

它珍贵的开发价值和巨大的利用空间。西南少数民族医药古籍文献遗产，不仅是各民族医药成果的积累物，具有保存价值，而且由于它包含了大量珍贵的医药信息，可为后人进行医学研究和临床实践提供参考和凭证，因此还有不可限量的使用价值。西南少数民族医药古籍文献遗产的这种原生性、丰富的知识性、不可再生性和珍贵的价值性，说明了它是一种重要的医药文化资源，在民族医药文化发展中具有举足轻重的重要地位。其次在于西南少数民族医药古籍文献蕴涵了丰富多彩的民族医药保健文化。西南少数民族医药文化具有民族性、区域性和历史传承性。它鲜明的特色是在特定的多样性区域内，以特殊的自然环境和丰富的天然资源为背景，多民族医药文化长期互相交流、融合形成的。整体来说，西南少数民族医药文化可以视为它是以具有完善医药理论体系的藏医药和傣医药为主干，以汉、彝、苗、壮族医药为枝，以其他各民族和民间医药为叶的一株枝叶繁茂的大树。① 西南少数民族医药文化内涵是多维的，它源于多民族传统文化和医药知识，覆盖了多种民族和多种宗教文明的医药理论、哲学思想与健康和康复的理念和知识以及对疾病的治疗方法。西南少数民族医药文化形态是多层次的，在西南众多少数民族的传统医药学中，有着人类对医药认识的各个不同层次，代表了医药学发展的不同阶段，其中有人类对医学认识初期的经验医学，这一医学模式广泛存在于佤、德昂、布朗、景颇、傈僳、怒、基诺等民族中；也有还处于医学理论发展状态的民族传统医学，如彝族医学、苗族医学和壮族医学；更有已具有完善理论体系的傣族医学和藏族医学。另外，还有与汉族医学高度融合但仍保留民族特色的白族、纳西族医学等。此外，地域性药物资源极其丰富，民族间各有特色，药

① 杨崇仁、杨昌红：《云南现代中药产业发展的思考》，http：//cache. baidu. com/c? m. 2005－10－04。

物的使用虽常有交叉，但往往同物不同用，不同民族的医药经验既有共性，又有区别。西南少数民族医药文化的表现形式是多样性的，目前流传于世的文化资源，既有大量的单方、验方和祖传秘方，又有文传医药古籍、口传医药古籍、医药实物、传统医学古迹以及传承人等。

西南少数民族医药古籍文献反映了不同时期、不同民族特有的医学创造，至今仍为医学研究和社会医疗保健服务，是一种活形态的传统文化。例如，藏族医药文化是藏族本土医药与印度医药和中医药融合的产物，历史上积累了诸如《四部医典》、《月王药诊》、《晶珠本草》等众多古籍文献，它们是藏医药的重要医药学史料，反映了藏医药系统而完备的理论。在今天的藏医教育院校、藏医医院、藏医研究所等藏医科研和临床实践场所，藏医学博大精深的隆、赤巴和培根“三因学说”，人体内部构造和生理解剖理论以及富于藏医特色的尿诊法、灸法、放血疗法、药浴疗法等完备的理论知识和特色治疗技艺，已通过各种形式为人们接受、传习和运用，成为藏族医药文化生存发展的根基，至今仍造福于社会。此外藏药资源也焕发了前所未有的生命力。由于藏药大多取材于青藏高原特殊地理环境下的动植物及矿物质，含有特殊的生物活性物质，不仅对高原常见病、多发病的治疗和预防有着独到之处，而且对心脑血管病、肝胆病、胃病、风湿跌打等疑难病症有特殊的治疗作用，备受社会推崇。藏族医药文化就是通过西藏、云南西北部、四川等历史上是藏族药物原料的这些主要产地传播到西南各地，与当地的民族医药文化相融合，构成了西南少数民族医药文化的重要部分。目前，藏医院在全国如雨后春笋般建立，藏医药书籍出版了数十种，藏医药教育已有一定规模，藏医药研发取得了突出成果，藏医药产业成为西藏重要的支柱产业之一，在全国都有一定影响。当然，同样的情况在其他少数民族医药中也普遍存在。这充分说明，古老的民族医药古籍文献遗产中的文化内容，不仅是一种记载于典籍中的固化文化，而且还是一种活跃于当今社会生产和生活中的活形态文化。

西南少数民族医药古籍文献根植于各民族深厚的文化土壤之中，长期以来为各民族的繁衍生息作出了重要贡献，其独有的临床疗效和特色，至今仍受到所在地群众的喜爱。同时，民族医药绿色、自然的医学理念和医疗方法，也受到我国各族人民和世界上许多国家民众的欢迎。①

西南少数民族医药古籍文献中的诊疗技法和方剂，多为无损伤性、无毒、无公害，符合现代临床医药学发展的趋势，是一种可持续发展的文化形态。例如，傣族医药是云南省西双版纳和德宏地区傣族独有的医药文化，吸收了东南亚邻近国家和地区的民族医药知识。傣族医药理论通过四要素（气、火、土、水）的平衡解释人体的生理现象，根据气候与病因随症拟方，并以贝叶经手抄的形式，由傣医摩雅世代相传，如著名的傣族医药档案《档哈雅》等。傣族药物有1000余种，多以当地丰富的天然热带生物资源为原料，地道纯正，疗效确切显著。从傣族医药开发出的亚乎鲁已载入《中国药典》；萝芙木、灯台叶、苦味叶下珠等经过现代科技开发，正在形成新兴的产业。因此，西南少数民族医药作为我国民族医药文化的重要组成，必将在当前倡导绿色医疗保健的卫生事业中发挥更大的优势。

西南少数民族医药古籍文献遗产蕴涵了各民族极具个性的医药文化独创，是一种富于“个性”的文化。例如，长期居住在四川盆地和云贵高原的彝族，一直保持着许多远古的民族文化特征。彝族医药从本土的民族医药文化中发展形成，经过家传口授世代相传或用彝族文字记载流传下来，其医学将人体功能视为一个研

① 朱佳卿：《我国民族医药发展的机遇与挑战》，载《中国中药杂志》，2008(12)。

究整体，并把疾病看做体内、体外失衡的一种状态，形成了以哎哺（阴阳）学说为本，通过人体清浊二气的转化，阐明自然界的五行（金、木、水、火、土）和人体生理活动的内在联系和变化规律的传统医药理论。其天人合一的整体观与朴素的辩证唯物论以及用药和治病原则等，具有彝族独有的文化特质。又如，在彝族医药深邃的理论基础上开发的“云南白药”已有百年历史，已成为我国传统中药的著名品牌，并为世界各国的医家所赞誉。可以说，除了彝族医药外，西南地区的其他少数民族医药文化不仅是我国传统中医药学的组成，而且有些还是我国传统中医药的源头之一，这些民族医药文化都“个性”鲜明，形式古老，疗法独特，疗效确切。随着时代的变迁，民族的融合，它们不断吸收各民族的医药文化知识，发展形成了西南地区独具特色的医药文化体系，为世人展示了其独特的医药文化魅力。

此外，西南少数民族医药古籍文献还为我国医药的综合研究和开发提供了珍贵资料，推进了民族医药的产业化发展，是一种和经济密切结合的文化。西藏的藏族医药文化，云南的傣族医药、彝族医药文化，广西的壮族医药文化，贵州的苗族医药文化等均已成为各省文化产业建设中极具特色而富于潜力的部分，正在成为这些地区的优势产业。同时，土家族、纳西族、白族、拉祜族、基诺族、佤族、德昂族、景颇族等诸多少数民族的口承民间医药也是构成西南少数民族医药文化不可缺少的因素，随着我国西部大开发和民族医药事业的振兴，各地区已不断发掘出许多民族民间医药典籍，使民族医药这一宝藏渐为世人所重视，也为这些地区的民族经济注入了新的活力。例如，从滇东南的文山地区壮族和苗族民间医药古籍文献中发掘出来的著名中药三七，从苗族民间医生献出的祖传秘方中发掘出的灯盏花，就是鲜活的例子。

可见，西南少数民族医药古籍文献所蕴藏的文化内涵丰富而独特，其中不可多得的文化特色优势，不仅对传承各民族传统医药文化大有裨益，而且还能带动各民族地区文化产业和地方经济的发展，其深远的历史价值和现实作用都不容忽视。

一、西南少数民族文传医药文化与医药古籍文献

西南少数民族历史上有藏族、彝族、傣族、纳西族、白族、傈僳族等创制了本民族文字，并习惯用其他民族文字记录社会活动，他们在长期的社会实践活动中形成了极具本民族特色的医药文化，构成了丰富多彩的民族医药古籍文献遗产。现选取了西南地区具有代表性的几个民族——藏族、傣族、彝族等的传统医药文化及其医药古籍文献，以此说明各民族医药古籍文献遗产是植根于深厚的民族传统医药文化之中的，是民族医药文化的记忆载体，蕴藏着独具特色的民族医药内涵。

（一）藏族医药古籍文献承载了博大精深的藏医药文化

藏医药学是历代藏医药学家在总结雪域高原地区民间疗法的基础上，吸收中原及印度和阿拉伯等地的医学文化和佛教理论发展而成的，是具有较完整的医学理论体系和可操作的诊断治疗方法的独具特色的民族医学体系。藏族医学文化历史悠久，医理深邃，医药丰富，堪称我国医药学宝库中的瑰宝。

1. 藏医药文化概述

藏医药文化具有3000多年的历史，是世界医学史上最早掌握人体解剖和手术的医学之一，早在吐蕃时期就形成了自成一体的医学体系，在多个学科领域都有自己独特的建树。藏医理论以“三因学说”为根基，认为人体内存在三大因素，即“隆”（风或气）、“赤巴”（胆或火）、“培根”（水或土）；七大物质基础，即饮食精微、血、肉、脂肪、骨、骨髓、精；三种排泄物，即小便、大便、汗。三大因素支配着七大物质基础及三种排泄物的运动变

化。在正常生理条件下，上述三者互相依存、互相制约，保持着相互协调和平衡，当三者中的任何一个因素或几个因素由于某种原因而出现过于兴盛或衰微的情况时，则变成了病理性的东西而出现“隆病”、“赤巴病”和“培根病”，治疗上就需要对三者进行调整，使其恢复到协调状态。“三因学说”是藏医理论的精髓，它不仅运用于对身体各种生理、结构以及患病特点的诊断，而且还广泛运用于人体心理素质和性格类型的判断。

藏医根据不同的病症而采取的治疗方法别具一格，与其他医疗体系不尽相同。

藏医诊断主要为问诊、望诊和触诊等，其中尿诊法最具特色。藏医一般将疾病分为寒症和热症。治疗方法有催吐、攻泄、利水、清热等，除了内服药外，还有针灸、拔罐、放血、灌肠、导尿、冷热敷、药物酥油烫、药物浴等。藏医诊疗方法在我国民族医学宝库中可以说丰富多彩，别具一格。藏药有1000种，常用的有400种，多采用成药。藏药的原料及产品皆出自高原本土，对治疗多种疾病具有神奇的功效。总之，藏医药理论博大精深，是仅次于汉族医学的一个完整的医学体系，并在历史上形成了以《四部医典》、《月王药诊》、《晶珠本草》为代表的医药学专著，为世人称叹。

2. 藏族医药古籍文献的产生形成

一般说来，随着藏医药学的发展和藏文的创制，藏族医药古籍文献也就产生形成了。

藏族祖先同自然和疾病斗争中积累的原始藏药和医疗经验是藏医药古籍文献产生的萌芽时期。这个时期是藏族民间最早流行的原始医学与苯教进行结合的苯医疗法时期。苯医的三种特色疗法即放血疗法、火灸疗法、涂摩疗法至今仍在藏族民间流行。

随着藏族经济文化的发展，藏医药进入神、药两解时期。6世纪，藏族对麻风等传染病有了较深刻认识，拔眼翳等手术也达到较高水平。特别是文成公主入藏时从内地带去了中原医学著作以及医疗器械，包括“治疗四百零八种病的药物和医方一百种，诊断法五种，医疗器械六件，配药法四部”等，极大地丰富了藏族医药学，同时也促进了藏族医学著作的编辑和流传。这些带入西藏的医学著作最著名的是《汉公主大医典》，是流传于藏族地区最早的书籍。《汉公主大医典》又经汉族医僧圣天和藏族译师达玛郭夏二人译成藏文，取名为《医学大典》，这是已知藏族历史上最早的一部医学著作，有着重要的历史价值，可惜已经散佚。当时还由汉地医生、大食医生和天竺医生共同编著了长达 7 卷的医书《无畏武器》。8 世纪，一部由中原地区和尚、医生和 3 名藏族翻译的集汉族地区医学，又有藏族本民族医疗卫生经验的综合藏医著作《月王药诊》问世，这是汉、藏两族合作的结晶，也是藏族医学进一步成熟和发展的奠基之作。此外，藏药物方面，《嘉羊本草》、《卓玛本草》也相继问世，前者收录植物药 174 种、配方 139 个，比较详细地论述了药物的形态、性味、功能及配制方法，后者收录药物 250 种、配方 365 个，它们是迄今发现的最早论述藏药的专著。8 世纪末，藏族著名医药学家宇妥·元丹贡布在总结本民族丰富医药经验的基础上，不断吸收外地治疗疾病的成果，特别是汉族地区的医药学成就，编写了《四部医典》。《四部医典》全书分 4 部 156 章，从医学理论到临床实践，从病因、病理到诊断诊治，从药物到方剂，从卫生到保健乃至胚胎发育等均有详细论述。《四部医典》的问世，使藏医成为具有独立理论体系、临床各科齐全、经验丰富的一门医学，从此奠定了藏医学基础。这一时期由于佛教兴盛，许多有关藏医学及养生方法的论著随之传入藏区，遍布西南的藏传佛教寺院，既是传播宗教的机构，又是人们求神祛灾疗病的场所。

自 9 世纪以后，藏医药古籍文献的数量逐渐增多。除了对本民族医药经验进行集结整理之外，藏医药学家还致力于对其他先进医学典籍的翻译。如藏医学家洛青·仁钦桑波翻译了天竺华布的《八支药方》和喀什米尔达哇翁嘎著的《月光》等许多医学书籍。这些医学典籍以木版刻印传世，为藏医的发展提供了丰富资料。15 世纪后，还先后出现了以宇陀·萨玛元丹贡布和班旦措吉为代表的名医和以强巴学派和舒喀巴学派为代表的南北两大医学流派，在活跃的学术氛围下，产生了《八支集要如意珍宝论》、《推算日月食难点广论》、《医学本续论》、《体系派历算广论》、《一切知识史·幢顶辉》、《五行调和论》、《解剖明灯》、《医学如意珠或甘露滴》、《口诀黑卷、丹书、花卷》、《接触疾病治法》、《切脉学五章》、《珍宝药物识别》、《药味论》、《制水银论》等多部重要医学著作。这一时期的藏医药学家还根据《四部医典》的内容绘制了许多用于教学的挂图，为后世藏医唐卡的绘制打下基础。[①]

17—20 世纪中叶，随着刻版和印刷技术的大大提高，大批藏医药的重要著作得以大量刻印和广泛传播。例如，1573 年刻印的《扎当居悉》是流传在扎当地区的《四部医典》，是最早的正式刻版藏文医学著作；还有洛追给布的《祖先口述》、《新老宇陀传记》、《四部医典蓝琉璃》、《医学十八支》等许多著作。此外，五世达赖的摄政王第司·桑吉嘉措还根据《四部医典蓝琉璃》的内容绘制了一套包括了完整藏医学内容的彩色挂图“曼汤”，1689 年在西藏首次发行。这些挂图约 1000 张，立意清楚，具有珍贵的科学研究价值，保留至今。这一时期的本草学著作是帝玛尔·丹增彭措的《晶珠本草》，全书收载各类药物 2294 种，涉及每一种药物的形态、功用、产地、用法等内容，是藏医药史上影响最大的药物学专著。此时的藏医院和藏医学机构如“曼巴扎仓”、“门孜康”相继成立，极大地促进了藏医药文化的系统传播。

可见，藏族医药古籍文献的产生形成过程是藏族传统医药文

① 蔡景峰：《中国藏医学》，北京，科技出版社，1995。

化的积淀和见证过程。最初藏医药文化的积累是在民间形成丰富的口碑医药史料，以口碑文献的形式存在的。自7世纪左右，藏族人民创制了藏文，引进佛教，从此，藏族先民大量的医药经验进入了有文字记载时期，同时佛学的“医方明（医药学）”文化和印度医学随着宗教在藏族先民中的传播，大大促进了藏族医药经验的积累总结，使之在历史上产生了浩如烟海的医学古籍文献。藏医学古籍文献形成于吐蕃时期，先为零星，后集大成，主要收藏于各大藏传佛教寺院，也有一些流散于民间的。最早的藏医药学内容主要记录于佛教经卷之中，如《敦煌本藏医残卷》收载了53个药方、133味药，古藏文写的《藏医灸法残卷》等；以后的藏族医药学家编著了大量医药学专著如《藏医史》、《藏医医方杂集》等；此外，历经1300多年的佛教经典翻译中也形成了为数众多的医药学古籍文献材料，如藏文《大藏经》中的“医方明”。

现存的藏医药古籍文献遗产形式多样，有写本、稿本、手抄本、石刻本、木刻本、图画、贝叶经、实物等，是我国民族医药宝库中的一枝奇葩。据初步调查了解，目前尚保存完好的藏医药古籍文献多存放在西藏自治区的档案馆、哲蚌寺、色拉寺、萨迦寺等处，其中以档案馆藏书最多，估计有2000多函、10万多册，其次哲蚌寺的藏书近万函；萨迦寺藏书近6000函（手抄古本居多）；青海省塔尔寺亦以藏书较多而著称，目前尚在整理过程中；甘南藏族自治州的拉卜楞寺的藏书也十分可观，现存经卷约6万部（册），其中医药专著497部（册）。四川省甘孜藏族自治州的德格印经院（建于1726年），所藏书版有217500块，刻字约有2.5亿，书版十分别致，都用细密而坚硬的木料制成，两面雕刻，不论文字、图画还是音符，均刀深而光洁，一点一画，十分清晰。书版分为红版和黑版两种，红版为朱砂印刷的典籍，黑版则是用墨印刷。德格印经院所藏书版为200余部，除了保存有数目众多的《大藏经》外，藏医学著作也十分丰富，如《四部医典》、《水晶蔓医清》、《索玛绕扎医书》、《百万舍利医书》、《口诀附方》、《十八部医清》、《达摩尊者密本》等。[①] 从西藏阿里到四川康区，遍布藏族地区的寺院都有规模不等的印经院，其大大小小有几百个，它们为藏医药古籍文献的印制、保存与流传作出了极大的贡献。

（二）傣族医药古籍文献展现了神奇独特的竹楼医术

傣族先民在历史上为了祛除疾患，生息繁衍，长期利用地域性的各种中草药来治疗疾病，积累了大量的单方、验方及治疗经验，形成了自成体系的民族传统医学和药学。据文字记载，傣族传统医药学已有 2500 多年的历史，具有成熟而完善的理论体系，成为我国四大传统医学之一，其丰富的实践经验和显著的临床疗效为傣族人民的繁衍生息作出了重要贡献，并在目前湄公河流域各国的传统医药文化交流中占有重要地位。

1. 傣族医药文化概述

傣族是跨境民族。在我国主要聚居在云南省西双版纳傣族自治州、德宏傣族景颇族自治州以及耿马傣族佤族自治县、孟连傣族拉祜族佤族自治县等地区。傣族医药历史悠久，它的发展既与傣族文化的创立相辅相成，又与佛教的输入和传播密切相关。它一方面吸收了某些中医药知识，同时也吸收了周边地区民族医药知识，特别是古印度医学的某些内容，在此基础上结合本民族医疗保健传统形成了以“四塔五蕴”为基础理论，独具民族特色和地方特色的傣族医药文化。傣医药文化以贝叶经的形式由摩雅傣世代相传。

傣族传统医学以“理、法、方、药”为其核心理论。“理”的核心是“四塔五蕴”理论思想，它说明了“四塔”（风、火、水、

① 张公瑾、黄建明：《民族古文献概览》，北京，民族出版社，1997。

土四种物质元素）在人体组织机构、生理功能、病理变化中的平衡作用。“五蕴”是傣医对人体中“色、识、受、想、行”五种表现的分类认识方法。“五蕴”和机体内的“四塔”及自然界的“四塔”有机联系、相互依存，使人体的脏腑机能活动和物质代谢过程处于动态平衡之中，可维持机体的生长发育和健康无病。然而，自然界气候环境的变化会导致机体内的“四塔”失调，不仅可引发多种病症，对“五蕴”的机理和谐也会产生破坏作用，进而加重各种疾病对身体的危害。反之，如果精神活动因素长时间受到过度强烈的刺激，受觉、知觉、心理对外界不良事物的反应增多，使人忧、思、悲、恐、怒、惊、喜处于长期兴奋紧张状态，就会影响到四塔的动态平衡关系，致使机体产生各种疾病。“法”是指疾病的治疗方法。傣医常用治法是在“望、闻、问、摸”和在“四塔五蕴”病理分析的基础上，根据诊断结果施治。“方剂”是傣医运用药物的发展成就。傣医根据“四塔五蕴”医学理论，形成了“分塔论治”的组方原则，创立了调平四塔偏盛偏衰的主方和分塔方。如用于因“风”致病的有1200多方；因“火”致病的有70多方；因“水”致病的有470多方；因“土”致病的90多方。并经过傣医长期反复的临床实践，研制出了20余种内服外治的剂型，主要有汤剂、煎剂、酒浸剂、油剂、水磨剂、蒸睡剂、刺剂、包敷剂、灸剂等。傣医的“药”，据目前初步调查，有动物药、植物药1190多种，其中植物药1068种，动物（含昆虫类）药95种，矿物药30多种。这些药物按其各自的作用可分为热性、寒性、平性、凉性、温性5大类，按“分塔论治”的原则配伍组织之后即可治疗各种疾病。[①] 傣医药医理朴素，临床治疗效果好，其内容载录于大量的“三藏经”、“实用经”和“科幻经”等贝叶经中，有待进一步挖掘研究利用。

---

① 华林：《傣族历史档案研究》，北京，民族出版社，2000。

2. 傣族医药古籍文献的产生形成

傣医药历史文化的发展大致经历了三个时期，其发展历程基本上与傣族社会发展的历史相适应。在这漫长的医学发展进程中，傣族人民用贝叶和棉纸保留下了本民族的医学经验和创造，为后人留下了不可多得的医药古籍文献遗产。

在傣族历史划分的第一阶段的橄榄时期，属于“没有官家，没有佛寺，没有剥削”的蒙昧时代初期。傣族叙事长诗《山神树的故事》说：“远古的傣族是巢居野处的，荒远的古代，洪水泛滥成灾，人类纷纷逃难。有五百家傣族相率巢居于一棵大树上，共享分食野果，猎取野兽。”可见，这一时期的傣族先民是通过分食野果，猎食野兽，获得了动植物对身体不同作用的保健知识和对部分矿物药用价值的感性认识，此时傣族便有了民药。竹楼医药的萌发为傣族医药古籍文献遗产的产生打下了基础。

傣族社会发展到第二阶段的食米时期，即“有了官家，有了佛寺，没有剥削”的蒙昧时期中高级阶段，由于文字没有创制，本民族医药文化只能靠口传心授的方式传承，且保健药疗医理思想是建立在“万物有灵，灵灵相通”的原始宗教基础之上，“神药两解”的现象十分普遍。到原始宗教末期，傣医药文化有了进一步发展，并且传播运用很广。据《阿皮踏麻基干比》、《罗格牙坦》、《档哈雅聋》等傣医药古籍文献称：“相传在3000多年前傣族民间就有帕牙比沙奴、腊西达俄、腊西达叫、腊西达菲等八名医和流派，且各自创立了‘阿巴’亦称‘巴雅’（即药物、处方之意）称为八大要方。”如《中国药典》中的两个傣药“雅叫哈顿”（五宝药散）、“雅西里扪囡”（万应小丸药），获云南省标准的“雅叫帕中补”（亚洲宝丸）、畅销西双版纳的“雅解”（解药）和“宝肾养颜茶”等特效药均为这个时期的要方。此时的傣医药文化不仅广泛扎根于民间，且已被官府认可，为后来的组方活动和文字记述奠定了坚实基础。[①]

第三阶段的米腊撒哈时期，即“有了官家，有了佛寺，有了剥削”的阶级社会时期，随着社会分工范围的扩大，出现了管理各种事务的专职人员，如专司医务的“摩雅”。特别是由于“巴利梵文”的创用和古印度医药学知识随着小乘佛教的传入，为竹楼医药文化的传播发展提供了文字载体，并极大地加速了傣药医理的收集整理、编撰记载，许多口传心授的医理药剂知识被集中整理并记载于本生经和佛经中，成为实用经的重要内容。据傣族天文历法书《五腊》记述：大约在公元前202年，巴利文书写的佛经开始传入西双版纳，约在166年，又创造傣仂文字母，形成了巴利梵文与傣仂文混合使用的结构现象。傣仂文字的创造使用极大地加速了傣族医学的应用与发展。这个时期是傣医药文化知识及理论被集中整理记录、传播运用最为兴盛的“黄金时期”，其记录的版本较多，最初为竹刻本，后为贝叶本（又称贝叶经），造纸术发明推广后又出现了纸版本（又称纸版经）。此时期分类记述人体结构、生理病理、辨证施治内容的古籍文献也陆续出现，如《萨打依玛拉》、《阿皮踏麻基干比》、《巴腊麻他坦》、《帷苏提麻嘎》、《嘎牙桑哈雅》、《刚比迪沙嫡巴妮》等专辑。但由于历史条件所限，医药混杂不分的现象十分突出，多以某味药、某个方可以治什么病的直观模式出现，书中往往同时记录了一些天文、地理、宗教故事及其各种社会现象等。当然也有部分集中全面记载医药知识的专著，《档哈雅聋》就是诞生于这一时期的医学专著。这套古籍文献是集傣医药中疾病诊断、识药采药、加工炮制、用药方法、立法配方等内容的综合性巨著，是傣族历史上重要的医药古籍代表。这个时期，随傣仂文的运用普及和民族间文化交流的扩

---

① 西双版纳州民族医药研究所：《傣族传统医药方剂》，昆明，云南科技出版社，1995。

大，傣医药理论得到了进一步的发展、深化和提高。“医药专著和人体解说论著的出现，不仅指导了傣医在临床上的新突破，更重要的是改变了竹楼医药文化的传播途径，从以往靠师徒、父子间的口头传授发展步入了一个崭新的文字传授时代。这以后由于有了医理药方专著，人们在诊疗实践中，在医书的基础上，将自己的新经验、新突破及新认识的药抄录于《档哈雅》丛书中，以供后人传抄、学习运用、继承和发扬光大”。[①]《档哈雅》或《档哈雅囡》，意为“药典”或“经验方书”，大都是医生在自己诊疗用药实践中取得的经验，通过摘抄原始的“贝叶经”，刻写精装本《档哈雅聋》及《腕纳巴维特》（医经）等文献，结合民间传统医药知识编撰而成。书中不仅有丰富独特的方药、病理、生理、疾病症状，而且还对各种炎症有比较细致的记述和分类，如破裂性炎症（外伤）、疮痒肿毒炎症、五官肿痛炎症、妇女经血炎症以及各种不同的热风症、冷风症、杂风症等。在药物方面《档哈雅》也较系统地记述了如何识别药、采集加工药和用药的方法，从而加快了傣药医理的发展。[②]

综上所述，傣族医药古籍文献的产生形成主要通过两个途径：①通过口授流传，在民间形成了丰富的口碑医药史料；②通过文字记载，在历史上产生为数众多的医学文献。特别自傣文产生之后，许多早期傣族口传医学理论和药物知识在傣族古籍中得到了相应集中整理和系统记录。同时一些较为集中反映医药知识的经书也逐渐出现，如前文提到的《档哈雅聋》（大医药书）就是一部反映傣族传统医学的综合性医典。随着各民族文化交流的加深，傣族传统医药学理论知识得到进一步发展提高，临床实践也有了

① 吴锦华：《发掘傣族医药　弘扬贝叶文化》，见《贝叶文化论集》，昆明，云南大学出版社，2004。

② 吴锦华：《发掘傣族医药　弘扬贝叶文化》，见《贝叶文化论集》，昆明，云南大学出版社，2004。

新的突破。其医药传播记录方式也不仅是用巴利梵文，或依靠师徒、父子之间的口头传授，而是应用老傣文音译加以注释后转抄的方法进行。除了寺院僧人外，许多还俗的和尚也潜心于把傣族传统医药知识作进一步的收集整理记录成册，并在书中加上自己的新经验、新知识，以供后人传抄、学习应用，这样就形成了大量的傣文医药古籍。傣文医药古籍种类丰富，据称医学及其他科技方面的经典“价值黄金四万二千两”，说明傣族医药典籍的数量之巨。新中国成立前，傣族古籍都为手抄本，贝叶为手刻本，由私家收藏，佛教经典则以私人祈福献经形式贡献给佛寺，由佛寺保存。原始宗教文献则为村子里的波摩（兼行巫术和行医者）保存。现在，有关傣族医药内容的古籍文献，除了云南省及有关州、县的博物馆、图书馆、文化馆、文物室和研究机构外，北京图书馆、中国社会科学院民族学与人类学研究所、中央民族大学、西安药物研究所等处皆有收藏。目前各地收藏的傣文医书有《嘎牙桑哈雅》、《塔都嘎他》、《帷苏提麻嘎》、《巴腊麻他坦》、《嘎牙维腊底》、《罗格牙坦》、《坦乃罗》、《刚比迪沙嫡巴妮》、《好雅松雅》、《尼阿松》、《嘎比迪沙沙刻菊哈》等，不同类型的《档哈雅》达数百册，还有众多的傣文医学文献在“文化大革命”中焚毁、流失，致使傣文医学古籍文献遭到了严重的损失。[1]

（三）彝族医药古籍文献载录了历史悠久的毕摩医药文化

彝族是我国西南的一个少数民族，主要分布在金沙江南北两岸的四川、云南、贵州、广西4省区，具有本民族文字、灿烂的文化和独特的医药。彝族医药的起源可以追溯到原始社会时期，当时的彝族先民在与自然灾害的斗争实践中逐渐积累了保护自身健康和提高体质的医药经验，同时也发展了医药学知识。

① 华林：《傣族历史档案研究》，84～85页，北京，民族出版社，2000。

1. 彝族医药文化概述

彝族先民在漫长的历史发展中历尽沧桑，积累了具有彝族文化特色的传统医药学。较为集中地体现早期彝族医药学理论思想的有两个方面：①通过一套复杂的“生命历”而形成的“医算”；②总结彝族先民生命观的抄本书籍《宇宙人文论》。二者体现了早期彝族医药文化“天人合一”的内涵。彝族医药文化同其他民族医药文化一样，也经历了不断发展，逐步走向成熟的过程。彝医认为，万事万物的根本是清浊二气，天、地、人和各种事物都是由清浊二气产生的，因此清浊二气是彝医认识自然、了解疾病和治疗疾病的总纲。彝医不仅重视治疗疾病，同时也强调预防疾病。养生和预防是彝医的一个重要组成部分。彝医在治疗上有内治法和外治法。内治法主要靠口服，剂型有汤剂、丸剂、散剂、酊剂；外治法包括外包、外敷、烧火、熏蒸、洗浴、割治、放血、针刺、拔罐、推拿按摩等。彝药主要包括植物药、动物药、矿物、化学、自然土及水。彝医治疗注重实践，注重疗效，不死守一方，其文献记载内科疾病有 38 症、耳科疾病 20 症、妇科疾病 11 症、产科疾病 28 症、外科疾病 16 症、伤科疾病 36 症、五官科疾病 22 症。现今留存下来的彝族医药古籍成为彝族医药起源发展的有效载体，特别是明清时期的彝族古籍文献集中体现了彝族医药基础而系统的理论，是我们了解彝医文化的重要参考。

2. 彝族医药古籍文献的产生形成

从公元初年到南诏彝族奴隶制建立之前，彝汉医药有了一定的交流，彝族的一些医药经验已被汉医所用，并收录于有关汉族医著、史志之中，如《名医别录》、《水经注》、《华阳国志》等。奴隶社会时期，由于“巫文化”的兴起，彝族文献中出现了记载有针刺放血疗法以及根据太阳历和阴阳历推算病人的年龄、禁日、衰年等理论的医算内容。

随着彝文的形成，彝族传统医药理论得以记载成册。彝文在汉文史志中称为“爨字”、“爨文”、“韪书”，也有称为“贝玛文”、“布慕文”、“倮文”、“毕摩文”的，是一种有着悠久历史的古老文字。彝文创始于何时无从稽考。有学者认为，彝族文字源于古氐羌部落使用过的刻画象意符号，形成于汉晋时期，广泛使用于元明清时期。①

南诏时期，巫术盛行，当时的彝族医药具有“医巫合流”的特点。彝族的原始宗教祭司——毕摩和苏尼，在占卜、作帛、除秽、解污等宗教活动中，对彝族医药发展产生了重大影响。随着毕摩的产生，彝族医学上出现了“枯此齐”（内服、内治）和“衣此齐”（外治）的词语和概念；《勒碳特依》书中，出现了“此母”（即补药或做药）和“都齐”（泻药或泻法）或给药（给毒）的医学名词和补泻等医学概念的记述，极大地丰富了彝族医学内涵。此外，毕摩在进行巫术活动时往往巫医互用，在毕摩的医病鬼、咒病魔、赶病鬼仪式中医疗活动是其程序之一。例如，有的毕摩在念经后，通常要病人喝一碗各种草药熬的“神汤”；有的毕摩经常采用熏、洗、蒸等方法治疗风湿性关节炎、瘫痪、疟疾等病。苏尼是彝族原始宗教活动的另一类法师，他们一般不识经文，也无世袭制度，但须随师学习，对彝族医药具有传承作用。值得一提的是，毕摩是彝文的掌握者，在彝族社会中既是从事宗教活动的人与神的沟通者，又是掌握和传授知识的高级知识分子，在彝族文化中占据着不可忽视的地位。他们长期致力于彝文经卷、典籍的编纂传播工作，在漫长的历史发展进程中用彝文书写了卷帙浩繁的古籍文献，内容包括祭经、占卜、律历、谱牒、诗文、伦理、历史、医药、神话、地理、农技等。这些种类繁多的古籍文献遗产是彝族毕摩文化的主体，其中的医药古籍文献遗产是彝

① 华林：《西南彝族历史档案》，昆明，云南大学出版社，1999。

族毕摩文化的重要组成部分。毕摩著录的大量医学专籍，促进了彝族医药由经验零散型向理论系统型的转变，使彝族历史上丰富的口传医药知识得以长期、系统地保存流传。如《供牲献药经》就是毕摩专用于为死者指路、送魂的经书，写于明嘉靖十四年（1535年），曾广泛流传于云、贵、川三省。书中记载了很多医学理论，内容涉及内科、妇科、儿科、外科、伤科、胚胎、采药、药物加工炮制等。值得注意的是，该书关于胎儿在母体中的发育描述甚为生动："古时人兽不相同。一月如秋水，二月像尖草叶，三月似青蛙，四月像四脚蛇，五月如山壁虎，六月始具人形，七月随母体转动，八月会合母亲的气息，九月生下母亲怀中抱。"这段描述，十分具体地阐述了胎儿的发育过程，并提出了孕育中的生命在3~4个月时开始四肢分化、在临产前1~2个月时产生同母体精神上联系的原始朴素的医学观点。①《查诗拉书》是一本流传在哀牢山地区彝族村寨中较为完整的毕摩殡葬祭词，描述了哀牢山地区彝族丧葬习俗，同时也有不少彝族医药知识，尤其是对儿童的生长发育过程进行了全面的论述，书中还提出了卫生防疫及处理措施。另一本毕摩经书《都波都把》（又称《毒的起源》）对毒草的毒性、种类及起源均有详细记载，其中对毒草，如草乌之类已经有了深刻认识。可见，彝族医药古籍文献的产生形成，与毕摩的文化活动密不可分，虽然彝族医药古籍文献不全由毕摩所作，但大都经过毕摩整理，由毕摩传承弘扬，他们对彝族医药古籍文献的产生形成具有深远的影响。

南诏后大理国时代，彝族在药物、方剂、生理认识方面取得了较大成就，其标志为出现了第一部彝文书写的彝医古籍文献——《元阳彝医书》，该书成书于大理国二十年（975年），是彝医经验的首次文字总结。全书收载了动植物药200余种、病名68

① 李耕冬、贺延超：《彝族医药史》，成都，四川民族出版社，1990。

个以及一些简易的外科手术。

元明清时期，随着彝文的逐步成熟完善，彝族医药知识得以进一步收集整理并编录成册，这样就形成了大量的彝文医药古籍文献。彝文医药古籍以手抄本为主，其中著名的有16世纪问世的彝文医方专著《双柏彝医书》。此外还有成书于明嘉靖年间的《聂苏诺期》、明万历庚寅年的《启谷署》、清雍正八年的《医病书》以及《元阳医药书》、《彝族治病药书》、《老五斗彝医书》、《三马头彝医书》等大量的彝族医药古籍文献，它们不仅记载了丰富的疾病名、药草、药方，还阐述了一定医药理论。彝文医药古籍文献的大量出现，标志着彝族医药独立体系的形成。

（四）东巴医药古籍文献折射了纳西医药文化的理性之光

纳西族渊源于我国古代的羌人，历史上曾有过“摩沙”、“磨些”、“磨蛮”、“么些”、“些蛮”、“摩梭”等称谓载入史册。纳西族居住在青藏高原南端，地势高峻，川谷独特，动植物、矿物等自然资源蕴藏世人称绝。在漫长的历史发展长河中，纳西族先民同其他民族先民一样，在与自然界和疾病作斗争的实践中积累了与其历史、社会、自然、生产、生活背景相适应的经验和知识，并发现和创造了自己的医药学，可以统称为“纳西医学”。纳西医学不仅包括纳西族居住地区的民间医药，还包括在东巴经中记载的医药知识。

1. 纳西族医药文化概述

唐以前是纳西族传统医学的萌芽、发展和形成时期。这一时期的医学成就后来被纳西族先民用其创造的象形文字写进了东巴经典。

唐以后的宋、元、明各朝代，除了受到邻近白族文化的影响之外，纳西族文化也有相当部分吸收了汉文化。而作为文化的组成部分——医药，也毫无例外地受到了影响。汉医汉药系统地传入云南是在唐代。到明代以后，中医药的一些经典著作《黄帝内经》、《伤寒论》、《本草纲目》等已在纳西族医生中广为流传。纳西族医药在与中医药的融合中，仍保留了本民族传统医学的特点，并大大推动了其医药文化的发展。例如，在疾病的诊断上，虽吸收了中医理论中的望、闻、问、切四诊法，但特别重视望诊。望诊中又特别注重舌象、五官血色、手指纹脉等。治疗上，包括有拔火罐法、刮法、敷药法、放血法及火烟针等。其中，火烟针是纳西人民所独有的特色疗法。① 有名的《玉龙本草》就是纳西族吸收了汉族医学理论后，结合本民族得天独厚的药物资源和临床实践而编写的一部地方性药物典籍。明朝时，纳西族医药呈多元性发展，北移的纳西族与藏族混居，通过与藏族政治、文化相互影响，藏族医药思想融进了纳西族医药。② 本民族医药经验和中医药学、藏医学和古印度医学的有机结合，形成了具有纳西族民族特色的东巴医药学。尔后形成的大量东巴经典，记述了从原始社会到封建社会的医药文化知识。

概言之，纳西东巴医学以“东色”学说、“精威五行”说和“金蛙八卦”为基础理论，③ 呈现了东巴医学中天地、自然与人、鬼、神融为一体的医学哲学观，其中医巫结合的施治方法，反映了东巴医药文化鲜明的民族性。

2. 东巴医药古籍文献的产生形成

纳西族文字创制前，纳西族文化主要是以口授形式流传的。在东巴文字体系形成之后，纳西族文化史上才出现了严格意义上

---

① 赵爱华等：《纳西族医药概述》，载《中国民族民间医药杂志》，1998（34）。

② 毛龙发、吕学文：《纳西族医学概论》，载《中国民族民间医药志》，1996（1）。

③ 崔箭、唐丽：《中国少数民族传统医学概论》，北京，中央民族大学出版社，2007。

的文献。[①] 纳西族有两种文字，即东巴文（象形表意文字）和哥巴文（音节文字）。早在唐宋前后，纳西族就创造了灿烂的东巴文化，它是东巴教徒用东巴象形文字或用图画文字记录下来纳西古代文化，其中涉及的东巴医药学是东巴文化的重要内容。

东巴经典记述了从原始社会到封建社会的医药文化知识，内容包括人的起源和发展、病因学、诊断学、药物学和治疗学，成为研究纳西医药学最具丰富信息量的重要档案文献资料。古老的东巴经中，已出现“针”、“灸”、“拔”、“药”、“肝”、“心”等象形文字词，另外，还有海螺、贝壳、鹿茸等药的功效记载。虽然医药知识和宗教、神鬼思想交织在一起，但东巴经书有关医学的记载已初步具备了古代先民原始的医学理论基础。例如，《崇搬图》讲到可用针灸、按摩治疗疾病，对血肿进行放血，对刀伤进行缝合等方法；《崇仁潘迪找药》记载了纳西族先民发现药物的过程，并通过观察动物寻找食物和饮水时的动态，从中分析出了药花和毒花、药水和毒水。从目前翻译掌握的文献资料来说，所记载的药物有动物药物、植物药物、矿物药物三种，并对它们有专门的记载，如云南社会科学院东巴文化研究所发现《药经》残卷、云南中甸县（今香格里拉县）三坝乡文化站也收集到有关药物方面的经典，但是大量的药物、药方、医疗方法等则是零零星星地记载于《为山神主龙王点药经》、《祭贤者点药经》、《为长寿神点药经》、《为神主点药经》、《求神胆药经》、《为神将点药经》、《长寿药经》等之中，常见的药物有数百种之多，针、灸、疯、惊悸、中风等多有所提及。由于长期处于民族征伐、部落战争的状态，外伤是医治的主要对象，故有专门性经典讲述其治疗方法以及所用药物。[②] 在东巴教看来，大自然及神灵都与人类一样有灵性，有

① 张公瑾、黄建明：《民族古文献概览》，137 页，北京，民族出版社，1997。
② 张公瑾、黄建明：《民族古文献概览》，151 页，北京，民族出版社，1997。

喜怒哀乐，从而也就有疾病，需要进行药物的，主要是巫术性的治疗。同样，人类致病的原因不仅是出于肉体机能的紊乱与衰弱，更主要的是由于神灵惩罚或鬼怪作祟。所以，巫术性的治疗也同样施与人类。纳西先民很早就以草药防病治病并延续至今，民间多为巫医，巫医跳神治病，首先是占卜、打卦，通过卦的显示，决定治疗方式。一般驱鬼念经，卦不显示，跳神给药或施术。巫医一般掌握20种药品以及行施扎针、拔火罐、草药熏鼻、火草点穴、草药外用等方法。在此过程中就产生形成了许多具有纳西族民族特色和地域特点的口耳相传的口碑医药文献。

据不完全统计，国内外机构和个人收藏的东巴经古籍文献已达数万册，内容充实，其中不乏大量关于疾病和医药方面的内容。此外，除了撰写成文的经籍外，纳西族古籍文献中还有不容忽视的无文字口诵经典，内容涉及社会生活的方方面面，它们是研究纳西族医药文化的宝贵材料，急需系统整理和深入挖掘。

（五）壮族医药古籍文献再现了壮医药文化的原始面貌

壮族是我国南方历史悠久的少数民族。壮族在长期的历史发展中创造出神奇绚丽、丰富多彩、独具特色的文化，包括特色鲜明的壮医药文化。壮医药文化历史久远，理论古朴，治疗技法丰富多彩，积累蕴藏了数以万计的灵验药方，构成了我国民族传统医药文化的一个重要部分。

1. 壮医药文化概述

壮医壮药文化始创于先秦时期。早在西周古墓发掘中就出土了两枚用于医疗的青铜浅刺针——“微针”。考古实物说明，壮族先民是最早用针刺疗法的民族之一。先秦时期，壮族除了针刺疗疾之外，还采用舞蹈引导、按矫治病等方法。药物方面，已经积累了一些临床知识，如使用草木母根防治疾病、用紫苏煮螺蚌以解毒去腥、某些草药内服可以减轻疲劳等。唐宋时期，壮医药进一步发展，形成具有独特民族风格、并渗透汉医学内容的壮族医学，壮医方剂学已具雏形，大致形成了草药内服、外洗、熏蒸、敷贴、配药、骨刮、角疗、灸法、挑针、金针等10多种内涵多层次的结构，逐步形成理论框架。瘴疠在壮族地区的危害很大，“出征交趾，土多瘴气”①，当时的岭南越人积累了丰富的治疗瘴气的经验，已经按季节发病对瘴疾进行分类，这一时期的方书中收录了一部分岭南的解毒、治瘴气药方。在汉族的医书分类中，出现了“岭南方”，标志着包括壮族医药在内的南方少数民族医药在祖国传统医药学中的明确地位。

明清时期是壮医药的发展时期，这一时期的壮医药除了在李时珍的《本草纲目》和广西各地方志有记载外，还出现了许多壮族医药家。

总之，长期的生产、生活和医疗实践，加之与周边民族特别是与汉族文化的交流，使壮医药逐步形成自己独特的理论体系：主要有阴阳为本，三气同步——壮医的天人自然观；脏腑气血骨肉，谷道、水道、气道，龙路、火路——壮医的生理病理观；毒虚致百病——壮医的病因病机论；眼睛能洞察和反映疾病——壮医重要诊断特色；调气解毒补虚——壮医的治疗原则等。壮医这一朴素而宏观的理论体系，是无数壮医反复实践的经验总结和升华，具有一定的民族特色和地方特色，一直以来有效地指导着壮医的临床实践。

2. 壮族医药古籍文献的产生形成

历史上，壮族先民在长期的生产生活中仿效汉字六书的构字方法创造了古壮字，又称“方块壮字”，特别是唐宋以后随着古壮字的发展成熟，古壮字古籍文献大量产生，运用比较普遍的是讼

① 《后汉书·马援传》。

牒、碑碣、契约、谱牒、信函、记事及民歌创作诸方面。因此，壮族先民的医药经验，有一部分也应该通过古壮字进行了记录、集结而保存。但据目前掌握的资料看，壮族医药的经验，主要还是靠口耳相授的方式在壮族民间流传，另外还有一部分散见于历代汉文史籍，尤其是广西各地的地方史志中。① 当然，值得一提的是，在土司时代（秦汉—民国时期），壮医药得到重视和发展。官方开设有专门的医学署，据不完全统计，明代广西壮族聚居的40多个州府县土司均设有医学署。此外，官方和民间都有一定数量的专职医药人员，由当地少数民族担任医官，或有专人直接从事具体的医疗工作。在民间，一些土司对民族医药采取褒奖措施，并对名医、神医和药王进行崇拜和纪念。在土司制度下，尽管没有形成规范化的壮族文字，但在民间与官方结合的背景下，壮医药文化通过口授心传和部分汉文资料得到保存，留下了许多珍贵的反映壮医药内容的文献资料，这不能不认为是与土司制度有一定积极关系的。

虽然目前没有发现专门的古壮字医药古籍文献，但在已发掘整理的古壮字文献中，壮药多达2000多种，常用600余种，均有壮语名称，岭南常见病、多发病的诊治，几百个民间验方，都为岭南亚热带气候条件下防病治病提供了宝贵材料，并且在民间继续保持着其实用价值。20世纪80年代以来，许多公开出版的诸如《壮族民间用药选编》、《广西民族医验方汇编》、《文山州中草药单方、秘方、验方汇编》（第一辑）、《武鸣县医药古籍汇编》、《壮医药简编》、《壮医药知识汇编》等，都是对古壮字文献资料不同程度的发掘整理成果。“拉静仅”（金果榄）、“又月白”（岩白菜）、“拉课磨歪”（南五味子）、“梅低莫”（救必应）、“美鲁屁”（羊耳菊）、“梅生磨”（苏木）、“麻底”（余甘子）等古壮字药物

① 庞宇舟、林辰：《壮医药学概论》，南宁，广西民族出版社，2006。

名称进入了药书药典。此外，壮族民间诊疗之法甚多，著名验方多达数百，皆以古壮字记之，丰富的壮医药经验被编成壮歌，在民间广为传唱。这说明古壮字医药古籍文献历史上存在的事实，应该为后人认可、重视并整理研究。

二、西南少数民族的口碑医药文化与口碑医药古籍文献

如果说文传的医药文献是流，那么口碑医药文献则是源。西南少数民族文传医药文献是在口碑医药文献积累的基础上产生和发展起来的。

（一）西南少数民族口碑医药文化

各民族都有本民族自己的医药学。作为一种历史文化，民族传统医药也必然有其时代的、民族的和地域的局限。由于各民族所处的具体条件不同，其医药发展也有高有低、有长有短、有深有浅、有繁有简。例如，有的民族具备了本民族的文字和丰富的古代文献；有的民族借助于其他民族文字记载其医药经验；有的民族则仅仅依靠口口相授的活的经验，代代相传，把自己的医药知识保存于民间。1984 年，首届全国民族医药工作会议指出：有本民族的医学理论、有本民族传统用药的习惯和医疗的特色、有本民族世代口传心授的经验，这些民族医药学都属于我国传统医药学不可分割的一部分。另外，在 2000 年召开的国际传统医药国际会议上，有关专家明确提出“口承民族医药学”的概念，认为“无文字民族的医药经验，运用口传心授方法将经验总结归纳代代相传下去，经过无数代的补充完善……而形成一套行之有效的医药学”都可称为“口承民族医药学”。这些观点都肯定了少数民族口碑医药文化在民族传统医药中的客观存在和应有地位。

西南少数民族医药根植于西南各族人民特有的人文文化和自

然文化之中，为西南各族人民的健康和繁衍生息作出了不可磨灭的贡献。相比汉族地区，西南少数民族聚居地区大多经济与文化基础落后，历史上创制了本民族文字的仍是少数，大量的关于民族历史、风俗习惯、医疗经验等的信息长期以来仍然是以口耳相传的方式流传。因此，西南少数民族先民在长期抗疾治病的发展过程中，“运用口碑形式传承本民族医药知识已经不知不觉形成了一种文化氛围”，并在这一过程中不断总结经验使理论不断升华，“以利用经验有目的地服务自身，服务自身的同时保证了本民族有序的生存和发展”。这种用口碑形式传承医药知识所涉及的范围非常广泛，已经深入到民间，形式多种多样，医药知识已经不知不觉渗透到生活的方方面面，西南各族人民许多卫生保健习惯无意识地按照祖父辈的言传身教而继续着。这种口传经验的产生和发展，随着西南各民族的产生和发展，“具备了本民族的民族个性；医药知识通过口传又使得各民族民生得到延续而自身也具备了历史的连续性”。西南各民族医药文化在西南民族聚居区大量以一种口碑文化的形式一直存在于民间。而这种口碑医药文化也“已经被现代人认识到它的重要性并重点收集，发掘整理，形成了一套有研究、有理论的文化体系。它已经上升到不同于原来通过口传而散在的更高一层次的文化”。[①] 但是，尽管民族医药在西南各民族地区已长期形成一种口头传播的文化氛围，成为西南各民族医药流传千年的重要方式，但口传心授这种传播方式由于常常受到主观和客观因素的限制和干扰，如果仅仅靠口传心授，无法保证确有实效的医疗经验能完整地保留下来，加之现代文明对人类生存方式的变革已经造成大量有特色的民族文化迅速萎缩，因此加强社会各界对包括医药领域在内的各民族的非物质文化遗产的保护意识，加紧完成对蕴藏着民族医药文化的医药古籍文献的抢救

① 罗婕：《壮族医药口碑文化概览》，载《中国民族医药杂志》，2008（9）。

性整理，如通过录音、录像、文字记录等方式进行保存，加快对民族医药古籍文献信息的研发，是当务之急，也是有利于促进民族医药事业发展的大事。

（二）西南少数民族口碑医药古籍文献

我国是一个多民族国家，绝大多数少数民族虽有自己系统的语言，却没有自己的文字。在我国55个少数民族中，历史上有本民族文字的只有20多个，其他大多数民族都未曾有过自己的民族文字。新中国成立后党和政府为原先无本民族文字的少数民族创制了一批拉丁字母形式的拼音文字，但使用范围有限，尚未完全普及。实际上，有文字文献的许多民族，口传也是他们文化传承中的重要部分，口耳相传的内容和范围往往超过文字的记载，并且即使是有文献的民族，文献中所记载的各种事物也不尽是记录者的创造，而是他们将当时口头传承的内容，通过文字记录，落在纸面上凝固下来的。特别是用各民族文字记录的古籍文献，远古神话和创世史诗等无疑是根据远古先民口耳相传的文史资料整理记录的，有些民族的英雄史诗，口传的范围也比书面传播广。

少数民族医药既有自然文化，又有人文文化；既有物质文化，又有非物质文化；以及非物质文化寓于物质文化之中难以分割的双重文化。此外，民族医药既有文字记载的医学文献遗产，又有典型的口头非物质文化遗产，因此在保护、继承、利用中必须区别情况，因事制宜，分类指导。由于民族医药在非物质文化遗产中占据了主体作用，因此民族医药口碑古籍文献的范围和种类十分广泛，基本上涵盖口碑医药历史、口碑医药资料、口碑医药传说、医药活文献等口碑资料，这一范围的明确，对少数民族医药文化遗产保护至关重要。在整个西南少数民族医药的知识宝库中，口碑医药古籍文献资料占据了重要的部分，并作为一种经验积累在历史发展过程中逐渐充实饱满并仍在不断增多。在民族医药理论体系的整理过程中，口碑医药古籍文献资料除了提供大量确切可行的诊疗经验，为后世开展民族医药文献的发掘整理、研究继承提供了丰富的历史研究素材外，还对当前民族医案医话等文字资料有补充、印证作用。西南少数民族医药口碑古籍文献资料对于现有的民族医药医案医话发挥了辑佚、补遗、缀合作用，可以校勘、考订、鉴别其真伪，考索其源流和特征。流传于民间的西南少数民族口碑医药知识之所以能够经后人整理上升为理论，究其原因主要是因为其有着丰富的内容和深厚的群众基础。

第二节　对西南少数民族医药古籍文献的理论认识与梳理

一、西南少数民族医药古籍文献的内涵与外延

（一）少数民族医药学

中国的传统医学包括中医学、民族医学和民间医学三个部分。中医学是以汉文化为背景的中国古代社会的主流医学，至今具有无可争议的学术地位和社会地位，是中国传统医药的当然代表。民族医学是指中国少数民族的传统医药，是与中医学并称的中国传统医学的组成部分。[①] 少数民族传统医学是指我国少数民族在历史上创造的和沿用的传统医药的总称，是各少数民族人民在漫长的历史长河中、在生产生活实践中积累的防病治病的丰富医药知识和实践经验的总结，为本民族的繁衍及发展作出了重要的贡献，并一直对中华民族的团结与进步发挥着不可忽视的推动作用。民

① 崔箭：《中国少数民族药用植物学》，北京，中央民族大学出版社，2008。

间医学是指既无医学理论体系，又无特殊民族文化背景的民间的医疗经验、养生习俗、单方验方和简易医术。它们并不一定受中医学的理论所指导，也很难归属于某个民族医学。

（二）古籍档案

古，故也。籍，书也。古籍即古书。宏观论认为，少数民族古籍，确切地说是指中国各个少数民族的古籍，是指我国少数民族在历史上遗留下来的古代书册、典籍和文献资料，主要内容有文学、历史、地理、政治、军事、哲学、法律、宗教、语言、艺术、生产技术、医药、民俗及乡规民约和口碑古籍。由于我国少数民族的历史进程不同，民族发展的程度不同，各民族的文化发展也不平衡。有的民族历史悠久，有本民族文字，文化典籍丰富；而有的民族直到 1949 年以前还停留在结绳记事时期，只有语言没有文字，当然更没有文字记载的书籍。但是，以语言为基础靠口耳相传的神话、史诗、民谣等也都是民族文化。由于各民族历史文化不同、古籍存世情况有很大的差异，有些民族的古籍以 1911 年为下限，有些民族的古籍可以定在 1949 年前。关于少数民族古籍的年代界定和古籍版本问题，国家民委全国少数民族古籍整理研究室印发的《中国少数民族古籍总目提要》编写纲要中明确规定："1949 年以前成书并已流传使用的民族古籍和 1949 年以后按原文抄录和复制的古籍，原件已遗失者，新抄本或复印本"都是《中国少数民族古籍总目提要》的收录范围。少数民族古籍分为有文字类和无文字类。有文字类的少数民族古籍包括各种用少数民族文字记载的古籍和用汉文记载的有关民族资料的古籍；无文字类古籍主要指口碑古籍。口碑古籍即口头资料，是指各少数民族在历史上以口耳相传留下来的具有文学和历史价值的各种史料，反映了本民族的风土人情、生活习俗、民族性格、宗教信仰等，内容涉及民族政治、经济、军事、宗教、文学、哲学、历史、自然科学等，主要有神话、史诗、传说、故事、歌谣、谚语、谜语等。按其载体形态可分为原生载体古籍（如刻木、刻版、衣饰、乐舞符号等)、金石载体古籍（包括陶器符号、摩崖、瓦当砖雕)、口碑载体古籍和书面载体古籍四种。① 而微观的少数民族古籍主要指书面古籍。综上所述，少数民族古籍的内涵外延可界定为：新中国成立前各个历史时期的少数民族在社会活动中以本民族文字、汉文、语言或其他符号形成的反映少数民族政治、经济、军事、历史、科技、文化、宗教和民俗等社会历史情况的刻本、写本、稿本、抄本、拓本和口碑文献等。

档案是人类社会发展到一定阶段的文明产物，是人们社会实践活动的历史记录。我国《档案法》对“档案”的概念作了明确界定，它是指“过去和现在的国家机构、社会组织以及个人从事政治、军事、经济、科学、技术、文化、宗教等活动直接形成的对国家和社会有保存价值的各种文字、图表、声像等不同形式的历史记录”。由此可见，档案是人们在社会活动中直接形成的原始性信息记录，对以往社会活动具有直接的原始记录作用，因此，原始记录性是档案的本质属性。这一本质特性说明，许多信息物只要对于人们了解、考证以往的历史事实具有程度最高、最可信赖的原始记录作用，人们就会将其视为档案，并将其作为档案来保存、使用。这也是档案的实存形态多种多样的根本原因。

档案遗产作为文化遗产的重要内容之一，包括有形文化档案遗产（物质文化遗产）和无形文化档案遗产（非物质文化档案遗产）两方面。从广义上来说，它是指我国绝大多数档案馆等文化机构收藏的一定量的重要档案，其中有相当数量的珍贵档案文献，它们都具有重要的价值和历史作用，是不可再生的“集体记忆”。这些档案遗产主要由三个部分组成：①历史传承的收藏于各级、

① 何丽：《中国少数民族古籍管理研究》，沈阳，辽宁民族出版社，2005。

各类档案馆、图书馆及文化事业机构的重要档案与文献，包括民间散存的一些重要价值的历史档案、文献及物品，以及分散于其他国家或地区的不同历史时期的收藏；②经过考古发现而问世的早期的文物和古籍等，这一类档案遗产的时代不同、形式多样、材质各异，具有特殊的内容和形式，反映了我国不同历史发展时期的、一定文明程度的具有文献价值的文化遗产，如木牍竹简、帛书、纸本卷宗及青铜铭器等；③当前信息时代随网络数字技术而产生的数字遗产，如数字形式的文本、数据库、影像、网页与软件等。

对于少数民族古籍与档案的关系问题，有学者认为，民族古籍从宏观论来看，其中的甲骨文、金文、碑刻、竹简、文书、岩画多属于历史档案的范畴；就微观论而言，古籍中的公务文书、家谱等也都是档案文件。而对于民族口碑古籍是否属于档案的问题，杨中一在《中国少数民族档案及其管理》一书中指出："由于受文字的限制，有的少数民族对本民族的历史，如民族迁徙、建寨史、民族战争、民族村规民约等，没有文字记录，而是世代口碑，以言传身教继承本民族的文化遗产，后经有关部门和有关人士整理的文字材料，史料价值较大的，也应视为档案保存。"从档案学理论分析，档案之所以成其为档案必须具备两个条件：①具有原始性，是第一手文件材料；②具有权威性，可以发挥出档案的参考凭证作用。少数民族古籍多为刻本、写本、稿本和抄本，从档案学的角度划分，它们是一种极其珍贵的手稿档案，内容反映了少数民族社会历史发展的真实面貌，具有很强的档案参考凭证作用，因而可视为档案文件的一种类型，表现出档案和图书的双重属性。①

---

① 华林：《论少数民族古籍的档案界定问题》，载《档案学通讯》，2005（2）。

（三）西南少数民族医药古籍文献

文献是由物质载体、相应符号和知识信息构成的。对于文献来说，物质载体是文献的躯壳，相应符号是文献的骨骼，知识信息是文献的灵魂。三者互为依托，相辅相成。研究少数民族古籍文献，同样离不开以上三个基本要素。

学术界对“少数民族古籍文献”这一概念的认识和独立研究经历了一个漫长的过程，并随着研究的展开而不断完善与深化。对于中国少数民族古籍文献的认识，有学者从狭义和广义两方面进行了界定。[①] 认为狭义的中国少数民族古籍文献是指：“用各种民族文字著述并刊刻誊写在一定材料上，可供后人查考历史文化的古代资料。它包括用民族文字书写的纸质古籍，以及金石铭刻、简牍书契和各种古代文告、信函、契约等档案文书，并对各民族历史文化具有查考价值的一切文字资料。”而广义的中国少数民族古籍文献，除了上述狭义的中国少数民族古籍文献所涵盖的内容范围之外，还包括两方面的内容：①用汉字和外国文字记录我国少数民族历史文化内容，可供我们查考各民族古代社会历史和传统文化的文献资料，这也是我国少数民族古籍文献的组成部分；②各民族口耳相传、代代承循而经久不衰的文史资料，即历史传说、神话故事、英雄史诗等，这也是中国少数民族古籍文献的重要组成部分。

此外，多年来少数民族古籍文献的研究也受到档案学界的关注。如罗洪恩在《少数民族档案史料及其文化功能试析》一文中提出：在长期的同自然作斗争和进行社会实践活动中，各少数民族都积累了丰富的实践经验，也留下了许许多多的历史真迹，形成了大量丰富的历史记录；同时历代政权与社会组织针对少数民

---

① 朱崇先：《中国少数民族古典文献学》，北京，民族出版社，2005。

族问题，都制定了相应的制度和政策，也都形成了大量的文字材料，这些都可称作少数民族档案史料。根据档案学原理，这些反映少数民族民族问题的历史记录和文字材料，无论是什么机构和个人形成的，无论是什么载体形式、什么书写方式，都记录和反映了各民族的发展历程和各民族间的关系，我们将其称为少数民族档案史料。根据这一概念，罗洪恩还指出，少数民族档案的范围包括：族源、民族史、民族风情、民族文学、民族民间艺术、民族名人、民族历史文物、家谱族谱、碑文墓志、民族民间医学、民族物饰、民族工艺技术、民族特产、历代政府针对少数民族问题在各个时期制定的方针政策等文字材料。1993 年，中国档案出版社出版了杨中一编著的《中国少数民族档案及其管理》，对“少数民族档案”的概念作了如下界定：各少数民族在各个历史时期，进行社会生活、劳动生产和对外交往中，采用自己本民族创造的文字或借用其他民族文字形成的各种记录材料。各个历史朝代的统治机构、社会组织在处理少数民族事务活动中也形成了各种文字记录。随之，也形成了少数民族档案。[①] 2001 年，华林在《西南少数民族历史档案管理学》一书中对“西南少数民族历史档案”作了阐释：西南少数民族历史档案是 1949 年以前西南各个少数民族和各个历史时期的国家机构、官吏在社会实践活动中直接形成的反映西南少数民族政治、经济、军事、历史、科技、文化、宗教和民俗等社会历史情况，具有保存价值的文字、图画和声像等不同形式的历史记录。

基于以上学术界对少数民族古籍文献的认识，本书对“西南少数民族医药古籍文献”的界定可以表述为：它是指西南地区各少数民族地方政权、土官贵族、各个少数民族的知识分子（如毕摩、佛爷、东巴、巫师、民族医生等）和历代中央政权在抗疾治

① 华林：《藏文历史档案研究》，昆明，云南大学出版社，2006。

病的社会实践发展过程中用本民族语言、文字或其他民族文字直接形成的，反映西南各少数民族医学药理内容，具有保存参考价值的各种文字、图表、声像、口碑等不同形式的原始记录。西南少数民族医药古籍文献遗产承载了数千年来各民族积累的医药文化，如实地反映了西南少数民族在生息繁衍、治病疗疾的社会历史发展中的真实面貌，蕴涵着各民族的医学成果和药物知识，对我国医药事业的发展以及人类医疗保健都具有很高的查考利用价值。

二、西南少数民族医药古籍文献的种类与构成

民族古籍主要分为两大类：一是有文字类；二是无文字类。有文字类的民族古籍包括：①各少数民族文字及少数民族古文字记载的历史文书和文献典籍；②用汉文记载的有关少数民族内容的古代文献典籍；③用少数民族文字和汉文记载的有关少数民族内容的碑刻铭文。无文字类的民族古籍主要是指各少数民族在历史上口头传承下来的具有历史和文化价值的各种资料。古籍文献是以一定的物质形式存在和运动的，西南少数民族医药古籍文献由于记录符号、载体材料、载录方式和文件名称的不同，从而形成了种类丰富的古籍文献材料。现存西南少数民族医药古籍文献虽然种类繁多，但按其记录形式可大致划分为西南少数民族文字医药古籍文献、西南少数民族汉文医药古籍文献、西南少数民族图像等符号医药古籍文献和西南少数民族口碑医药古籍文献四种类型。

（一）西南少数民族文字医药古籍文献

西南少数民族以本民族文字产生形成的医药古籍文献，形式多为抄本、写本、稿本和刻本，具有较强的档案原生性和权威性。按其存在方式可分为四类。

1. 西南少数民族文字医案

医案即现在所称的“病历档案”，我国传统医学将其称为“诊籍”、“脉案”或“病案”，是医生治病的原始记录档案，是医学档案中的极其重要的一种档案材料。医案不仅客观地、完整地、连续地保留了患者疾病状况及其治疗的原始记录，是临床进行诊断治疗的基础材料，具有重要的凭证作用，而且成为医家经验积累与总结的第一手资料，为医家的医疗和学术研究创造了条件，为各民族医药学著作的汇编和撰写提供了基础。医案的内容一般包括病人的姓名、性别、年龄、籍贯、职业、地址、病名、发病时间、疾病症状、医生辨证施治、处方用药的情况，以及病人服药后的一系列变化、医生的学术思想等。[①] 我国医案有着悠久的发展历史。早在殷商时期的甲骨档案中就已经出现了“疾首”、“疾止”、“疾舌”、“疾上”、“前疾”、“疾身”等文字记录；在《周礼》一书中也有病案史方面的记载。汉代出现了完整的医案，当时的医学家淳于意在《史记·扁鹊仓公传》上记录了他的25例医案，称为“诊籍”，其中10例死亡病例，真实地记录了有关情况，是后世医案的鼻祖，也是中国医学工作者有意识地明确记录医案的最早文献记载。

一般说来，西南地区各少数民族医药学的发展促成并依赖于医药古籍文献的形成与发展，这种形成与发展首先表现在出现了有明确记载的医案。因此可以估计，西南地区的医案应该是数量较多、内容较丰富的医药档案遗产。这些医案一些是通过口述的形式记忆和流传的，一些是通过本民族文字或其他民族文字记录保存的，其记录格式受中医医案记录格式的影响，基本模式相似，内容多详细记录了患者的形、色、声状况以及发病时间和症状、

---

① 丁海斌、张克复：《中国科技档案史纲》，兰州，甘肃文化出版社，1999。

家族史、既往史、诊疗方法、用药情况等。值得一提的是，各民族医案的内容充分展示了本民族的医学理论、传统诊疗技术及其用药特点，具有很强的民族医药档案参考利用价值。

2. 西南少数民族文字医药古籍

藏文医药古籍　目前发掘整理出的藏文医药古籍数量众多，仅中国藏医药文化博物馆内收藏的藏文医药学代表性典籍就有1000多部，还有保存于藏区寺院、藏医院、文化机构的不计其数的藏文医药古籍。这些珍贵的藏文医药古籍的代表作有：

敦煌石室发现的藏文写卷中，保留着吐蕃时期医学书籍的原貌。敦煌藏文写卷中有多种医书，其中有药方、针灸书、针灸图、兽医书等。例如，《医疗杂方》编号 P. T1057（1）、Vol. 56、fol. 57成书时间为8—9世纪，是现存最早的藏族医学文献。P. T1057（1）长450厘米、宽26.3厘米，共208行，记录了五官、内科、外科、妇科、儿科等常见疾病40种药方。Vol. 56、fol. 57残存42行，前35行是人体疾病医方，36行以下为兽医医方。前者出自府库，体现了青藏高原特有的疗法和药物；后者语言接近安多方言，在医理和疗法上受中原医学的影响。现藏于法国。另有《火灸疗法》（P. T. V. 127、P. T. 1044），P. T. V. 127有184行，内容主要是灸疗，灸治范围甚广，对人体内外100多种疾病的具体症状、灸疗穴位、操作方法以及需要灸治次数，都有详细说明；P. T. 1044有58行，内容与上述医书相近。此外还有藏于国家图书馆的《藏文针灸图》等。①

《四部医典》，是藏族医圣宇妥·元丹贡布著，成书于8世纪末，是藏医药古籍文献遗产中最伟大的一部经典，至今仍是支撑整个藏医药学的基础。全书共4部156章，收载药物1002种（其

① 史金波、黄润华：《中国历代民族古文字文献探幽》，北京，中华书局，2008。

中第2部第20章药物性能390种），收载方剂400个。历代藏医都把《四部医典》视为藏医学的基本课本，对其进行了注释、修订、补充，不断完善，因而也陆续出现了各种注解本，如南北学派代表舒卡·洛追给布的《祖先口述》，五世达赖喇嘛时期的桑吉嘉措的《四部医典蓝琉璃》，都是有影响的注释本，至今仍为人们所遵循。

《月王药诊》，是现存藏医学最早的著作，于8世纪上半叶著成，汉族医僧和藏族译师对其进行过编译。全书共113章，内容包括人体生理功能和胚胎形成、人体骨骼构造及人体测量、疾病病因、各种杂病和治疗方法等一系列医药所囊括的所有问题，其中收载药物780种，绝大部分至今仍在使用。

《晶珠本草》，又名《药物学广论》、《无垢晶串》，是藏医帝玛尔·丹增彭措著。他通过近20年在青海东部、南部、西藏东部和四川西部进行广泛的实地调查研究，并参考历代藏医药学的古典著作100多种，1835年著成，到1840年才刻版问世。全书分为上、下两部分，上部为《药物晶珠歌诀》，下部为《药物晶钏广论》，共收载药物2294种，其中植物药1006种、动物药448种、矿物药840种。

除此以外，还有许多藏医药学家所著的重要文献，如《解剖明灯》、《药物蓝图》、《正确认药图鉴》、《藏医史》、《藏医药选编》、《草药鉴别》、《草药性味》、《草药生态》等。

彝文医药古籍　随着彝文的广泛应用和彝医彝药的发展，历代彝族医生用彝文记录整理了代代相传的医疗技术和各种医药配方，为后人留下了一大批珍贵的古彝文医药典籍。其代表作有：

《元阳彝医书》，成书于大理国二十年（975年），是云南元阳县民间医生马理文在该县攀枝花区勐品村彝族马光福处发掘的。该书用古彝文写成，共收载病症68种、动植物药200余种，并介绍了一些简易的外科手术，是研究宋代以前彝族药物、医疗技术及当时常见病的第一手资料。该书的发现，说明早在彝族封建社会之初，就已有了较为完整的用彝文书写的医书。①

《宇宙人文论》，据彝族学者考证，该书成书年代不晚于宋、元时期。② 此书是一部以毕摩笃仁、鲁则对话形式写成的一部哲学著作，共分28章，提出并回答了宇宙自然的种种问题，对研究彝医基础理论的产生和发展有重要的参考作用。

《双柏彝医书》，又名《齐苏书》、《明代彝文医书》，是1979年云南省楚雄彝族自治州药检所在双柏县发掘出的一本古彝文手抄本医书。该书涉及56个病种、87个处方、243个方药，其中复方多于单方，231种药物，其中动物药79种、植物药140种、矿物药12种。这些疾病和药物，都具有很强的民族性和地方性，在彝族民间流传了400多年，被彝族医药学者称为"彝族医药史研究中的第一次重要发现"③。

《医病书》，系彝文手抄本，抄于清雍正八年（1730年）④，1980年发掘于云南省禄劝县，对彝族药单方的研究很有价值。该书记述了38种疾病，其中内科病6种、外科病4种、儿科病2种、眼科病1种，方剂69个，其中单方38个、复方31个。从具体药方组合及所治疗的病症看，这部古彝文医书是介绍药物功用和单方、验方的著作。

《娃娃生成书》，又名《小儿生成书》，为彝文手抄本，抄于清雍正年间（1723—1736年），是介绍妇科、儿科部分生理知识的专篇，它以朴素、生动的彝族文字将胎儿逐月发育、生长的情况作了描述。对从婴儿直到儿童（1~9岁）智力、生理变化也作了简

---

① 王敏：《彝族医药古籍文献综述》，见《彝族古文献与传统医药开发国际学术研讨会论文集》，昆明，云南民族出版社，2002。

② 陈英、罗国义翻译：《宇宙人文论》，北京，民族出版社，1984。

③ 李耕冬、贺延超：《彝族医药史》，成都，四川民族出版社，1990。

④ 关详祖、方文才注释：《医病书》，北京，中国医药科技出版社，1991。

单记述。

《超度书·吃药好书》，为彝文木刻本，刻于清代嘉庆年间（1796—1820年），其中有介绍药物的专篇，包括药物25味、治疗19种病症。在24味动物药中重点介绍了彝族经常狩猎捕获的5种动物肉和10种动物胆的功用。

《老五斗彝医书》，为清民时期著作，全书均用彝文手抄，该书记载了疾病53个、针刺部位5处、动物药123种，是一本较珍贵的彝族医药文献，提供研究彝族南部方言区的医学流派和发展情况。

此外还有一些有代表意义的文献，如《启谷署》、《医病好药书》、《洼垤彝医书》、《查诗拉书》、《三马头彝医书》、《彝族治病药书》、《医算书》、《聂苏诺期》、《哀牢本草》、《造药治病书》、《寻药找药经》、《看人辰书》、《斯包比特依》等。

傣文医药古籍　傣文医学古籍一般称为《档哈雅》，目前发掘的有近百个手抄本，各手抄本的基本理论和用药方剂大同小异。其中较著名的代表文献有：

《罗格牙坦》，为巴利语音译，傣语称《坦乃罗》（作者和成书年代不清），内容包括语音学、文学艺林和医学、药物学、气功等方面，较集中地阐述了人与自然、季节、气候的相互关系等。书中记述了原始傣族先民在早期的生活实践中认识到各种植物的不同，果实味道的差异，食用后给人体带来的不同作用，从而获得了药物学知识，为后世医家深入探索傣医学的起源与发展提供了珍贵的史学价值。

《阿皮踏麻基干比》，属于佛教经典“论藏”部分，共7册，原版本起源时间无法考证，现有许多手抄本流传于民间。书中零散地记述了人体病理、生理、自然与人、人与疾病的关系等。

《嘎牙桑哈雅》，共分为5集，1～2集阐述了人体生理解剖，人体受精与胚胎的形成，人和自然的生存关系，人体五个方面的内容，即“五蕴”（色、受、行、想、识）和人体的四塔“塔、都、档、细”（风、火、水、土）的平衡与盛衰等。并阐述了人体内32类体属及其细胞、脏腑等1500种物质成分及其组织结构，寄生虫，人体生命的起源、循环、新陈代谢等。

《帷苏提玛嘎》，是一本讲解傣医人体生理解剖学比较全面的古文献，公元前2世纪由觉音编著为巴利语梵文经典，后为叶均译为《清净道论》。本书从病理生理变化的角度较系统地论述了人体内“土、水、火、风”的动态平衡关系，认为它是促进和构成人体不可缺少的四种物质因素，即“四塔”。该书还专题记述了人类生命的起源和人体的基本结构，即形体蕴、心蕴、受觉蕴、知觉蕴、组织蕴“五蕴”。明确指出了人类生命体的形成是由眼、耳、鼻舌、男根、女根、命根、心所依处、身表、语表、色柔软性以及肝、胆、脾、肺等89种物质要素构成的。阐述了心、肝、肺、脾、肾等重要生命脏器的生理机能活动和病理变化，人体内10大类80个支系的1500种虫卵和细胞等。

《档哈雅聋》，是傣医药史料中最著名的一部综合性巨著，是1323年民间学者帕雅龙真哈转抄的西双版纳傣文音译注释本，原始版本现流失国外。该书叙述了人体的肤色与血色，多种疾病变化的治疗原则，病因及处方，人和自然与致病的关系，论“四塔”相生相克与处方，药性与肤色，年龄与药力药味，处方及其他等方面的内容。

《巴腊麻他坦》，属实用经部分，全书共17册，4、5册详细分解叙述了体内“塔拎”（机体的20种组织器官），“塔喃”（水的12种成分），“塔菲”（4把火的生理机能），“塔拢”（6股风的作用），土、水、火、风相互之间此消彼长，此盛彼消，此生彼灭的共生关系等。①

《档拉雅》，傣文医药学专著，可译作《药典》。叙述了有关治病的原理、处方的方法、调煎及烤焙的制药方法等。全书有处方数百则，部分处方在书旁有小标题，如“头晕”、“腰疼”、“结核”等。书的最后一部分讲述了驱病避凶的各种咒语及图符（在傣族传统观念中，这些巫术与医药同属一类）。本书为手抄本，现存中国社会科学院民族研究所。②

《档哈雅》，傣文医药学手稿，记录了病名、处方及用法。其中，所用药物包括植物药、动物药和矿物药，以植物药用得最多，600多种。本书是西双版纳勐罕曼列寨傣族医生波迪应保存的珍本，抄写于傣历一千三百零五年（1943年）。

傣文医药古籍文献众多，除了上述罗列的古籍文献外，还有如《旦兰约雅当当》（各种医药药典）、《档哈雅囡》（经验方）、《解达帕捌答》（心病解剖）、《桑松细典》（医学总论）、《档哈雅勐渤》（勐渤宫廷医书）、《蛾西达敢双》（医学教材）、《罗嘎嘿妮聋》（世间杂病论）、《沙满达嘎拉扎达》（数理诊断医术）、《干比摩录帕雅》（傣医诊断术）等。

东巴文医药古籍　东巴经内零散地记载了纳西族先民的医药知识，据说在民间尚有一些东巴医书专著，目前发掘、收集、整理了部分古籍文献，其中的《迟恩松律》、《崇仁潘迪找药》是东巴文医药古籍的代表。现存唯一的古代纳西族图画象形文字医书《迟恩松律》记载了几十种禽兽、草木、矿物药物种类，记述了中毒、肠疾等几十种人体疾病及其对症治疗方法，有单方和配方，内容比较详尽。《崇仁潘迪找药》记载了针灸、按摩、放血、拔火

① 陈士奎、蔡景峰：《中国传统医药概览》，304～307页，北京，中国中医药出版社，1997。

② 张公瑾、黄建明：《民族古文献概览》，287页，北京，民族出版社，1997。

罐等治疗方法以及一些药物的性状功能。《考赤绍》记述了纳西先民使用药物战胜疾病，并延年益寿、长生不老的医学思想。《治病医书》是1990年在民间发现的独立成篇的东巴医书。该书是从《东巴经·占卜经》中发现的，共18页，页幅为9厘米×28厘米，全部用东巴文记载，该资料已经音译、意译，对其中的方药进行了整理，有50多种病症、60多个处方。书中将疝气分为男疝、女疝，有红淋、白淋等。在治疗上有单方、复方。患风病可用蜈蚣、羌活等药物，对某些疾病采用综合的内服、外敷、按摩等治疗。

东巴文医药古籍积累、收藏了纳西族人民在长期的生产生活实践中、在与疾病的斗争中总结出的点点滴滴的医学经验，成为纳西族人民的民族医药遗产的代表性著作，世代相传，是纳西族珍贵的民族医药古籍文献资料。

此外，还有白文、壮文、水书等医药古籍文献。

3. 西南少数民族文字医药经卷

少数民族医药的起源发展与宗教密不可分，许多少数民族的医理药学大都记载于宗教经卷中。著名的有：

藏文的佛经　在藏文大藏经中，有专门的医明部，如马鸣的《医疗八支心要略论》及释，龙树的《医经》、《配方百论》，月喜的《医疗八支心要略释句义详解月光论》、《医疗八支等中所有药名品类》，平原焰的《药名和音决定论》等；德格版的《丹珠尔》收有医明部一函。[1] 另外，敦煌文献中有部分藏医经卷，现已流落国外。

傣文的贝叶经和棉纸经　寺院是傣族传统文化的重要传承场所，傣族最早的传统医药知识就记载于佛经之中，如用贝叶刻写的佛经分为“南传三藏经”、“藏外经”和“科幻经”三种，内容

---

① 王琬：《佛治百病：祛除病苦的佛家医方》，西安，陕西师范大学出版社，2006。

都记载了人体生理、病理药理等零星的医药常识。当时记录成册的经书种类有《阿皮踏麻基干比》（论藏）、《嘎牙桑哈雅》（人体解说）、《萨打依玛拉》（人体分类）、《嘎雅维腊底》（人体解剖）、《巴腊麻他坦》（傣文辞海）、《帷苏提麻嘎》（清净道论）等，大多是从原始版本中抄译的西双版纳仂文（老傣文）音译注释本。其他经书如《腕纳巴维特》、《刚比迪沙嫡巴妮》和《康塔档戏塔都档哈》等也都比较集中地记述了人体的结构、生理病理、辨证施治等方面的内容。傣族的许多医药古籍，是由还俗僧侣和民间信徒依据贝叶经和棉纸经的原始版本抄写的。

纳西族的东巴经　东巴医药是纳西族传统医药的重要内容，和其他少数民族一样，纳西族的东巴经师用本民族的东巴文和哥巴文写经传教，写成了2万余册的东巴经籍。东巴经中记述了纳西族先民寻药找药经历、药物种类、药性认识、病因病理及如何禳解祛除病患等内容，从而形成了独具纳西民族特色的东巴医药。例如，《为山神主龙王点药经》，记载了乳为补益用品；《为神将点药经》，记载了洒药；《布扎》，祭中风瘫痪鬼经；《几扎普米》，驱瘟疫鬼经等。经书中有天花、霍乱等病种的叙述，经书中写道："三滴血化成千千万万个跳蚤和灾虫，变化千千万万个苍蝇使人发生疾病。"还有"药"字的象形字是花上流出汁水，可见其字源就标志着用中草药治病。东巴经中的医药内容中，还记载了纳西族先民对病魔、恶神、自然灾害的咒语，以此达到神药两解、祛病康复的目的。

彝文的毕摩经　作为彝族社会唯一的知识分子，彝族经师毕摩用彝文编写了大量的毕摩宗教经卷，内容涉及彝医理论、分类、药性药理、人体结构、疾病分类、治疗方法、预防知识等内容，反映了彝族先民的医药学发展历程。

例如，成书于明嘉靖十四年（1535年）的《供牲献药经》，发掘于云南禄劝县彝族毕摩张文元家中。该书是毕摩在祭仪中的

“药祭”，是专门用于彝族成人死亡时诵念的一种古典经文，同时也包含了丰富的医药知识——从死者的父母结合，胎儿发育，幼儿成人，一直叙述到年老病故，反映了彝族古代医药学思想，内容涉及35个病种、76味药物以及药物的采集、加工、炮制、煎煮、配伍、动植物药的功用疗效等大量珍贵资料。

又如，发掘于四川凉山彝族自治州的彝文手抄医书《医算书》，是毕摩依据太阳历和阴阳历来推算病人的年龄、禁日、衰年，以解决寿命测量、疾病的预测以及生命周期性节律的计算等问题的经书。该书涉及12种药物，并阐述了针刺和放血疗法。

此外，成书于明代的《劝善经》，发掘于云南武定县。该书结合彝族风俗，论述了感受外邪致病的病因学内容以及大量的传染病的预防思想；《指路书》属彝族丧葬仪式时毕摩唱诵经书，内容主要是给死者的灵魂指明道路，让死者的灵魂从当地沿着祖先迁徙来的路线回归其发源地，书中记载了大量的医学理论，对一个人生平活动的描述以及对妇幼保健、人体发育、胎产的认识，运用了唯物主义的思想进行了详细论述。

白族的佛经 在大理国时期的经卷《佛说长寿经》上，记有很多解剖学的内容，如其中说：“骨、腰骨、肋骨、脊骨、手骨、头骨各各异处，身、肉、肠、胃、肝、肾、肺为诸虫薮云”，就明确指出了人体各部位有各种骨骼的生理解剖学知识，说明白族先民早在大理国时期就对人体内脏器官有了系统的了解。

在云南省图书馆收藏的大理国时期的一写经残卷上，记载有：“无者有病不治又不修，福汤药不烦针灸尖度不值良医。”这里提到的针灸的知识和“瘘黄之病”的记载，都是当时白族先民具有丰富的医药学知识的见证。

在凤仪北汤天发现的大理国时期的经卷中，也记载了当时的很多药物。例如，云南省图书馆藏的一卷题为“吉祥喜乐金刚自受戒议”的写经上，内有药物“五药、槟榔、诃刺勒、黄□、防风、积皮”；“烧香八月、涂香、金香龙脑、郁金、熏陆香、酥合香、青木、甘松、麝香……肉果及种种妙香，每味各一斤……甘草、沙塘……各十……朱砂二十盆，牛黄二裹”。在另一卷《通用启请仪轨》中，也有“朱砂二十盆……麝香……此云青绿、黄芩、此云大青……”的记载，这些药物中有的是中药名，有的是印度药名或是本地药名，为今天考证白族医药的渊源和当时的医疗状况提供了一定参考。①

可见，西南少数民族文字医药经卷是我们直接了解各民族医药内容的珍贵档案文献，具有很高的医学研究参考价值。

4. 其他在占卜疾病中形成的少数民族文字医药古籍文献

历史上，各民族先民每遇到灾祸疾病，常常要卜卦祷告，因此，除了以上有规范记录的医疗古籍文献外，还有一种在卜辞、祷告等宗教活动中形成而与疾病有关的古籍文献材料，它们大多刻于竹简、木条、布帛和兽骨等材质之上。例如，现今所见到的西南民族地区的巫师在举行宗教祭祀活动和驱鬼治病仪式中使用的，用民族文字刻于木片上的祭祀木条和咒语牌。又如，民族地区流行的使用兽禽骨头占卜疾病、治疗疾病的民族文卜骨，形式包括鸡骨卜、羊骨卜和胛骨卜等。这些在占卜活动中产生形成的医药古籍文献遗产，虽是占卜疾病的产物，但从中可以看出当时当地民族对疾病的认识，从侧面反映了该民族的医药卫生水平。

西南少数民族由于大多地处于偏远地区，保留了一些原始的、带有宗教色彩的诊疗疾病的手段，在此基础上产生形成的医药古籍文献，原生性强，可以作为我们今天了解当时民族地区人们的医药认识水平和治疗技术的参考。

---

① 李晓岑：《白族的科学与文明》，昆明，云南人民出版社，1997。

（二）西南少数民族汉文医药古籍文献

西南少数民族汉文医药古籍文献遗产是指汉文化传入西南民族地区后，少数民族土官和群众使用汉文形成的医药古籍文献材料。主要有西南少数民族汉文古籍、西南少数民族汉文石刻等。

1. 西南少数民族汉文古籍

中华民族多元一体的格局，源于自古以来持续不断的族群间的交往与互动。汉族史书中有大量对其他民族历史的记载，这些记载大多具有重要的档案查考价值。笔者认为，无论用汉文或是其他文字对少数民族医药内容的原始记载，都应当视为各少数民族，特别是无文字民族的医药古籍文献遗产。概括来说，西南少数民族汉文医药古籍范围主要涉及以下三个方面：

第一，西南少数民族的许多医药史料载录于汉文抄本及古本，一些与汉族杂居的民族，如壮族、苗族、瑶族等虽然在历史上没有专门的医药典著，但在一些汉文古籍和地方志中有许多这方面的记载。在此以有关壮族、苗族医药古籍文献为例。

壮族至今没有发掘到用古壮字编写的医药学专著，但目前收集整理出的壮族医药学历史史料仍然数量颇丰，主要有以下几类：

（1）民间珍藏的壮医药手抄本。自 20 世纪 80 年代以来，广西民族医药古籍办和民族医药研究所在壮医药古籍普查整理工作中收集到一批壮医药古籍手抄本，有《痧症针方图解》、《童人仔灸疗图》、《此风三十六样烧图》等，这些汉文古籍，都具有浓郁的壮族传统医药特色，原生性强，实用性高。例如，百色地区蒋保县马隘乡老壮医罗家安撰写的手抄本《痧症针方图解》，记载了罗老壮医对近百种痧症的独特针挑疗法，有很高的实用推广价值，多年来在当地被争相传抄；从广西马山县搜集到的壮医手抄本《此风三十六样烧图》，列举了冲风、肚痛风、急惊风、呕迷风、撒手风、鲫鱼风、马蹄风、慢惊风、天吊风、看地风、挽弓风、蛇风、夜啼风、鸟宿风、鹭鸶风、马王痧风、疳风、上吐下泻风等。

（2）记载了丰富的壮族医药内容的史志、博物志。有关学者经过多年对几百种有关广西地方的史志、博物志材料的查阅，如《异物志》、《华阳国志》、《岭表录异》、《岭外代答》、《桂海虞衡志》、《溪蛮丛笑》、《岭表记蛮》等，收集到大量丰富的记述壮族药物、独特医学经验技法和壮族地区气候、水土、物产与发病关系等的珍贵的医药内容。例如，关于壮药田七，《广西通志》（1683 年）载："三七南丹山为妙"；《归顺直隶州志》载："以前以田州产为良，今苗迁荣老南坡一带"。关于气候、水土与发病的关系，《平乐府志》载："至若蛮溪獠洞，草木蔚荟，毒蛇出没，江水有毒，瘴气易染"。《柳城县志》载："（当地）病者服药，不尽限于仲景、叔和，间有用一二味草药奇验者。其他针灸之术，以妇人尤为擅长"。关于壮医独特的医疗技法，成书于宋代的《岭外代答》详细记载了壮族民间烧炼水银的方法："邕人炼丹砂为水镊，以铁为上、下釜。上釜盛砂，陌以细碾铰板，下釜盛水埋诸地。合二釜之口于地面而封固之，灼以炽火，丹砂得水化为霏雾，得水配合，转而下坠，遂成水银。"这种符合科学原理的密封蒸馏法的记载，在自然科学史上也是较早的。关于壮医施治方法，刘锡蕃在《岭表记蛮·杂述》中记述了一次亲眼目睹的壮医治疗过程："余尝见一患痈者，延僮老治疾，其人至，病家以雄鸡、毫银、水诸事陈于堂。术者先取银纳袋中，脱草履于地，取承念咒，喷患处，操刀割之，脓血迸流，而病者毫无痛苦，脓尽，敷以药即愈。"这是对壮医某些治病法的原始记述。①

（3）记载有壮族医药内容的中医药古籍。中医药古籍文献汇集了各民族的医药经验，其中也包括部分壮医药的记载。例如，

① 黄汉儒：《壮族医药的发掘整理》，载《中国民族医药杂志》，1995（1）。

《黄帝内经素问·异法方宜论》中有“故九针者，亦从南方来”的记载。虽然这里的“南方”不一定特指壮族地区，但应当包括壮族地区。宋代的周去非在《岭外代答》中记载了针刺治瘴的疗法：“南人热瘴发一二日，以针刺其上、下唇，其法卷唇之里，刺其正中，手捻其唇血，又以楮叶擦舌。又令人并足而立，朝两足后腕横纹中青脉、血出如注，乃以青蒿和水服之，应手而愈。”晋代的葛洪所著的《肘后方》记载了岭南土人针刺法治沙虱虫的经验，说明流传于民间的药线灸、灯花灸等亦有千余年的历史。李时珍的《本草纲目》中有许多关于壮族地区特产药物的记载。例如，称田七“生于广西南丹诸州番峒深山中，采根暴干，黄黑色，团结者，状略如白芨，长者如老干地黄，有节，味微甘而苦颇似人参之味”；“此药近时始出，南人军中用为金疮要药，云有奇功”。《岭南卫生方》记载了壮医针挑疗法的独特功效：“南方挑草子之法不可废也……士大夫不幸而染热瘴，亦只得求南人之针法以刺之。”其他的许多中医药著作，如《神农本草经》、《新修本草》、《千金方》、《千金翼方》、《太平圣惠方》、《本草图经》等，都有关于岭南和壮族地区医药内容的记载，具有较高的参考凭证价值。

（4）记载有壮医药卫生的地方志。新中国成立前，广西历代修纂的200多种通志、府志、州志、厅志、县志、乡土志以及寺庙志中，绝大多数都或多或少地列有医药的篇章或内容，主要是记述当地的特产药材、著名民族民间医生以及一些独特的诊疗方法，有的还有典型病例和重大事件的记载。例如，《广西通志》、《庚远府志》中有关于北宋庆历年间在宜州实施的人体解剖和绘制《区希范五脏图》的记载；《宁明州志》、《太平府志稿》等地方志中有关于壮族地区常见的痧、瘴、蛊、毒病的记载，并记述了一些独特的治疗方法，如“斑麻救法”，浅拔出血后以青蒿和水服之等。历史上的一些知名的民族民间医生的事迹，主要也是从地方志中得知的。例如，《马山县志》载：“路顺德，古鼎村人，殚精医学，著有《治蛊新方》一册。”① 这些文献史料在一定程度上佐证了壮族古老的医药内容，在对壮医药研究中值得参证，因此也可视为壮族医药古籍文献遗产。

苗族无本民族文字和史实的记载，故其医药的起源和文化只能通过其他民族的众多文献和古歌、神话传说进行考证。

（1）记载了丰富的苗族医药内容的史志、博物志。关于苗医药的产生历史，《兴仁县志》载：白苗“喜居高山，常采草药，售于市，转徙不恒。”关于苗族医药疗效的记载，如云南《马关县志·风俗篇》载：“苗人……有良药接骨生筋，其效如神。”同治《永绥直隶厅志》载：“苗人饮岩浆水，性寒，能解胎毒，无痘疹之患。”关于药物方面的记载，如道光《凤凰厅志·丧葬篇》载：“苗地多产药饵……其药名诡异，非方书所载，或吞或服，奏效甚捷”。《关岭县志》记载的商品类药物达200余种；黔东北的《松桃厅志》记载有苗药52种；清湘西《凤凰厅志》载有苗族常用药物100多种。关于苗族医独特的医疗技法，《贵州通志》载：“19世纪末，松桃厅地甲司苗族医师龙老二，能为孕妇剖腹取出死胎，曾轰动一时，传为奇闻。”光绪《凤凰厅志》载，苗族医生治疗麻风病的医术颇高，有的还能开刀治肺病，尚有凤凰厅的麻老苗医用药外敷，可取体内的竹签、弹片、铁钉、铁屑等异物。

（2）记载有苗族医药内容的中医药古籍。三国时期的《吴普本草》中，类似用苗语记录的药物有20多种，其他中草药手册用苗语记音的药名约占30%、用苗语意译记音的药名约占40%，这说明苗药早已被记入祖国的医书药典。《植物名实图考》也收载了不少苗药，如“白芨根苗妇取以浣衣，甚洁白，白芨为补肺药物”。李时珍的《本草纲目》第一册有17种苗药，第二册有27种苗药；另外还记载了苗族药物的形态、采集与用药经验，与苗族

① 黄汉儒：《壮族医药的发掘整理》，载《中国民族医药杂志》，1995（1）。

药物名近音同义的达20多种。

第二，有些少数民族仅有本民族语言，而无本民族文字，因而借用汉字记载以传承其医药知识。例如，土家族医药是我国黔、湘、渝、鄂4省（市）边区近10万平方公里沃土上的原生态民族医药，以医学“三元论”和药学“三元性”形成了土家族的特色医药学体系。其医药原始、自然、神奇，民族特色突出，理论哲理精深，单方、验方经典，历史上具有较深的医药文化积淀，是我国宝贵的民族医药资源之一。由于土家族仅有自已的语言而无文字，因此大部分土家人都兼通汉文，用汉字来记载本民族的思想语言，传播历史文化。现今发掘出的土家族医药古籍很多，代表作有清代的土家族医学专著《医学萃精》（1896年），由土家族名医汪古珊撰，该书集传统医药与土家族民间医药为一体，为木刻本，按子、丑、寅等十二支的次序装订成12册，共收药物459种。其他著名的医药古籍有，本草学专著《植物名实图考》，记录了土家人、土家医等民族称谓的药物188种；《杂症灵方》记载内科杂症66症，收方113首，解毒急救便方137个；《外科从真》收载外科各症方112首；《女科提要》收常用病症方131首。还有一些手稿抄本，如《草药三十六反》、《临症验症回忆录》、《玲珑医鉴》、《医方守约》、《医方济世》、《寿世津梁》、《人兽医方录》、《蛮剪书》、《验方集锦》、《草药汇编》、《医学秘授目录》、《陈为寿记》、《血道专书》、《医方精选》、《外科秘书》等。

第三，还有的少数民族虽然历史上产生了用汉字作主要记音符号记录本民族语言的文字，但古代多用汉字，或者历史上就习惯用汉字记录本民族文化，因此也有较多的古籍文献是用汉字来记载，只有较少一部分是用本民族文字记载。例如，云南的白族，在其形成和发展过程中一直与汉族在政治、经济、文化上保持密切的联系，汉语文很早就对白族社会、文化的发展产生了较大影响，尽管历史上白族先民创制了“方块白文”，但历代统治阶级都以汉字为官方文字，未对方块白文进行规范和推广，因此白族的绝大多数文献都是用汉字写成的。现今有关文化部门收集到的白族汉文古医书108种、264册，具有很高的医药和版本价值。现略举其中几种：《图注难经》（成书于1510年），为明正德时张世贤图注，珍贵的明刻本；《傅氏眼科审视瑶函》（成书于1644年），明代眼科医家傅仁宇撰，主要讲述眼科病症，共列108症、300余方，并有图说、歌瑶，内容详尽，为明代坊刻本；清道光年间大理太和白族名医李文庭著《徵验秘方》（上、下册）手抄双开本；明代白族医生陈洞天的《洞天秘典注》，从脉理、病因、治疗等方面总结了大理白族地区宝贵的医学经验；白族名医李星炜著的《奇验方书》、《痘疹保婴心法》，陈书“人争购之”，李书则“多发前人未发之旨”，[①] 皆一时影响之作。此外，还有清代鹤庆孙荣福著的《病家十戒医家十戒合刊》，赵子罗著的《救疫奇方》，奚毓崧著的《训蒙医略》、《伤寒逆症赋》、《先哲医案汇编》、《六部脉生病论补遗》、《药方备用论》、《治病必术其本论》、《五脏受病舌苔歌》，李钟浦著的《医学辑要》、《眼科》；剑川赵成椝著的《续千金方》等许多白族汉文医学古籍。然而，这些珍贵的医学古籍似已遗失殆尽，内容已不知晓，仅地方志存其目，非常可惜，这使我们现在对明清时期白族医学成就的研究十分困难。

当然，历史上创制了本民族文字的少数民族，无论是藏族、傣族还是彝族，除了留存有许多用本民族文字记录的古籍文献外，其部分历史文化也见诸许多汉文古籍文献之中，这些汉文古籍中的相关史料，亦可作为本民族珍贵古籍文献的补充和有机组成部分。以记载彝族医药内容的汉文古籍文献为例：

《汉书》载：“独自草有大毒。煎传箭簇，人中之立死。生西南夷中，独茎生。”

---

① （清）佟镇：《康熙鹤庆府志·方技》，大理白族自治州文化局，1983。

《续汉书》有“出西夜国，人中之辄死、今西南夷獠个犹用此药传箭簇”的记载，说明彝族先民使用草乌做毒箭簇。

梁陶弘景《名医别录》收载了许多彝族地区的药物，如永昌犀角、益州犀角、梁益牛黄、益州麝香、越高空青、朱提扁青、益州肤青、越高曾青、益州金屑、永昌银屑、益州朴硝、益州芒硝、益州升麻、永昌木香、永昌檗本、益州竹叶、益州蛇含、益州恒山、益州卢精、益州戈共、益州蔓荆实、益州合欢、永昌榧实、键为干姜、永昌彼子、益州苦菜（茶）、群舸土蜂、群舸露蜂房。书中还明确记录了这些动物药的产地、性味、功能、主治。

东汉许慎《说文解字》载有益州菖蒲。

北魏郦道元《水经注》载：兰仓水出金沙，牧靡南山，出生牧靡草，可解乌毒。

晋张华《博物志》载：益州、永昌出虎珀；云南郡出茶首（鹿）。

晋常璩《华阳国志》载：会无犀角、平夷（贵州毕节）茶蜜、会无青碧、定窄盐、巧都温泉、永昌虎珀、永昌犀、永昌黄金、博南金沙、貊兽（大熊猫）、堂琅银、升麻、堂琅附子、堂琅山毒草、万寿盐、青龄盐。书中还记载了古定筰县（今凉山盐源县）彝族先民“病则刺肉取血”。说明彝族先民在东晋之前已使用针刺法治病了。①

2. 西南少数民族汉文石刻

刻石记事是我国古代少数民族的一种传统记事方法，它是历史的原始记录，也是我国少数民族古籍文献遗产中重要的组成部分。但反映民族医药内容的石刻，在西南地区现存的古籍文献中并不多见。据目前掌握的资料看，白族、瑶族中尚存有部分记载

① 沈峥：《彝族医药的文化溯源》，载《保山师专学报》，2007（3）。

医药内容的石刻文献。例如，白族的石刻本《赵氏医贯》，刻于1617年，明代赵献可著，内容论及玄元肤论、主客辨疑、绛雪丹书、先天要论、后天要论等，以命门立论，对命门的部位、性质、病理变化、治疗原则和方药进行了系统而精辟的论述。另外王云、方龄贵在大理五华楼原址发现的一批元碑，其中几块谈到大理国的医学掌故，是探究白族医学发展的珍贵文献遗产。

一块题为《故大师白氏墓碑铭并序》称："白敏中者，居易之从父弟也。居易（中阙），乃大宋仁宗皇祐四年壬辰，即我大理（中阙），南州府，有和原从之，即敏中之苗裔。（中阙）江，降于大理，其医术之妙则和原，大理文学医方巧匠，于斯而著……升和原为医长。"这里记载了白和原是唐代大诗人白居易的从弟白敏中的后代，白和原在大理以医术高明见长，并颇有影响。碑中又说到白和原的后人白长善也是一位名医，白长善曾任大理国权臣高隆之子高庆充的医疗侍从，碑文称："元贞元年，王□以师药有验，常置左右，赏赐不可胜数。至大德三年己亥，段都元帅有疾，众医更治不愈，乃□师于姚州。师即至，药灸有效……穷于精辟，脉□辨生死，药不问贵贱……号曰医明道蕴由理大师。"这位白长善用脉学和针灸的方法看病，而这两种方法是中医最重要的治疗手段。显然，白居易的后人在推进中医在大理国的影响方面发挥了一定的作用。[①]

另一块大理国时期的碑刻《故溪□襄行宜德履戒大师墓志并叙》讲到，大长和国的一位佛教徒溪智"安囫之时，撰□百药，为医疗济成□洞究仙丹神术，名显德归，述著脉决要书，布行后代，时安囫遭公主之疾，命□应愈，勤立功，大赉，褒财物之□焉。"从碑文来看，这位叫溪智的佛教徒曾著有《脉决要书》流行

① 方龄贵：《大理五华楼新出元碑史料价值初探》（二），载《云南文物》，第十四期。

后世，他还研究了道家的金丹术。显然溪智应是一位阿叱力密教徒，因为众所周知，密教和道教在医学上关系是十分密切的，而佛教其他派别却并不如此。①

此外，瑶族的石牌，把优生优育及环境保护等医药卫生内容融于地方法规中。如石牌条文中明文规定："凡是同一宗族的男女五代内不得联婚；凡是有姻亲关系的亲属三代内不准通婚。"而在瑶族人民心目中，"石牌大过天"，石牌所规定的内容人人都得严格遵守。这就有效地控制了近亲婚配，从而保证了本民族的人口素质。为了保护水源和环境不受污染，瑶族"河规"中规定："不得把垃圾等污物倒入河中。"② 这些地方法规对促进瑶族人民的健康繁衍起了积极的作用。

（三）西南少数民族图像等符号医药古籍文献

医学挂图 藏族人民善于绘制医学唐卡即"曼汤"来表达藏医学内容，"曼汤"是藏语的译音，"曼"是 Sman 的译音，意为医药，而"汤"是 Thangka 的译音，意为挂图，"曼汤"就是医学挂图。历史上藏族先民根据本民族丰富的医药学理论和实践技术绘制了许多医学唐卡，其中较为典型的"曼汤"是根据著名藏医宇妥·元丹贡布的著作《四部医典》绘成的古代藏族医学上仅有的 79 幅彩色系列医学挂图《四部医典彩色挂图》。《四部医典彩色挂图》将深奥的藏医理论与技法，用形象的图画描绘出来，成为直观、生动的教材。这一将艺术与医学有机结合的创举，在世界医学史上亦十分罕见。它由 5000 多个小图画组成，内容囊括了藏医的起源、理论直至实践的各个方面，即藏医药起源、人体生理病理、疾病诊断、藏医的治疗、人体骨骼脉络、人体体质、死亡

① 李约瑟：《中国科学技术史》，454～458 页，北京，科学出版社，1990。

② 余言、任可：《中国少数民族医药保健》，北京，五洲传播出版社，2006。

征兆、疾病原因及征象、饮食及食物、药物及分类、藏医特色诊疗法、众名医礼赞图等，其中最为典型的是人体胚胎发育图和人体内脏解剖图。挂图中还纠正了之前医药挂图中的一些错误。如画家洛扎·旦增努布依据尸体解剖的实际情况，将心脏由原来的绘于胸腔正中、心尖朝上如实地改绘在人体胸腔中间偏左位置、心尖朝左下方，这与现代医学解剖位置基本符合，具有重要的科学意义。全套挂图是世界医学史上的珍贵文物，受到国内外藏学界及藏医界的极大重视。它同第司·桑吉嘉措时期绘制的部分藏医药唐卡一道，保存在西藏博物馆和西藏藏医院，成为后人学习、研究藏医药文化和西藏绘画的珍贵文献史料。“曼汤”堪称藏医的稀世珍宝。

绘画释词书 彝族绘画释词书，即古代毕摩通过作画加释词的形式来解释世间众生百态、日常生活的方方面面，当中也涉及一些医药学内容。例如，云南省民族古籍办的古籍收藏室的一本古代彝族毕摩绘画释词书，绘画了一个人患病后请人医治的场景，画的背面有古彝文说图。类似这样的毕摩绘画释词书在云南、贵州、四川等地均有所发现，目前看到的有涉及云南十来个县的14个版本，其中大部分绘画配有文字解释，但凉山的毕摩绘画只有原始的图画勾勒，没有文字解释。①

经卷绘画 傣族医药贝叶经中不乏以绘画的形式阐述傣医“四塔五蕴”理论以及自然界变化与人体和疾病发生的哲理性关系的图画。1956年在大理凤仪北汤天发现的一批南诏大理国的经卷中，也有人体解剖图。据参加当时编写白族简史简志工作的王叔武介绍，这一经卷为段氏大理国时期的写经残卷，解剖图周围写有很多佛教用语，尤其应该注意的是，图中人的双手和双足上标有地、火、水、风四字，这四字为印度哲学的“四大”，被认为是

① 鹿燕：《中国彝族医药文献现状及分析》，北京，中央民族大学，2004。

宇宙万物的基本元素，并且，印度古代也有很发达的解剖学，所以这张解剖图的医学知识受到了印度医学的影响，并通过佛教徒传入大理国。从解剖图可以看出，大理国时已知人体心、胆、肝、肾、胃、膀胱的部位，对心的形状的描述准确度很高，对消化、泌尿、生殖系统也有一定的描述。①

摩崖绘画　广西壮族花山崖壁画，包含了多方面的社会内容，其中也包括医学内容②，是壮族医药古籍文献中珍贵的崖画古籍文献遗产。从民族医药的角度看，复杂的宁明县花山崖壁画绘制的1370多个人像，有的双手上举，肘部弯曲，有的呈半蹲状，两膝关节亦跨成90°~110°，侧面的人像两腿向后弯曲，两手向上伸张……这些人体形状，不管是正面图还是侧面图，都是一种典型的舞蹈动作或功夫动作形象，这应该是壮医诊疗图，有施术者，有持器（具）者，有受术者。据考证，花山崖壁画是壮族先民骆越人在2000多年前创作的，说明引舞疗疾的方法起源很早。同时在宁明花山和珠山附近的石山岩洞里，还发现了可供医疗用的印纹黑灰色陶片（陶针）和骨针，这也在一定程度上佐证了花山崖壁画中存在更为古老的医药内容，值得进一步参证研究。③

（四）西南少数民族口碑医药古籍文献

我国各少数民族在没有创造自己本民族文字以前，只能依靠口头传承的方式记录发生的万事万物，并通过口耳相传，使本民族的文化遗产得以世代承袭。这种用固定语言记录保存下来，并通过言传口授，代代相承的各少数民族史实，都属于少数民族口碑古籍文献。因此，历史上产生形成的少数民族医药口碑古籍文

① 李晓岑：《白族的科学与文明》，昆明，云南人民出版社，1997。

② 庞宇舟、林辰：《壮医药学概论》，南宁，广西民族出版社，2006。

③ 黄汉儒：《壮族医药的发掘整理》，载《中国民族医药杂志》，1995（1）。

献，也是主要保存在当事者、知情者或群众的记忆中，用本民族语言或其他民族语言口头流传的，是反映本民族医药内容的原始记录。其中包括少数民族日常生活里通过歌谣、民间传说、神话故事和有目的的口碑传授等的医药史料。从载体层面说，除了口碑载体外，少数民族医药知识在流传过程中出现的把口碑医药经验集结成的文本式记录和保护民族医药知识过程中形成的录音、录像等形式也应包括在内。

西南少数民族医药古籍文献遗产口承性特点非常突出，尤其是历史上无本民族文字的少数民族，其医药内容除部分载于其他民族文字古籍中外，大部分保存于民间，由传人掌握，通过祖辈相传、徒承师艺等口传心授的方式传承，经过千百年“口口相授”和“代代丰富”的过程，形成了特殊形式的口碑古籍文献遗产，是具有保存和参考利用价值的口碑历史记录，在我国民族医药体系中占有较大比例。为了社会查考利用的方便，其中有部分内容被继承人总结记录下来整理成册，也可视为各民族的口碑医药古籍文献遗产。

1. 反映医药内容的民间故事、传说、神话、歌谣、谚语的口碑古籍文献

西南少数民族中流传着许多反映各少数民族传统医学药理内容的故事、传说、歌谣、谚语，它们是西南各少数民族文化的族群记忆，更是西南各少数民族的文化特征。

（1）歌谣民谚

歌谣民谚是民族口碑古籍的一种表现方式，它形式活泼精巧，曲调多样，从一个侧面反映了我国少数民族热爱生活、习性快乐、富有创造性的民族性格。歌谣不同于歌曲，它没有固定的曲调，伴随着人们生产生活的全过程。[1] 反映医药内容的歌谣民谚种类齐

① 何丽：《中国少数民族古籍管理研究》，沈阳，辽宁民族出版社，2005。

全，数量巨大，世代在民族地区广为流传，影响深远。

在西南地区，各少数民族传统医药以其独特的疗效受到世人瞩目。能歌善舞的西南少数民族通过歌谣形式流传本民族深厚的医学药理，至今仍有许多歌谣为广大民族所传唱。民族歌咏是各少数民族在特定自然环境与社会环境中经过长期的社会生产生活创造出来的，深深植根于世代人们的心灵深处，最集中地反映了各族人民特定的生活方式、思维方式、情感特征与价值观念。这些歌谣在很大程度上保存了西南各少数民族的医疗保健知识，具有较强的民族医药古籍文献查考价值。

分布在贵州、湖南、广西等地的侗族，由于没有本民族文字，其历史、文化、医药都靠口传心记，或以长歌、巫词、谚语、传说等形式代代相传，有关医药的文字记载甚少，见诸汉文献的也是凤毛麟角。侗族医药的起源、形成、发展无籍可考，但通过侗族长期流传下来的古歌、传说、谚语等，可知侗族医药起源、形成和发展的历程。据侗族古歌《玛麻妹与贯贡》载："相传古时侗族有个孝子叶贯贡，他母亲生病四处求医，遇医仙玛麻妹，给他母亲治好了病，二人成亲行医。玛麻妹能识很多药，能治许多病，她教贯贡'翁哽将退焜，翁嘎将杜给，翁荡将退播赛耿，消腌欲用巴当同'（即药苦能退热，药涩能止泻，药香能消肿止痛，关节痛要用叶对生）。一天贯贡的朋友叶香来访贯贡，途中见绿公蛇蜥素欺负母蛇蜥婶，被叶香救了，蜥婶为了感谢叶香，给了治疗眼病的亮光草。"这个古歌叙述了侗族医药起源的传说，古歌中将动物以人格化，这是传说起源于古代社会的标志，从中也反映了侗族医药起源于远古社会的悠久历史。[①] 在侗族生活的地区，侗医在诊疗、方剂等方面的知识传承主要是通过"口传"，在"口传"过程中，歌谣传唱的形式是最富于民族特色的。侗医在诊断治疗中

① 陈士奎、蔡景峰：《中国传统医药概览》，北京，中国中医药出版社，1997。

有许多生动形象的歌谣流传于世，便于记忆。如看面色主病歌："心家病面赤，肺家病面白，脾家病面黄，肾家病面黑。"看纹形主病歌诀："腹痛纹入掌中心，弯内风寒次第侵，纹向外弯痰食逆，水型脾肺两伤阴。"看指纹红紫辨寒热歌："身安定见红黄色，红艳多从寒里得，淡红隐隐体虚寒，莫使深红化为热。"又如治疗耳聋的歌谣："耳聋背听又虚鸣，不问多年近岁因，鼠胆寻来倾耳内，犹如时刻遇仙人。"治脱肛歌谣："脱肛不收久难安，海上仙方遇有缘，急取蜘蛛擂研烂，涂擦肛上即时痊。"治牙痛歌谣："一撮黑豆数根葱，陈皮川椒共有功，半碗水煎噙共漱，牙痛立止显通灵。"由于侗族医师带徒弟或祖传秘方均为口传心授，有不少宝贵药方已经失传，现在收集到的是侗族有识之士用汉文或根据汉族中医部分理论编纂的手抄本，留传至今的医药歌谣集有：《侗族医药探秘》一书中收录的"侗族医药偏方歌诀 50 首"，既是对侗族医药治疗方法的概括，又是精彩有趣的侗族民间文学作品；《秘诀方歌》收集了侗乡各地民间医疗临床实践经验方或自拟的侗医药方剂歌秘 50 首，由双江杆子侗医杨时权汇聚成册；《推拿秘诀十三首》是独坡坪寨黄保信医生叩度师传的《救世医书》中的推拿歌诀 13 首手抄本；《新刻小儿推拿方活婴秘旨全书》载叙了承变论、惊风论、诸疳论、吐泻论、童赋、面部脸症歌、脸症不治歌、面部捷径歌、小儿无患歌、天症歌、面部五色歌、虎口三关察症歌、虎口脉纹五言独步歌、五脏主治病症歌、掌上诸穴拿法歌、掌面推法歌、掌背穴治歌、二十四惊推法歌、二十手法主病赋、验症加减法等医疗经验和方法。①

壮族尚歌历史久远，其民歌是壮族医药文献独特的保存和传播方式。壮族歌谣题材广泛，内容丰富，就医药方面来说，涉及

---

① 萧成纹：《剖析侗族医药民间古籍藏书》，载《中国民族民间医药杂志》，2003（62）。

医事保健、医药理论、治疗技法、方剂及药物功效等。“柳州有座鱼峰山，山下有个小龙潭。山脚谭边唱山歌，医药山歌早已传。自从盘古开天地，药王传医又传药。广西山歌刘三姐，她用山歌唱医药。”正如这首歌谣所唱，民歌记载了世代壮族的卫生保健知识和治病疗疾经验，对壮医药文化的传承弘扬有着重要作用。

壮族地区草树繁茂，四季常青。许多民间壮医从生草的形态性味推测出其功能作用，并将这些用药经验编成歌诀，便于吟诵和传授，是壮族宝贵的口碑医药古籍文献。现举例如下：

药性歌诀：

> 南疆气候温，遍地草木丛，天然壮药库，性味各不同，有毛能止血，浆液可拔脓，中空能利水，方茎发散功，毛刺多消肿，蔓藤关节通，对枝又对叶，跌打风湿痛。叶梗都有毛，止血烧伤用，诸花能发散，凡子沉降宏，方梗开白花，寒性皆相同，红花又圆梗，性味多辛温，寒凉能解热，辛温可祛风，苦味多寒品，辛散能润容。

八味药性歌诀：

> 辛酸苦麻涩咸甘淡，八味药性各专一。辛行气血能解表，跌打风湿亦散寒。酸立固涩能收敛，止泻固精疗虚汗。苦寒祛湿能攻下，治疗实热排便通。麻能镇痛散痈疖，并疗蛇伤与顽痰。涩立收敛能抗菌，止血烧伤又消炎。咸味化痞散鼠疮，通便泻下可软坚。甘味和中亦滋补，调和百药能矫味。淡味祛湿亦利水，镇静除烦且安眠。

见病用药歌诀：

园山边鱼腥草，肺热痰稠咳嗽好。茅根田边旱莲草，凉血止血功效高。仙鹤草和风尾草，腹泻菌痢能治疗。患了感冒全身痛，山芝麻叶配贯众。患了传染性肝炎，栀子金钱阴阳莲。树下生长不出林，肺痨煎服可太平。家里常备有硫黄，全把疥虫消灭光。家中常种榄核莲，炎症痧麻用水煎。红眼病难见青天，请君急用穿心莲。人们阴部生了疮，快找兽类胆汁放。五指毛桃真是好，强筋壮骨功效高。山沟生长土砂仁，理气止痛健胃平。洗手果树叶有用，皮炎疮疖外洗用。宽筋藤舒筋活络，关节僵硬用得着。生姜辛温户户种，风寒感冒必须用。村边生长益母草，妇科诸证少不了。性味微温七叶莲，风湿跌打痛用先。山坡生长叶上花，骨折风湿可用它。茵陈又配木黄连，清热解毒治肝炎。人们扭伤和跌打，离不开用四块瓦。家中常备葫芦茶，外感诸热要用它。靖西种有山楂果，消食健胃用处多。骨碎补和杜仲皮，接筋接骨用及时。村边生长矮陀陀，跌打风湿用得着。家中备有岩黄连，能治癌症和消炎。家种七叶一枝花，毒蛇咬伤不怕它。谁人认得千里光，全家不怕生脓疮。家里种有叶上花，那里还怕骨开叉（可接骨）。风湿两脚分不开，请君服用走马胎。黑墨草到处都有，止血凉血不用愁。无根藤利尿性凉，肝炎肾炎服之康。商陆又名闭鞘姜，肾炎水肿为良方。紫万年青名称奇，热咳便血真可宜。苍耳草治感冒好，皮肤诸证也可疗。大风艾其气味香，能治跌打和瘙痒。树边生长野芋头，感冒发烧不用愁。家中种有半边莲，毒蛇咬伤最值钱。白花丹名节节红，风湿疖痈胃痛用。大驳骨和小驳骨，骨折跌打不必哭。首乌滋补气血强，白发转黑用得当。懂得使用黑心姜，不怕跌打和扭伤。仙人掌味苦性凉，胃气疼痛用之良。磨盘草药能通窍，耳鸣咳嗽用最妙。手脚麻木连四肢，快找草药五加皮。劳动遇着腰骨痛，请你去找过江龙。骨头卡喉威灵仙，不用求神和拜天。懂得了三十六荡，吃药中毒不用慌（三十六荡有催吐作用）。路边生长马鞭草，感冒跌打可治疗。石菖蒲的气味香，治疗耳疾和溃疡。七指蕨入地蜈蚣，劳伤咳嗽用之通。只要认得山芝麻，发痧感冒不怕它。山上采来金银花，清热解毒人人夸。古羊藤功效很高，痧麻腹泻都用到。沟边生长土半夏，蛇伤疮毒用到它。农村生长穿心草，治疗肝炎疗效好。

补虚药歌诀：

土人参、土党参，补气力量增。绞股蓝，滋补又抗癌。黄精、龙眼、玉竹、何首乌，补阴补血有好处。千斤拔、倒水莲，滋补真值钱。蜂蜜味甘甜，常服可延年。蛤蚧治喘壮腰补肾。仙茅巴戟壮阳。胎盘补气血。玄参滋阴。辨明病情各施所补。

通三道药歌诀：

不出林用水煎，专治咳嗽气管炎。百部治久咳、杷叶止咳为首选。龙脷叶和洋金花，止咳也不差。桑白皮、半夏、千日红，咳嗽是常用。石仙桃，肺热咳嗽少不了。剑花和蚌花，止咳化痰也参加。内金、山楂和麦芽，消化不良要用它。温胃要用白胡椒。莱菔可治腹胀好。独脚金治疳积，壮医个个识。老年便秘用麻仁，水煎内服真是神。番泻叶，便秘用得合。芦荟又名叫油葱，便秘服了便畅通。①

壮族地区流传很广的众多医药民歌，是壮族医疗保健经验和药物药性、诊疗技法的高度概括和总结，好记、好唱、好传，保障了壮医药得以长期流传。

终生研究整理苗族医药的欧志安医师根据湘黔边境的石付山、吴忠杰、田宗顺、龙文超等8位老草医提供的大量苗歌或苗谣素材，收集编写了《苗医便方歌谣》一书。《苗医便方歌谣》分内科门、外病门、妇科门、儿科门，选用常见病之便方为主，包括苗医外病门之便方中的45种病症、100多首方歌，读来朗朗上口。这些方歌仅是苗医便方外病门的方谣中之一粟，尚有诸多的便方歌谣有待进一步发掘整理。《苗医便方歌谣》所选歌谣大都通过了大量实践验证，有确切疗效和临床应用推广价值。例如，治疗毒蛇咬的"白蓼野芹泥"，是通过331例病人临床验证，有效率达98.147%，1977年获湖南省自然科学成果奖。更多的方歌在各级医药杂志中有所报道，一些方歌虽然没有报道，但却是湘黔边区苗医世代相传的便方，经过笔者大量临床观察和病例追访，有很高的医药古籍文献利用参考价值。本文选用其中一首为例：

苗医百草图歌

（贵州省镇宁县刘起贵口述）

百草药能医那一百种病，听我来一样样诉说分明。

一朵云一枝箭纯属草本，百日咳风火咳一服就灵。

---

① 《壮医壮药功效药性歌诀》，http：//blog.163.com/merry0101@126/blog/static/2010－7－22/。

一枝篙有大毒用量谨慎，一窝蛆一口血泡酒一斤。
益母草专治那妇女孕病，制丸药医吊脐收回宫庭。
鱼鳅串姨妈菜表出病症，二月花治吐血其效如神。
三棱草泡酒擦能医伤病，三角风洗相公一卦打灵。
山胡豆是好药人人都问，三豆根医胃病油汤来吞。
四棱草医眼黄又治宁症，四块瓦四天王赫上有名。
五爪龙五匹风刀伤要紧，岩五甲刺五甲五香血藤。
八角香治癞子用调匀敷，八角莲医阳痿立马变硬。
见花谢得此药不断子孙，九粘牛医经病煮酒来抿。
九节莲治痢疾熬水来吞，九节虫医九子痒十拿九稳。
九里光洗娘娘煮一大盆，十万错治月家病用肉炖。
十二槐花补虚弱鸡汤来吞，月月红是好药妇女都问。
蒸瘦肉调天癸个个闻名，王替花胭脂花是好药品。
鸡冠花指甲花红白分明，红的花专治那白带之症。
白的花专治那妇女红崩，叶上果金钱草能医孕症。
身有孕安胆药保护济生，紫苏叶小茴香安胎药品。
用鸡蛋打胎毒古今有名，逢难产遇死胎顷刻要命。
山楂枝熬甘草转瞬临盆，见血晕用漆壳烧灰来整。
胎衣不下速嚼葱白几根，无花果奶浆根催奶药品。
蒲公英医乳结其效如神，不小心产后寒个个头闷。
小龙胆蒸甜酒确保安宁，臭牡丹白蜡根泡酒避饮。
断产药小茴香兑公棕根，小娃娃有六疮鸡肝为引。
星宿草毛笔壳草桐子根，案板芽医慢胆特效药品。
白芥叶医白口疮百用百灵，凤尾草熬水吃惊风之病。
追风散专治小儿科抽筋，是疹工出不尽大人头闷。
野茅果熬水吃红遍全身，无花痘钻木虫研成细粉。
野鸦桩剥树皮熬水来吞，木姜花医乳娥取汁来整。
苦糠果杀蛔虫自出肛门，苦荞头医气色十拿九稳。

狗筋蔓开水吞专治缩阴，母猪疯羊耳疯个个怜悯。
谁都怪他母亲乱吃油晕，其实是痰迷心窍血行不顺。
并非是母猪肉传下病根，除痰开窍白矾姜汁开水吞。
黄毛猪线下肉喂桐子寄生，天胡姜矮陀陀医白喉症。
鸡打架防脑膜新的发明，头晕药打鸡蛋专治此症。
土一枝篙头风汁滴耳心，有黄疸有肝炎向草药求问。
牛舌片案板芽龙胆草根，白友粉调白粉专医肺病。
心脏病离不了岩卜辣青，转芝莲蒸猪肉论为补品。
日流经夜跑马拉住缰绳，枇杷花白龙须专治咳病。
淫羊霍厚皮箭更其有名，马鞭梢转转花好看得很。
羊毛疹绞肠痧马到成功，杆杆活医浮肿加豆腐来整。
水黄花治水鼓病药到水行，医痔疮用糖下酒慢慢抿。
鸡脚板炖肉吃也可断根，茶子花蒸冰糖医红白痢症。
蓝布正喂鸡吃专整尿频，相思症用不着去找医生。
医此症离不了他的心上之人。独脚莲医毒疮独一独听。
老鸦蒜包疔瘸也是有名，猪鞭花起溜溜颜色周正。
脚转筋喂猪肉立马拉伸，茅蜡烛水三七把刀伤来整。
水火伤天五爪擦敷就灵，酸汤杆医风丹也有灵验。
构皮浆擦皮癣难得断根，酸迷迷锯锯藤接骨斗损。
水冬瓜野葡萄更有其名，五痨七伤泡药酒慢慢的抿。
找几味土草药泡酒几斤，大救架毛青杠瘩伤药品。
预防药只有用几分良心，有名的后悔药能医百症，
可惜这世界上难得找寻。灌耳心用虎耳草取汁来整。
案板叶首乌叶专贴眼睛，川牛膝医鸡盲眼用肉来炖。
茶芍叶塞鼻孔臭得难闻，风火牙用此根好好卡稳。
八爪金龙医喉火病很闻名，百草药名称多难得表尽。
若欢喜学几样急救病少，每味药都有它的特征特性。
按性味和功能对照病情，草药的四气要掌握得定。

草药的五味要分得清明，四气是温凉寒热的流轮。

五味是酸甜苦辣麻的总名，花钱少用处大普济群生。①

土家族民间流行的民歌民谣中有关土家药的内容也较多。例如，《采山草》中云："五月初五去看郎，郎被毒蛇一口伤；胸口不见一口气，灵芝一朵人还阳。"又如，《神医》中云："仙山采得仙药来，治得百病都断根；身上化脓烂了眼，四半叶子草铜钱；喉痛眼迷尿不通，清热解毒鱼腥草；身上长疱和长疔，熬服膏药贴上面；遇上大灾和大病，去问寨里老神医；毒蛇咬伤有良药，饭后残水调熬用；心口绞痛用磁针，外配汤药一两服。"

白语方言的语音差别较大，有学者根据其语音特征并参考词汇和语法的某些差异情况，将白语方言分为剑川方言、大理方言和碧江方言。在大理方言区，流传下来的方言古籍主要是大本曲的唱本。这些大本曲曲目大多是由师傅耳提面授，牢记于心，世代相传。后来由一些懂得文字的民间艺人用白族民间流传使用的古白文将其记录下来，并加工整理，使之成为一种唱腔丰富优美、语言简练生动的白族民间曲艺形式。例如，《十月怀胎》是白语中部方言本子曲，流传于云南中部白族地区。该唱词叙述了母亲怀胎十月逐月的变化与痛苦，历数孩子生下来要费多少养育工夫，直到长大读书等，是我们研究白族生育观及医学知识的珍贵口碑文献。

以歌传医作为西南民族医药的传承方式之一，不仅闪烁着民族医药文化和民间文学的特色光芒，而且在民族医药的综合研究和开发中具有很强的实用价值，应该为人们所重视。

谚语是精炼、准确、诗化了的语言，是人们生产生活经验的缩写，富有深刻的哲理。医谚在西南民族地区可谓俯仰皆是，多

---

① 刘起贵：《苗医百草图歌》，载《中国民族民间医药杂志》，1995（12）。

种多样。作为数千年来各民族医药实践经验的总结和积累，具有很高的理论性和实用性。它们为今天人们掌握民族医药的运用特点，为各地区促进民族医药的产业化开发提供了宝贵的第一手资料。

素有“文献名邦”之称的大理是白族聚居之地，在那里流传有许多白族医谚。白族医药长期以来以口传心授代代相传的方式继承，成为“口承医药”的典型。自古以来，白族先民的医学文明在医学谚语之中有很丰富的表现，它们既是经验总结，又有深刻的哲理含义，为世代白族群众沿用。现举例如下：

甘蜜有毒（草乌）苦是药。
草药茅药医大病；贵重药医富贵病。
身病有药，心病无药。
是疮不是疮，先服重（chóng）楼解毒汤。
有人识得九里光，子孙万代不生疮。
浆酒坏肺，火气伤肝。
人参杀人无过，大黄救人无功。
若要瘌痢早日好，就要苦葛拌花椒。
认得山头一枝蒿，不怕毒蛇恶狗咬。[①]

苗族关于医药的谚语朴实无华，富于哲理。例如：

天黄必有雨，人黄必有病。
七月蜂子八月蛇，九月蚊子了不得。
人到老年疾病多，草到冬天干枯多。

---

① 施珍华：《白族的医学文明》，见《第八届中国少数民族科技史国际会议暨首届中国传统手工艺论坛论文集》，2006。

山上常见千年树，世间难逢百岁人。

藤本中空能消风，对枝对药洗涤红；多毛多刺能消肿，亮面多浆散毒凶。

补药味甘甜，注红用酸涩，芳香多开窍，消炎取苦寒。

春用尖叶夏花枝，秋采根茎冬挖英，乔木多取茎皮果，灌木适可用全株，鲜花植物取花朵，草本藤木全草收，须根植物地上采，块根植物用根头。

全赖苗父尝百草，才有良药治百病。

一主神态二主色，三视女男当有别，四望年龄看四季，五取腕部细号脉，第六细问再触摸，百病疑难有窍诀。

傣族医谚有：

吃喝过量会反胃，用脑过度会白头。

吃山里红胸闷憋得慌，吃青果心情真舒畅。

热天转冷天，伤风感冒；冷天转热天，疟疾发烧。

忧伤郁闷没好处，招致一身染病笃。

冷天淋了雨，不是感冒就发疟疾。

侗族地区的医谚也很丰富。例如：

早睡早起，身体不虚。

冷不贪睡，热不贪水。

贪睡会伤肉，熬夜伤神气，久坐伤骨，久走伤筋，久劳伤身。

（2）民间故事

民间故事是民族口碑古籍中非常广泛的一种表现形式，具有很强的灵活性、随意性和文学性。它有人物、背景和情节，情节不是特定的、具体的，而是非常宽泛和广阔的。

彝族的《尼苏夺节》是一部彝族创世史诗。全诗由10个神话故事组成，从开天辟地、栽种五谷一直到民族风情、伦理道德、婚姻文字为止，内容丰富，形式多样，描写了彝族人民历史发展的过程。该书中也记载了大量的医药卫生知识，如对有病要求医的内容是这样说的："若要人不死，要把太医求，要把良药吃。……早晚又刮痧，卜卦卦不利。……治病要喂药，吃药能治病"；对寻药采药情景作了这样的叙述："找药到肥阿，山高没人烟，水冷不见药。找药到沙阿，坡陡没人烟，箐深不见药……东西全备好，姑娘把药传"；对药物配伍，书中写到："……要我真教你，须把真药找，你拿獐牙来，再把麝香找"。

苗族有许多生动美好的民间医药故事，反映了苗族医药文化悠久的历史和与汉族、其他少数民族深厚的渊源关系。例如，流传于苗族民间的《蚩尤传神药的故事》：相传蚩尤从小聪明伶俐，九岁时离家到黄河边的高山峻岭向生翁爷爷拜师学艺。九年后，蚩尤懂得了一百二十种礼规，能应变天下大事；掌握一百二十种药，成了能治百病、起死回生、返老还童的神医；精通十二道神符，成为能呼风唤雨、明阴晓阳的大神。蚩尤学艺回来后，生了九个儿子，长大后都学会了蚩尤的本领，一个儿子管九个寨，九个儿子共管八十一个寨，蚩尤就成为八十一个寨的大首领。由于蚩尤懂得一百二十种药，人病了服药能治好，死了服药能复生，老了服药还能还童。数十年后，苗寨的人丁发展起来了。又如，苗族民间医药故事《祝融传熟食的故事》，讲述了祝融传人工取火和熟食用于黎民的日常生活，用火防蚊虫、瘴气，起到防病治病的目的，此外，祝融还传授了按摩术教黎民驱病强身、延年益寿等，反映了苗族预防医药学的早期萌芽情况。

（3）民间传说

民间传说是指在少数民族群众中广为流传的关于历史人物、历史事件、地方古迹、社会风俗等方面的口头故事。传说是神话变化发展的结果，二者都有确切的人物、事件、地点。神话主要反映人与自然的斗争，而传说主要反映的是人与人之间的斗争，具有真实性和地域性特点。传说一般有历史传说、人物传说和风物传说三类。

在藏族、彝族、傣族、苗族、瑶族、纳西族等少数民族生活的地区，医药学知识除了通过书面文献记载和口口相授的方式流传外，还有很大一部分是通过民间传说的方式在民间广为流传。这些传说中有许多找药、治病和医药学的知识，讲述了族群遭遇的种种疾病是如何通过寻药找药进行抗病疗疾的，或者通过活人追述亡人的叙述来阐述人类生命的发生、发育、成长以及人生病要积极寻药治疗，而不能信奉鬼神的思想，其中涉及丰富的药物种类、药性、采集、加工、配伍等内容。这些传说的真实性虽然无从考证，但却是研究各民族医药发展史的重要史料，对于医药学知识的传承和发展也起到了很重要的作用。

壮族医药的民间传说很多，如《神医三界公的传说》、《爷奇斗瘟神》和《墨蛇与银蛇》等，由此我们可以追溯有关壮医药文化的起源。例如，《爷奇斗瘟神》讲述了有关广西靖西药市的起源：爷奇是壮族古代一位医术高明的老壮医，带领壮族人民群众大量采取各种山间草药，跟一个在每年农历五月初五就来肆虐人间的瘟神——“都宜”（壮语，即千年蛇精）作斗争。瘟神“都宜”很厉害，凡是有人居住的村寨，他都要去喷射毒气，散布瘟疫，放蛊害人。一家一户对付不了他，一村一寨也奈何他不得。爷奇常年为乡亲们治病，并仔细观察“都宜”的恶行，发现他特别害怕艾叶、菖蒲、雄黄、半边莲、七叶一枝花等草药，于是就教会人们采集这些药材，或挂在家门口，或置备于家中，以对付“都宜”的袭击。在“都宜”到来之前，或以草药煎汤内服，或煮水洗浴，就可预防瘟疫流行，即使得了病，也可很快痊愈。因为有的村寨采集的药材较多，有的村寨采集的较少，甚至采不到这样那样的品种，爷奇就建议大家在五月端午把家里的药材都摆到街上来，这样一来可以向瘟神“都宜”示威，二来可以互通有无，交换药材品种。“都宜”发现各村寨群众居然储备那么多草药，而且联合起来对付他，气焰就不那么嚣张了，最后只好逃之夭夭。于是每年的五月初五在当地就逐渐形成了很有民族特色的药市习俗。

在土家族地区，至今依然流传着很多关于土家医药的美丽传说，如《药王菩萨的传说》、《太上老君弟子下凡的传说》等。这些传说通过土家族人民世代不忘药王菩萨、太上老君弟子为他们治病的恩惠，反映了现实生活中土家山寨对医术精湛、深孚众望的老药匠（土家族对医生的称呼）的崇敬。其中有的传说中还叙述了当地土药的种类和药性。例如，《党参的来历》中记载，古鄂西南一带流行着一种怪病，症见病人脉虚、气短、四肢无力，不死不活，十分痛苦。一位姓党的土家医受仙人点化，找到一种植物，治好了这种病，后将这种药物取名为党参。流传于土家族民间的这些传说，使很多土家医的用药诊疗经验得以传承，同时也表达了土家人民对药匠的尊敬之情。

生活在基诺山巴卡寨的基诺族布鲁飘家祖传的接骨药，在当地可谓远近闻名，家喻户晓。他家的接骨药无论是对开放性骨折、闭合性骨折、粉碎性骨折，还是跌打伤、扭挫伤疗效都很显著，到布鲁飘已传了九代。关于这一特效接骨药有一个美丽的传说：布鲁飘的前八代祖去捉田鸡，为了防止田鸡逃跑他就把田鸡的腿折断放在鱼篓里。恰巧一天晚上篓盖丢了，他就顺手在路边扯了一大把草卷塞住篓口，等回家揭开篓盖时，田鸡一只只蹦出来，原来被他折断的田鸡腿已接起来了。于是他找到这种采药，以这种草药配方治疗各种骨折，均收到很好疗效。这种草药代代相传，现在已传到布鲁飘之子飘白使用继承，在当地继续造福于民。①

（4）神话

高尔基说："一般说来，神话乃是自然现象，对自然的斗争，以及社会生活在广大的艺术概括中的反映。"神话在形式上好像是超现实的，其实不然，在本质上它是人类童年时期人们对宇宙万物的迷惑不解、恐惧不安并与之斗争的反映。各民族的医药神话由于其生产力水平不同、民族生活习惯不同、居住环境不同而各有特点，但都集中反映了各民族先民在生息繁衍过程中认识自然、治疗疾病的过程。

彝族民间流传的医药神话丰富多彩，反映出彝族先民在同疾病的斗争中对医药的初步认识。流传于云南新平地区的《哦姆支杰察》中记载了这样一个神话：在远古时代的彝族先民，有病不会医治，病了只有忍着或是等死。这时，有个名叫英臣世诺的英雄，看到这些景象，决定要找到医治疾病的药，于是他上山采集了百草，并亲自尝试，找到了能医治疾病的草药。他把百草每一样采一百株，用来给人们治疗百病。后人在他的行为的鼓舞，也不断寻找草药为人们医治疾病，这样一代传一代，就形成了彝族医药。这一神话非常类似汉族的"神农尝百草"的神话。②

彝族对药效药性的认识，有这样一个神话：历史上人们曾经历了一次大的洪水泛滥，在这次洪水泛滥中，有个叫居母乌武的小伙子很善良，在逃难过程中，他救下了青蛙、蛇、乌鸦等动物。他们随洪水漂流到一个龙头山的山坡上，当居母乌武和动物们在山顶生火取暖时，冒出一股青烟，天帝恩体古资看到地上还有生

① 杨正林：《基诺族医药》，昆明，云南科技出版社，2001。
② 李德君、陶学良：《彝族民间故事选》，上海，上海文艺出版社，1981。

命，他发怒了，把居母乌武抓到天牢关了起来。动物们为营救居母乌武，就派蛇把天帝恩体古资咬伤，然后让乌鸦去告诉恩体古资，如果他放了居母乌武并把女儿尼托嫁给他，那么青蛙将用唾液把他的病治好。被蛇咬伤的恩体古资疼痛难忍，无奈之下只好答应了。居母乌武与尼托公主婚配后生了三个儿子，分别是藏、彝、汉的祖先。通过这个神话，透视了这样一个道理，由于彝族先民长期生活在山区、丛林，被蛇咬伤的时候很多，在不断寻找治疗方法中，已认识到青蛙唾液能医治蛇咬伤的伤口。①

（5）叙事诗

民间叙事长诗是指集体创作，主要由职业歌唱人员演唱的叙事体韵文口头故事。叙事长诗有的来源于史诗中的某个故事或片段，有些是由情歌加工演变而成。

彝文叙事诗《吴查美查》中讲，彝医为了给人治病，到天上去找药，到东洋大海中去找药，到高山上去找药，到东南西北方向去找药，最后找来虎胆、豹胆、鱼胆、牛胆、猪胆、蛇胆等配成了好药。从中我们可以了解到彝族先民对药物的认识过程。

2. 记录民族医药经验的单方、验方、秘方等口碑古籍文献

众所周知，西南地区的许多少数民族历史上没有本民族文字，其医药学的传承主要是靠师徒或家传的形式一代代地沿袭，而在新中国成立前的历史发展过程中，西南少数民族因其所居住的地域大都属高山密林，交通闭塞，文化封锁，很难与外界进行医药学和文化交流。为了抵御疾病的侵袭，广大民族医生不得不努力钻研本民族医学和本地域动植物、矿物药来为自己的民族服务，在理论上没有系统的学科总结，绝大部分内容以单方、验方、秘方和具体实践操作技法散存于民间，其中有许多特效方剂为民间

① 李德君、陶学良：《彝族民间故事选》，上海，上海文艺出版社，1981。

医生保存至今，并在民间广泛流传运用。它们是各民族对我国医药科技的重要贡献，属于民族医药古籍文献遗产的范畴。

例如，生活在云、贵、川等地的苗族，其苗医苗药具有“千年苗医，万年苗药”之说，在很长的历史长河中形成了没有文字记载的医疗体系，有“一个药王，身在八方，三千苗药，八百单方”的歌谣，可见苗族长期以来积累的单方、验方之众。①

又如，聚居于云南澜沧江普洱地区、临沧地区、西双版纳和哀牢山一带的拉祜族，历史上积累的防病治病经验十分丰富，由于没有文字的记载，主要通过单方、验方、秘方进行口授流传。

这样的单方、验方在西南各少数民族的医药知识宝库中不计其数。正是如此众多的，承载着西南各民族长期对抗疾病经验知识的方剂，如同潺潺溪流，世代护养着人们繁衍生息，并最终汇集成中华民族医药之河。目前发掘整理出的民族单方、验方众多，各级档案馆、文化馆、医药研究所、卫生部门、医院等均有收集整理，并通过广播、电视、网络、杂志等形式予以公布，其中一些还汇编成册，如《中国少数民族民间验方精选》、《中国彝族民间医药验方研究》、《傣族传统医药方剂》、《土家族医药学》、《中国拉祜族医药》、《贵州中草药验方选》、《贵州民间方药集》、《关岭民族药》、《彝族验方》、《民族民间方剂》等。

3. 反映诊疗技法的民族医药口碑古籍文献

西南少数民族医药口碑古籍文献的数量是巨大的，其历史地位和现实价值也是不可忽视的。许多历史悠久、文字古老的少数民族虽然历史上留下了大量的书面古籍，但数量毕竟有限。千百年来，民族医药中绝大部分的诊断治疗知识还是通过语言形式进行口耳相承的。由于这些口碑古籍文献具有流动性、演绎性和变

① 周凯琳、杨利勇：《苗医经验方拾遗》，载《中国民族民间医药杂志》，2002(5)。文中所选例子为作者在贵州省六盘水苗族聚居地收集整理的苗医经验方。

异性，因而我们在搜集整理归档过程中要注意甄别筛选、去伪存真，在尊重少数民族传统医药活动习惯和习俗基础上，客观分析，认真取舍。

例如，普遍流传于四川凉山地区的彝族传统“鸡骨诊病法”和“鸡蛋诊病法”口碑文献，虽然没有文字依据，但通过口传身授，几乎凉山每家每户的彝族人都知道具体的治疗方法和操作技术，而且描述内容大体相同，为当地人普遍认同。这些历史久、传播广、实用强的口碑文献，具有少数民族档案的原始记录性、知识性和价值性，因此可视为少数民族口碑医药古籍文献遗产。

鸡骨诊病法

用仔鸡搽遍患者全身，毕摩在旁边诵经，令患者向鸡嘴内吹气三口。之后，用树枝将鸡头溺入水中至亡(此过程中毕摩的手不能触及鸡身)。从鸡头处剥离，直至全身，依次观察鸡身鸡骨哪个部位出现纹理构造异常，与之对照，在人体相应部位确定病灶。

鸡蛋诊病法

用自家养的刚刚生下的鸡蛋滚过患者全身，毕摩诵经。在鸡蛋大头处扎一个小孔，患者向内吹三口气，之后将鸡蛋放入水中煮熟，将外壳剥下，观察蛋清和蛋黄的异常变化。若鸡蛋中还有白色物，说明患者体内还有“痰”，还有治愈的希望；若没有此白色物，则说明该患者已无治愈的可能。有时候，鸡蛋不煮，打破在碗中，观察生蛋清和蛋黄，但是这种情况带有窥鬼和驱鬼的性质。[时间：2003 年 11 月 12 日。地点：四川凉山州语言工作委员会。提供者：罗阿体（彝族）、巴且日火（彝

族)]①

苗医外治法很大一部分起源于巫术，如著名的“滚蛋疗法”，虽然已脱离了巫术的内容和形式，但至今仍在苗医口碑中广为流传，操作简便，疗效较好。更为独特的是，苗医应用滚蛋后蛋壁和蛋黄的颜色变化以诊断并预后疾病，这同巫师敲蛋占卜有着某些联系，构成了苗医诊法特点。例如，苗族生活地区流传的“化水疗法”、“滚蛋疗法”和“踩铧口疗法”等都有相似的特点。

化水疗法

取清水一碗，医者定神运气后，用手指在水面上空根据不同病情画符，并默念口诀或投入必要药物，然后将此水喷向病人患处，可止血、止痛、安胎、催产、清热、消肿等，此法类似于心理暗示、气功疗法原理。

滚蛋疗法

有滚生蛋和滚熟蛋两种。滚生蛋：取生蛋一只洗净晾干，然后用此蛋在前额、胸、背、腹部、手足心等处来回或顺时针滚动，至鸡蛋发热为止，主治热病。滚熟蛋：用治冷病的单药或具有重镇作用的金、银首饰与鸡蛋同煮，蛋熟后将蛋取出稍候，然后用热蛋在患者前额、额角、背部、胸腹部不断滚动，使药力和热力透过皮肤入内达到治疗冷病的目的。②

西南少数民族传统医药中不乏大量自成体系的成熟技法，现今流传下来的药物配伍技法和治病疗疾技法著名的有：藏医药中

① 鹿燕：《中国彝族医药文献现状及分析》，北京，中央民族大学，2004。

② http：//wenku. baidu. com/view/7c974aff9.

的拉萨北派藏医水银洗炼法和藏药仁青常觉配伍技艺、甘孜南派藏医药、藏医外治法、藏医尿诊法、藏医药浴疗法、藏医放血疗法、甘南藏医药、藏药炮制技艺、藏药七十味珍珠配伍技艺、藏药珊瑚七十味丸配伍技艺、藏药阿如拉炮制技艺、七十味珍珠丸赛太炮制技艺；瑶医药中的药浴疗法；傣医药中的骨伤疗法；苗医药中的骨伤蛇伤疗法、九节茶药制作工艺；侗医药中的过路黄药制作工艺；壮医药中的壮医药线点灸疗法、壮医经筋疗法、壮医针法、竹筒灸疗法、蛊毒的治疗法等，都具有很强的民族特色和较明显的疗效，其中一些已纳入我国民族医药医技医术抢救性传承研究项目，甚至一些已列为国家级非物质文化遗产保护名录。①

（五）西南少数民族医药记忆文献遗产和实物遗产

除以上按记录符号划分的4种医药古籍文献遗产类型外，还有几种类型没有囊括却是民族医药古籍文献遗产宝库中不可或缺的部分，本书归纳为：

（1）西南少数民族医药记忆文献遗产。即后人为记录并反映有关民族医药历史活动及其传承人基本情况的档案材料、文献记载以及各种形式的记录资料等。例如，后人利用文字、录音、录像和数字化多媒体等手段对口碑医药历史档案的保存和保护；对一些民族传统医疗活动的过程及技术的录像；对一些民族传统药物的配伍工艺过程的记录，在这个记忆和记录工作过程中产生形成的录音、录像等民族医药记忆古籍文献。

（2）西南少数民族医药实物遗产。即历史上，西南各少数民族在进行行医制药活动中直接或间接形成的，作为本民族医疗活动使用的各种医疗器械、辅助性工具、产品和成果等一系列实物。

① 王文章：《非物质文化遗产概论》，北京，教育科学出版社，2008。

按照一些学者的观点："一些历史的遗留物，如碑碣、墓志、考古发掘物、陶器、铁器、乐器、壁（岩）画、雕刻品、饰物、宗教用品及建筑，也就是我们通常讲的某些'文物'，只要具有记忆价值，就应认为它具有历史档案、历史文物和史料实体三位一体的性质，应归属民族档案之列。"① 例如，壮医在诊疗过程中形成的特色医疗器械：灸针、牛角罐、竹筒、传统制剂工具等；藏医传统使用的特定医疗器具：藏医手术钳、藏医手术用镊及刀、藏医挖匙和骨锯、藏医探针、实施穿刺疗法用的藏医穿刺针以及实施放血疗法使用的放血器械等。西南各族人民流传下来的特色疗法种类很多，依此产生的各类医疗器具也多种多样，不胜枚举，它们构成了西南各族人民可供医学研究参考的实物。需要指出的是，部分医疗实物可能还会同时具有文物的性质。

三、西南少数民族医药古籍文献的基本特点

西南少数民族医药古籍文献因其所积淀的文化的多样性，体现在其自身特点上也具有多元性和特殊性。

（一）医理深邃博古

西南少数民族医药古籍文献所载录的民族医学理论与实践方法体系齐全、古朴博大，价值极其珍贵。如发展有3800多年历史的藏医药学，自7世纪创造和发展了藏文字后，就有了传承至今的卷帙浩繁的藏医药学典籍。藏医药学作为世界四大传统医学（中国、印度、埃及、罗马）之一，几千年来广泛汲取祖国内地和周边国家与民族的医药学精华，在不断巩固和完善青藏高原本土医学理论与技能的基础上，总结发展成为具有鲜明特色、完整理论

① 杨毅、张会超：《民族档案之旅游人类学建构与扩展研究》，载《思想战线》，2009（3）。

体系和丰富实用临床实践技能的一门医药学体系。简要说来，该体系理论包括：①以隆、赤巴、培根三因素建构的三因学说。②对解剖、生理和病理有深入全面的认识。特别是在解剖学方面，基于瑜伽、吐纳和天葬等基础，对人体构造有了较具体和深入的认识，在各种传统医学体系中可以说是最先进的一种。③总结了具有本民族独特色彩的病因病理学说。④胚胎学成就。这方面的认识令藏医对不同疾病的分类和特点有了明晰的划分和掌握，在古代世界医史上也是首屈一指的。特别是对胎儿形成这一生理现象的认识，早在1000多年前的《四部医典》中就有了科学而准确的载录。⑤在临床诊断方面，藏医学产生形成了色诊、尿诊等诊断法，隆病、赤巴病、培根病等临床学以及藏医放血疗法、药浴疗法等疗效确切、丰富多彩的治疗方法。这些深邃的医药学理论是藏族对我国传统医学乃至世界医学的伟大贡献。

傣医药在几千年的防治疾病的实践中，积累了丰富的治疗方法、经验和方药，并通过贝叶文字记录整理和传播。以贝叶经版为代表的傣族医药史籍——历史上统称为《档哈雅》，蕴涵了傣医药学丰富的理论体系，即“四塔五蕴”核心理论体系。该体系一是从解剖组织结构方面归纳了人体脏腑的各种物质属性；二是在病因病机方面阐述了四塔失调所致疾病的分类和基本变化规律；三是从生理学角度分析了人体生理机能活动中的演变情况；四是在诊断疾病方面提出了应用四塔诊断各种类型疾病性质、严重程度，以此说明因四塔所致疾病的临床表现与转归；五是在治疗学方面根据不同的致病因素，拟定了“雅塔巴聋”（治四塔失调所致疾病的总方）和四类不同的“雅”（即土塔方、水塔方、火塔方、风塔方）。在“四塔五蕴”理论的指导下，傣医药在临床实践中总结出了“望、闻、问、摸”的诊断方法，并制定了“热病寒治、寒病温治、虚病补之”的治疗方案，从“四塔”主方起算共有大方140个、小方5000多个，广泛记述于《档哈雅》之中，大部分是文字创造后总结发展起来的，可治疗风湿、热毒、瘴气、地方性甲状腺肿等地方病，疟疾、伤寒等流行病，精神病、中风、偏瘫、心脑血管等疑难杂症共1819种。[①] 傣医药历史悠久，理论博大精深，在我国众多的民族医药中被国家列为藏、蒙古、维吾尔、傣四大民族医药之一。

（二）学科门类齐全

西南部分少数民族包括藏族、傣族、彝族等在历史上形成了学科门类齐全的医药知识体系。

例如，囊括藏医体系的理论和实践全部内容的藏医学百科全书《四部医典》，由藏医医圣宇妥·元丹贡布所撰，约成书于8世纪末，全书由根本医典、论说医典、秘诀医典、后续医典4部分组成，包括了医学的全部内容，涉及生理解剖、胚胎发育、病因病理、治疗原则、临证各科、方剂药物、诊疗器械以及疾病预防等，书中还收录药材1002种，治病配方3456种。该书被历代藏医学家不断阐释、补充和翻译，被誉为与中医医典《黄帝内经》相媲美的医学百科全书。

又如，贵州仁怀县政协秘书长家保存有一部十分珍贵的彝文医药古籍手抄本《启谷署》，该医书共分为5门、35类、262个方剂，其中内科门有传染性疾病、消化系统疾病、呼吸系统疾病、血液循环系统疾病、生殖系统疾病、神经系统疾病6类76方，妇科门有调经、带下、妊娠、产后、乳症、杂病6类34方，儿科门有传染病、胃肠炎、疳积、杂病4类12方，外科门有痈疽、结核、疔疮、梅毒、疥癣、黄水疮、跌打损伤、虫兽伤、破伤风、烫火烧伤、头面疮、肾囊、疝气、杂症14类90方，五官门有耳疮、眼

① 崔箭、唐丽：《中国少数民族传统医学概论》，北京，中央民族大学出版社，2007。

病、口齿、咽喉、鼻病5类50方，全书学科体系成熟、完整，标志着彝族医药学已经发展到了一个较高的水平。

（三）药物载录丰富

西南少数民族医药古籍文献遗产汇集了各少数民族丰富的药物知识，现举其中藏族、傣族和彝族的相关医药古籍文献就可见一斑。

藏药理论是藏医学体系的重要部分，流传于世的藏医学著作都对本民族药学内容作了详细的记载，如《月王药诊》、《药物大全》、《甘露八部》、《蓝琉璃》等。集藏药学之大成的《晶珠本草》，是藏药学的经典著作。全书分上下两部分。上部为《药物晶珠歌诀》，用偈颂体文字概括介绍了各门各类药物的治疗效用和所属药物；下部为《药物晶钏广论》，叙述了每类中每一种药物的来源、生长环境、质地、入药部位。全书共载药物2294种，分为珍宝类药（166味）、土类药（31味）、动物类药（448味）、旱生草类药（266味）、炮制加工类药（82味）等13大类。《晶珠本草》中所使用的2000多种药材中，有1000多种是在中医药典籍中所没有记载的，包括西药典籍和国外的医药典籍，这些药材大部分生长在青藏高原这个特定的生态环境当中，在书中有着详尽的使用方法、炮制方法、毒副反应、脱毒方法的介绍。该书总结了历代藏本草之精华，考证了历代本草中记载之谬误，考核了书中记载药物的种类，至今在植物学、动物学、天然药物学的分类上仍有其重要的参考价值，被视为与《本草纲目》相媲美的我国经典本草著作。

傣医在用药、制药方面不仅具有经验技术而且形成了理论体系。据众多的傣医手稿《档哈雅》记载，傣族传统药物有1000多种，傣医又把这些药物又分为热性药（傣语称“雅黄”）、凉性药（傣语称“雅夏因”）、平性药（傣语称“雅奢墨”），按药性分为酸、甜、咸、苦、辣、麻、香7味。傣医已经认识到了不同性味的药物具有不同的药性作用，如酸味药健胃、清热、止咳，甜味药滋补，香味药通气等。傣医药方多为复方，一方少的两三种药，多的达三十余种药。有专方专病的，也有一方数病的。傣药的剂型有丸剂、散剂、酊剂、膏剂、胶剂、油剂、片剂、煎剂、水磨剂等。傣药的加工炮制常用“芬”、“烘”、“烘雅”、“沙雅”等方法。由此可见傣药理论已经具有相当的系统性和完整性。

彝族医书记录有众多的药物知识，如比较珍贵的彝医档案文献《医病好药书》，它成书年代早，记载的彝族药物内容丰富而完备，在迄今发现的几十种彝医古籍中，其收载植物药或动物药总数是明、清时期各种彝医书的首位。所记载的269种植物药中，根类45种、全草类58种、花果类34种、蔬菜食物类35种、树皮类18种、树木类13种、果类14种、寄生类13种、根茎类6种、叶类10种、植物水汁类5种、菌类5种、其他13种。植物药中根、茎、叶、花、果、实一应齐全。所记载的152种动物药物中，肉类26种、骨类16种、内脏15种、血类16种、分泌物22种、油类9种、皮毛5种、生殖器官2种、胎卵类2种、胆13种、结石1种、虫鱼蛇蛙类25种。所记载的矿物药有雄黄、石膏、黑盐、铜手镯、锈水5种。上述药物，大都产于当地或邻近彝区。此书中的植物水汁，如黄栗树中水、追栗树中水、菠萝栗树中水、竹子树中水等在其他古彝医书中少有记录。寄生类收载很多，其中花椒寄生、野坝子寄生、松树寄生、水冬瓜树寄生、椿树寄生、马缨花树寄生至今仍在彝医中广为流传，疗效奇特。动物药中大部分是山区特产的彝医常用药，如山螃蟹、穿山甲血、豪猪肚、猴脑、麝香、绵羊油、麂子胎、岩羊胆等，这些彝医动物药也确有特殊的效果。彝族的《明代彝医书》是一部内容丰富的彝族医药专著，书中对16世纪前彝族医药经验作了系统总结。记载了各种动物药的胆、油、骨、血、肝、肉、肾鞭等药用部分以及虫类药物等，其中涉及胆类药物10种、油类4种、肉类22种、肝肺类3种、虫类13种、分泌排泄物8种、其他4种，载述详尽确切。凉山彝文医书《造药治病书》收入植物药127种、动物药60种，所收药物大都产于当地。《双柏彝医书》收有该地区动植物药219种，并详细说明了药物的分布及使用方法。

（四）民族性和地域性鲜明

西南各少数民族传统医药是西南各少数民族集体智慧的结晶，它植根于本民族特有的医药文化、宗教信仰、生活习俗中。而承载着西南各民族医药文化的医药古籍文献自然也深刻地体现了浓厚的这一民族性和地域性特点。例如，闻名于世的藏医药“曼汤”，全部是以藏族的特色表达的，其人物、建筑、服饰、生活习俗、语言文字、绘制技术等都具有鲜明的藏族特色。从这些挂图中我们可以看到具有十分明显的藏族特点的服饰，特别是相当特殊的头饰。在“曼汤”中还有极具民族特色的语汇表达形式，这就是系列挂图中的第二（人体的生理病理图）、第三（疾病的诊断图）、第四（疾病的治疗图）三幅中的表现形式——树喻。这种树和“菩提树”在形态上很相似，挂图通过一棵树的根、干、枝、叶、花、果的比喻形式，共3根、9干、21枝、224叶以及2花2果，来表达一种医学系统的生理、病理、诊断和治疗的全部内容，具有藏族的民族特性，为古代医学体系所仅见，体现了藏族人民的智慧。

发掘于云南江城县的彝医古籍《彝族治病药书》，记述了40余种病症，列举病例216例，其中内科62种、妇产科14种、儿科14种、外科69种、传染科30种、解毒5种、其他22种。这些所载疾病多数是彝族居住地区的常见病和多发病。该书收录彝药方剂263首，方中涉及药物384种，其中植物药290种、动物药79种、矿物化学类药15种。所录药物多数是沟边路旁、田头地角、村前村后容易找到的野生植物和水池林间经常栖息的动物，许多药物至今仍在彝族地区民间沿用。另外，彝医书《医病好药书》、《齐苏书》具有鲜明的云南楚雄地区质朴的彝族方言及用药特点。如《齐苏书》称“疟疾”为“打摆子”，称“疥疮”为“干疙癞”等，均通俗易懂，具有典型的楚雄彝区方言特色。《医病好药书》记载的治疗烂头疮的炮掌桐，配制头痛的老妈妈针线包，治疗肠鸣腹泻的翻白叶根，配伍跌打劳伤的小红参等，均为楚雄地区常用或特有的彝药。

西南地区还有大量具有浓厚地方特色和民族特点的口碑医药古籍文献，是其他地区和民族所没有的。例如，生活在怒江峡谷的傈僳族世代流传着用“老虎刺根”和“大血藤”泡制“见血散”药酒来医治跌打、损伤、骨折等疾病的经验；又如，滇南红河地区的哈尼族传统药“山乌龟”，是一种特效镇痛镇静药，且没有成瘾性，在哈尼人生活的地区普遍流传运用；再如，景颇族、佤族特有的民族药——有较好止血效果的“九死还魂草”、止痛活络的“过山龙”、接筋续骨的“石蚌跌打”、治跌打损伤的“叶上花”等。以上例子只是西南地区丰富的口碑医药古籍文献中的少数例证，却突出反映了西南少数民族医药古籍文献鲜明的民族性和地域性特色。

（五）口承性突出

口述历史和口述文化，近年来越来越受到学术界的重视，认为“口承与书写在本质上都负担着相似的功能”，联合国也非常重视口述的、非物质的和无形的文化遗产的继承问题，这说明我们在民族医药古籍文献的发掘整理利用方面重视口承古籍遗产是完全必要和正确的。此外，民族医药的特点表现在诊断、处方、用药和非药物治疗等方面，特别是有些民族医学使用该民族特殊的一些诊断和治疗技法，是知识和技能的统一。特别是在医学界中，判断一种医药是不是民族医药，“主要看该民族的文献中有没有记载，有没有民族传统用药习惯和用药特色，有没有家传口授的流传方式等”①。口承性也是医学界判断民族医药属性的一个重要特征。西南众多少数民族特别是无民族文字的民族，其民族医生在教授和传播本民族医药知识时，基本上靠口传身授，然后整理加工世代相承。以土家族医学为例。土家族医学知识流传具有以下特点：①家族世袭相传，祖传一些秘方和特殊的治疗方法，一般传子不传女。②跟师、从师或参师，跟随老药匠见习医药知识。③民间流传。一些防止疾病的方法或药物在民间长期流传，而且千百年来与迷人的传说掌故、歌谣、故事、谜语等形式一起传播延续，没有固定的师长，在族群中相互传承。特别是一些简、便、廉、效的民间疗法，如烧灯火、拔火罐、放痧等疗法，在土家山寨基本上家喻户晓，使这些简单易行、行之有效的民族药物和方法得以世代延续，造福百姓。

可见，西南少数民族医药古籍文献遗产是西南各族人民在长期的医疗实践活动中产生形成的宝贵历史记录，客观地反映了西南地区各族人民医药学发展的真实面貌，是不可再生的民族历史文化遗产。它深深地根植于各民族特有的文化土壤之中，凝聚了各民族千百年的医学药学智慧，是一个民族独有的文化财富和集体记忆，堪称我国民族医药文化遗产中的瑰宝。

① 崔箭、唐丽：《中国少数民族传统医学概论》，北京，中央民族大学出版社，2007。

第二章　功能与作用

——西南少数民族医药古籍文献的价值研究

人类文化、民族文化具有多样性，我们不能用我们熟知的文化习惯、价值观念来评判少数民族传统文化的优劣，更不可能期望用某一种民族文化去取代另一种民族文化、用一种医学模式取代另一种医学模式。正如有学者所说，西医是一门技术，而中医是一门艺术。中医（汉族医药和民族医药）所蕴涵的文化可谓博大精深，各族人民几千年的文化是其灵魂，而医药理论是其表现形式，二者合二为一，相辅相成。中医对生命与疾病的认知及其特有的医疗技术与资源，蕴涵着中华民族传统价值观念和思维方式，其医疗卫生价值以及文化多样性价值，都是维护人类健康和未来生存发展的重要知识财富。

西南各族先民在历史上创造了多姿多彩的灿烂文化，其中包括独具特色的民族传统医药文化，形成的古籍文献遗产数量十分丰富，流传至今的民族医药古籍文献类型众多，这些珍贵的医药古籍文献全面记录了古代各民族医药的起源、发展和繁荣历程，内容还涉及各民族语言文字、社会历史、民族风俗、宗教信仰、文化交流等方方面面，对我们研究古代西南各民族的哲学思想、医药学理论、语言文字特点、文化交流水平以及各民族先民的社会发展及生产生活状况均有很高的历史价值，对我们今天弘扬各民族医药文化，振兴民族医药事业，加快民族地区经济建设具有深远的现实意义。本章撷其精要，从哲学思想、医学药学、社会历史、语言文字等方面进行发微归纳，试图以管窥豹，展现西南少数民族医药古籍文献的深厚价值，以示发掘利用的重大意义。

第一节 学术研究价值

西南少数民族医药古籍文献是西南各族人民千百年医药文化的集成，见证了民族传统医药文化的发展历程，具有不可替代的学术研究价值。

一、对研究民族医学药学理论有重要的原始依据价值

每一个民族历史上都创造了自己的民族医药学。反映西南各民族先民历史上创造的重要医药成果的医药古籍文献，数量十分丰富，医理药学内容深厚，全面系统地记录了古代西南各族人民在医药学领域中的发展历程与取得的光辉成就，足以为后人研究古代西南各民族传统医药学，发展今天各民族的医疗卫生事业提供大量珍贵的第一手材料。

藏族医学历史悠久，是具有完整理论体系和丰富临床实践经验的传统医药学，对某些疾病有独特见解和疗效，在我国民族医学之林独树一帜。现存藏医最早的著作《月王药诊》，共113章，内容包括：人体生理功能和胚胎发育，人体各部位骨骼构造及其人体度量，疾病的病因和分类，疾病的诊断（包括望诊、舌诊及脉诊），疾病的寒热属性，身体有害穴位分布；五脏六腑病症；各科杂病，包括痢疾泄泻、消化不良、癌症、天花、炭疽、白喉、水肿、疮疡；用药剂型包括粉剂、膏剂、汤剂、酥油剂、赶药、泻药、脂剂、甘露剂；各种治疗方法和技术包括灌肠、正骨、针刺、火灸、穿刺、放血、器械外科治疗等；还有诊断方法，如尿诊、脉诊等。《月王药诊》中藏族本地区及本民族的医药特色也是

相当浓厚的。从疾病的种类来说，高原地区的病症如雪盲、炭疽、痛风、瘿瘤等疾病都有涉及，书中所载的药物品种，有许多是藏族专用或常用的。全书共载药物多达780种，其中植物药440种、动物药260种、矿物药80种。动物药占总药物量的33.3%，是游牧民族较突出的一个特点。植物药中，记载了藏医单独使用了上千年的药物，如箭药兔耳草、短管兔耳草、雪莲花、榜嘎等，论及了西藏特产藏麻黄、藏黄连、螃蟹甲、喜马拉雅紫茉莉、飞鸢草、翼首草、船形乌头、乌奴龙胆等植物的药性及功效。值得一提的还有藏医的另一部重要著作《蓝琉璃》，书中有许多与现代科学相吻合的理论，“如在论述身体的构成时，认为身体构成主要有四因、五大种。五大种又分为粗细两种。这些微细的五大种不能被肉眼所见，只有瑜伽现量所见。这些细微的东西一瞬间聚合在一起，就孕育怀胎。这点与现代科学通过显微镜证实的细胞学理论完全相同”①。这些珍贵的医药文献是我们今天研究学习藏族独特医学理论体系——隆、赤巴、培根的三因素理论学说以及药物治疗效用和所属理论的可贵文献史料。

傣族传统医学理论独特，医药体系完善。在长期与各种疾病的斗争中，傣族先民积累总结了丰富的防病治病经验，并用本民族文字记载下来，即《档哈雅》（医学手稿）。目前发掘出的《档哈雅》有近百个手抄本，内叙述有关治病的原理、处方的用法、调煎剂烤焙的制药方法等，并记载有数百则处方，全书所记录的药物知识和傣医传统医学理论十分丰富。例如，1980年在西双版纳傣族自治州景洪县勐罕曼列发现了一部老傣医波迪应的家传手抄医药秘本《档哈雅》，记录了各种疾病的名称、相应的治疗处方及用药方法，其中植物药用得最多，有600余种，书中所列方剂对麻风、疟疾以及各种内科、外科、妇科等疾病尤有疗效。又如，

① 西藏自治区藏医药管理局：《西藏藏医药》，拉萨，西藏人民出版社，2003。

《嘎牙桑哈雅》共分5集，1~2集阐述了人体生理解剖，人体受精与胚胎的形成，人和自然的生存关系，人体“塔都档细”，即“四塔”、“五蕴”的平衡与盛衰，阐述了人体内32类体属及其细胞、脏腑1500种物质成分及其组织机构，寄生虫，人体生命的起源、循环、新陈代谢等。再如，《档哈雅聋》系1323年帕雅龙真哈转抄的西双版纳傣文音译注释本。该书叙述了人体的肤色与血色，多种疾病变化的治疗原则，病因及处方，人和自然与致病的关系，论“四塔”相生相克与处方，药性与肤色，年龄与药方药味，阐述了近100种“风症”，介绍了原始宗教时期最早的复方“滚嘎先思”（价值万银方）、“雅叫哈顿”（五宝药散）、“雅叫帕中补”（亚洲宝丸）等数百个方。这些记载傣族传统医学理论知识、药物知识的医著对研究古代傣族传统医药学有着极其重要的档案查考利用价值。

彝族医学古朴博大，见解独到，为世人所瞩目。彝族先民历史上总结积累了大量彝族医药知识，虽然分布零散，但内容丰富。例如，《宇宙人文论》在基础理论方面记载了天地清浊之气的形成、哎哺（阴阳乾坤）化生万物、天地人五行相互对应关系以及八方八卦的代表含义等；《西南彝志》论及有关气血经络理论，并把病因病机明确划分为风症、箭症、毒症、蛊症、尔症等十几类；发现于云南双柏县的《双柏彝医书》，传抄于民国五年（1916年），最初成书于明嘉靖四十五年（1566年），比李时珍《本草纲目》还早12年。书中详细说明了伤、疮、痛、风、毒、产后、不通等76种疾病名称、疗法以及275种动物药、植物药的具体疗效和使用方法，共开列药方243个，这些方剂都是彝族人民经过长期的实践验证而行之有效的。此外，在预防医学、流行病学和胚胎学方面，彝族医药都留存了大量文献史料与临床实例，它们对彝族医药理论体系的完善与研发都具有极大的促进作用。

西南地区的其他少数民族如壮族、苗族、瑶族、侗族、土家族、布依族、水族等，也都具有分量不等的医学药学古籍文献，蕴藏着丰富的医学理论和药物资源，必将为我国民族医药的研发提供可贵的财富，也将对进一步丰富我国民族医药文化的多样性起到积极作用。

二、对研究少数民族科学技术发展史有重要的凭证价值

科学技术史是研究人类认识自然、改造自然的历史，是研究和认识人类文明史的重要基础。少数民族科技文明是各民族共同创造的宝贵文化遗产，其中的医药科技史是少数民族科技史的重要资源库，它翔实地记录了各民族医药科技发展史的轨迹，是研究各民族人民进行医药科技生产活动的重要史料，成为中华民族科技史的重要组成部分。发掘整理各少数民族医药古籍文献遗产，将对研究少数民族科学技术发展史具有重要的凭证价值和实证性意义。

在医药学方面，中国的少数民族和世界其他民族一样，早期对自然的认识经常被蒙上了神秘面纱，而以神灵的方式出现。纵观民族医药学的发展我们可以看到，各民族的医药学从祖先崇拜、神灵祭祀、巫医看病到医学独立，体现了各民族医药学是经过了漫长的实践—提高—再实践—再提高的发展过程的，是我们应该承认、维护和发展的民族科学。对于众多的少数民族传统医药科学技术，用现代的唯物主义与唯心主义、科学与迷信、开化与愚昧的理念是无法深入理解和研究的，这也就要求从事少数民族医药科学的人认真去“挖掘”而不是简单的肯定与否定。例如，藏医在早期就带有很强的巫医合一的色彩，据古籍文献史料记载，藏族苯教徒是用祈神卜卦与医药合用的方法来为病人治病的。这些史实表明，虽然“早期藏族的医药知识很原始朴素，而且带有一些宗教和迷信色彩，但却是人们在生活和劳动过程中积累起来

的与疾病斗争的产物，而不是某些圣人或神仙的赐予”①。此外，随着社会生产力的不断提高，藏医学积累了相当丰富的医疗经验，并从内地和邻近国家吸收其他医学体系的精华，逐步建立了系统的理论知识和药物知识，特别是藏文创制以后，促进了藏医学的飞跃。大量口授流传的口碑医药经验得以集结，极大地推进了藏医药文化的传播和研究，推进了藏医药理论的系统化和成熟化，使之成为今天可以与汉医、阿拉伯医学和西医相提并论的藏医学。傣医、彝医、苗医、壮医等民族也都存在类似的情况。

在诊疗技术方面，少数民族的诊断、治疗技术十分丰富且独具特色，既保留有大量传统的古代先民的技术，又有独具本民族特色的独创性技术，如藏医的尿诊法、放血疗法、“佐太”制备、催吐疗法、利尿法，壮医的药线点灸疗法、旋乾转坤针法、灯花灸疗法，傣医的“暖雅”（睡药疗法）、“烘雅”（熏蒸疗法）、“阿雅”（洗药疗法）、“沙雅”（刺药疗法）、“哺雅”（坐药疗法）、“咱雅”（擦药疗法）、“芬雅”（磨药疗法）、“果雅”（包药疗法）、“打雅”（擦药疗法）、“乎雅”（刮法）、“南温闭诺报”（温热水按摩疗法）、“报”（吹药疗法）、“过”（拔罐疗法），苗医的爆灯火疗法、佩戴疗法、滚蛋疗法、化水疗法等，也保留了无形技术遗产，如传统的医疗技艺、技巧、技法等，还保留了多种多样的诊疗器具等有形技术遗产，如藏医的手术用器械、壮医治疗用的竹筒、骨弓、陶针等。

可以说，挖掘整理与研究民族医药古籍文献遗产，将会较全面、具体、深入地为民族科技发展史研究提供古籍文献资料方面的指南，并推动社会各界提高对少数民族科技文献遗产价值的认识。而且，它本身也是少数民族科技史研究的一项填补空白之作。

① 陈士奎、蔡景峰：《中国传统医药概览》，北京，中国中医药出版社，1997。

三、对研究少数民族宗教和民俗信仰状况有重要的参考价值

作为人类社会进步标志之一的宗教，是人类进入文明社会的重要途径，各个国家、各个民族都曾经历过宗教意识笼罩整个社会的历史时期，宗教意识曾经深入广泛地渗透到了其他文化形态包括医药文化之中，这种情况，在西南各少数民族的医药文化中也表现得相当突出，并成为西南少数民族医药文化的一个重要来源。

独特的自然环境决定了西南地区是一个各种文化相互碰撞的特殊区域，这一区域的少数民族宗教呈现出种类繁多、形式各异的多元化特点。例如，包括以藏族原生的苯教、纳西族的东巴教、彝族的毕摩教为代表的原始宗教，以藏传佛教、白族佛教和傣族小乘佛教在内的佛教，以及伊斯兰教和基督教等类型，它们在这一区域交汇共存，构成了世界宗教史上的一大奇观。可以说，在这多元宗教文化并存的土壤之下，西南各民族医药文化受其影响、渗透并借助宗教活动传播本民族医药知识，使医药与宗教出现相互依存的状况。例如，苗族人中有人生病，他们就用香油洗屋和火硝烧鬼的巫术驱鬼，祈求家庭成员平安吉祥；阿昌族人认定世间有“大恶鬼”，若被人碰上了，就要得病，病后要请“格那升”占卦，确定祭祀的对象，然后用稻草编一个草圈把两片竹片插在圈上，抬着盆到路上去祭祀；摩梭人则认为，人生疮化脓或眼长肉刺都是水神作祟，患者要请“达巴”（东巴的别音，即巫师）一同去水井边祭龙潭。以祭祀鬼神的方法治病，是西南许多少数民族医药活动的共同特点。

西南少数民族因受不同的宗教文化背景的影响，对疾病的认识和理解呈现出不同的文化内涵。其中有代表性的是藏医学、傣医学、纳西医学、彝医学以及壮医学等。例如，受藏传佛教文化

影响较深，以“三因学说”为核心理论的藏医学；与古印度小乘佛教有着深厚渊源，以“四塔五蕴”为核心理论的傣医药以及大部分受巫术思想影响的少数民族医药所呈现的“医巫同源”的特征。通过对医药古籍文献的研究，我们可以了解宗教在少数民族社会历史发展中的传播影响，本民族宗教的产生、形成、特点，以及本民族宗教与外来宗教的融合等问题。

历史上，少数民族医药与佛教的某些联系，在其医药古籍文献中是明显可见的。例如，藏医药学著作中记载了大量的动物的骨、内脏做药，这一用药选择就充分说明了藏密血祭仪式对藏医药学的影响。藏医挂图“曼汤”中，关于印度佛学中的许多教义，画中多处可见。在其养生图（1）（2）中，不仅显示了如何防止衰老的种种方法和注意事项，还绘有西天极乐世界的天神和六道众生图以及一些宗教的内容。在疾病的原因与征象图中，首先绘出了佛教中提到的贪、嗔、痴三毒，认为这是一切疾病的内因，即“贪欲似鸟，嗔恨似蛇，愚痴似猪”，它们与人如影相随，使疾病在不知不觉中蓄积并随隆、赤巴、培根的变化而诱发。其他医著如《月王药诊》、《藏医杂疗方》、《佛说养生经》等都可见佛教思想的影子。可以说，印度佛教教义对藏医学理论的形成具有一定的影响。又如，佛教与傣医的关系也十分密切，体现在其医学理论经典《嘎牙桑哈雅》一书中。受佛教的影响，该书借用了“四塔”这一佛教用语和概念，即风、火、水、土四种元素解释人体的生长发育和生理的构成与活动，并依据它们引起的病痛对症下药。此外，该书还吸取了佛教中的“五蕴理论”，即色、受、想、行、识五方面来概括人体的组织机构和生理现象，在看病开药时强调进行五戒（戒杀生、偷盗、奸淫、妄语、饮酒），以保证身心健康。“四塔五蕴”理论构成了傣医的核心理论，在其指导下构建了傣医的理论体系。

此外，各民族文化在原始宗教的影响下，其医药的发展都经历了巫术文化这一形态过程，各民族的早期治疗方式中都有巫术的色彩，有些民族至今仍保留着医巫合一的形式。在原始社会时期，人们崇拜一切自然物，并由此形成了巫术和原始宗教。巫术中的专职人员巫师，是掌握一定知识和技能的阶层。他们往往承担着治病的职能，在治疗疾病时，有时施行巫术，有时使用医药技术。《山海经·大荒西经》载：“有灵山：十巫从此升降，百药爰在。”《山海经·海内西经》载：“巫彭……皆操不死之药以距之”。《宋史·蛮夷列传》载：“西南诸夷，汉地……疾病无医药，但击铜鼓、铜沙锣以祀神”。可见，我们能依据有关医药古籍来探究各民族原始宗教活动的形式、宗教用语及其对社会生活的影响，特别是巫医之间在医学史的某个阶段存在的密切联系。

我国汉族地区在春秋时期，医和巫已基本分离，但在经济科学文化落后的少数民族地区，却还保留着“医巫合一”的特点，这一特点也普遍存在于西南少数民族医药文化中。例如，苗族医巫合一的现象十分突出，有关医巫合一的记述也很多。道光《凤凰厅志》载：苗族民间，“疾病延医服药之外，惟祈祷是务，父母并则延老者，十八人牲劳为请命之神谓之打十保护。童子病则请巫为之解煞，名曰扬关。”这种“医巫合一”的现象，用苗族俗语称为“医巫一家，神药两解”，到了清代还很盛行。民国《剑河县志》载：“民知尚稚，笃信鬼神，患病者不事医药治疗，惟气灵于巫祝，有跳神走阴诸名色。”民国《兴仁县志》载：“黑苗巫曰密那，遇病延之，杀犬而禳，名曰打老魔。”苗族的巫师，是本民族最早的知识分子，由于医药经验的积累，有一部分巫师掌握了一些医疗技术，施行巫术时，还兼用草药和其他方法治病，其中苗医现在使用的很大一部分外治法就起源于巫术，如流传较广的滚蛋法、化水疗法等。随着巫师地位的下降，他们中一部分分化为职业苗医，但在行医过程中，仍不同程度地包含着巫术的内容和形式。可见苗医药中，巫师治疗疾病是一种历史现象，有的地方还延续至今，据黔东南10个县的调查统计，医巫并用的情况至今仍旧在一些地区存在着，呈现出十分复杂的现象。

由于我国民族医药与巫术深远的渊源，许多民族群众相信“神药两解”，因而不少原生态的民族医药古籍文献中也渗透着厚重的巫文化色彩。例如，凉山甘洛的古籍《此母都齐》在记载了许多医药资料的同时，还夹杂着一些巫术用语。又如，发掘于云南省禄劝县团街乡安多康村彝族毕摩张文元家的彝族医药古籍《供牲献药经》记载了大量疾病名和药物的采集、加工、炮制、配伍、禁忌、煎煮以及大量的动植物药的适应证，但却都以经文的内容、向死人献药的形式表现出来。该书曾广泛流传于云、贵、川三省，是彝族古典文献《作祭经》的一个组成部分，是祭奠死者时毕摩诵唱的一种经文，具有浓厚的原始宗教色彩。该书表明，彝族先民由于对自然界，对生命本身认识的有限，只能把自己无法解释、无法勘破的生命现象归结于鬼使神差。既然生命是由神鬼决定，那改变这个决定只能依靠于沟通人与神鬼之间的“毕摩”(巫师)了。《供牲献药经》充分体现了彝族医药起源、思维与巫术有不可分割的关系。这种神鬼论的生命观，也提供了巫医生存的土壤。①

反映医药知识的民间文学、歌谣、故事等口碑古籍文献中也折射着不少巫医合一的文化特点。苗族民间就流传有一则医巫并用的传说：相传古时候，一位医术高明的老苗医来到村寨，遇到一个身患怪病的年轻人。年轻人背上长了一些硬如磐石的包块，不思饮食，精神萎靡，有时还会莫名其妙的乱喊乱叫。开始，老苗医将小药包中的粉末抖入水中，用手指搅动，口中喃喃低语，随即将水吞入口中，喷向病人，病人很快恢复了平静。第二天，

① 程雅群：《彝族医药的起源——从医药文化（神话）的角度探讨》，载《西昌学院学报》，2008（3）。

老苗医又准备了鸡蛋、冥纸、香、烛等治病所需之物，大摆道场，最后他认定这种病属于“龟精附体”。从那以后，人们认为这种体内包块类疾病属于“龟症”。通过这一传说，古代苗族“巫医合一”的情况可见一斑。其他如水族民谣，“八月谷正黄，摆子鬼上床，十月九人病，无人送药汤”，显示了打摆子是水族居住地发病率高而流行面广的传染病；苗族为死者指路的古歌《陌》中唱道：“世间有十种人就有九种能行医，有十种药就有九种能治病，人医不好，药救不活者才离开人世”；《婚姻形成》唱道：“阿妈不育子，阿爹不育儿，阿爹去寻药来医，阿妈才有阿哥”，从中我们可以探寻到少数民族医巫同源的医药文化特点。

巫术借助医药科学树立了权威，医药依巫术而生存发展并最终独立，民族医药古籍文献无疑为我们考察研究民族宗教问题提供了可靠的史料。

“民俗是规范人们的行为、语言和心理的一种基本力量，同时也是民众习得、传承和积累文化创造成果的一种重要方式。”① 民俗与民族医药有着极为密切的关系：民俗中蕴涵着丰富的民族医药知识，民族医药知识通过民俗这一形式进行传承。一方面，我国不少民族历史上生产和生活条件比较艰苦，游耕农猎，没有形成本民族的文字，无法对本民族的医药卫生经验进行文字总结。在这种情况下，许多民族医药活动往往以民俗等形式表现出来。这些民俗成为民族医药一种特殊的记载和传录方式，代代相沿。另一方面，在民俗传承演化过程中，传统医药知识不断渗透影响，指导并推动着民俗演化发展，使民俗中逐渐蕴涵了许多卫生知识和医学思想。②

---

① 钟敬文：《民俗学概论》，上海，上海文艺出版社，1998。

② 曹宜：《略论民俗研究对民族医药发展的影响》，载《中国民族医药杂志》，2008（7）。

各民族留存下来的丰富医药古籍文献，包含着对疾病的认识、疾病预防、养生保健、常用疗法、常见疾病的治疗方法和药物以及民族医药发展历史等知识，通过研究这些珍贵的民族医药文化遗产，我们可以看到，各民族衣食住行、人生礼俗、岁时节令风俗以及疾病的诸多俗信与禁忌等民俗都与医药密切相关，因而我们不仅可从中发掘出具有潜在价值的传统医药知识、药物资源和具有民族特色的诊疗技法等，也可大力弘扬各民族民俗文化，二者相得益彰，这已是不争的事实。

例如，藏药浴是藏医外治方法之一，临床上以五味甘露汤为主方，随症加减其他药物，《四部医典》记载的外治疗法就有98种之多，其中的藏药浴疗法有药水浴、药气浴、矿泉浴、缚浴等。从《四部医典》记载的有关内容进行考察，可见藏药浴的起源和发展与沐浴节（也称药水节）这种民俗活动有关。《四部医典·总则本》载："药城的四方，有一座名叫玛拉亚的大山，山上盛产六妙药，还有治一切病的寒水石、五种五灵脂、五种药河、五种温泉。"又据《西藏志》和《西藏图考》载："七月十三日，其俗将凉棚房下于河沿，遍延亲友，不分男女，同浴于河，至八月初五始罢，云：七月浴之则去疾病。"在此期间，人们在河中沐浴游泳，洗衣洗被，祛病纳祥，欢乐嬉戏。这一节日就是藏民族中的重要民俗节日"药水节"。[①] 这种民俗活动在西藏存在了至少七八百年，可见藏族药浴习俗历史的悠久以及它在藏医学中的独特地位。

许多少数民族的医药古籍文献不仅是本民族医药内容的传承载体，同时还是传承古代少数民族先民的民俗历史、文化等方面的成功载体。通过研究侗族单方、秘方等古籍文献资料，可以发现侗族先民自古不但爱饮酒，而且还善于将药煎好后，以侗家黄

① 赤烈曲扎：《西藏风土志》，拉萨，西藏人民出版社，1982。

酒为引（兑服）来治疗疾病，这成为侗族医药民俗文化的特色之一。在侗族群众中流传有“立夏不洗澡，全身毒疮咬”的俗语，反映了侗族的卫生保健意识，因此在岁时节日民俗方面，侗族有立夏洗药澡的民俗，将九里光、三角枫、金银花等多种具有清热解毒、消肿化脓、治疗皮肤疮疡等功能的中草药熬水，浴洗全身。① 侗族注重流行性、传染性疾病的预防，在人生仪礼方面，有“婚后不落夫家”的习俗，延缓了早婚的侗族妇女生育年龄，不准“踩生”的习俗减少了疾病的交叉感染，有利于产妇和婴儿的健康等。侗家人过去一旦发生季节性传染病，各家门上都挂有一种“避邪”的白蜡树叶，目的是防止生人（外乡人）带来病魔。侗族的“驱魔习俗”起到了隔离传染病人的作用。② 苗族群众中流传有“百草皆药，人人会医”的俗语，很多人都能认识掌握多种苗药治疗方法，家门口还种植一些常用药草，这反映了苗族人民群众具有识药、采药、用药、种药的生产风俗习惯。而壮族文献中也记载着流行于壮族地区的许多预防疾病传染的习俗。例如，“隔离避秽法”，即家中有人患传染病时，要隔离居住，并在门口悬挂标志，谢绝来访；有人远归，常止于村舍外，待其家人提篮装衣往返，将换下的衣物蒸煮，以祛除浊秽；壮族集聚区在时疫流行时，不见病家，谢绝串门，邻村之间也暂不交往，并以硫黄、酸醋、黄荆点燃熏屋，清洁居室，以预防疾病的流传。

少数民族医药科学来源于生产实践，服务于广大民族群众，所以，它与文化的重要组成部分——民俗必然密切联系，互相影响。目前，许多民俗研究人员已日益重视医药民俗的研究。有民俗学者提出了民俗医疗的概念，认为“民俗医疗是指一个民族对

---

① 龙运光：《侗族预防医学思想初探》，载《中华医史杂志》，1995（2）。

② 刘育衡、蒋士生、丁佳：《侗族习俗与卫生保健》，载《中国民族医药杂志》，2000（2）。

付疾病的方法，尤其指其俗民大众所使用的自然的与超自然的、经验的、不成文的、当地教育孕育出来的医疗观念与行为。它是当地社会文化的产物，是与当地生活方式息息相关的。它没有学理可言，没有系统，是零散的；包括宗教的超自然的一面，也包括民众经验的、世代相传的、知其然不知其所以然的一面。但它却是乡土的产物，是当地人人会用，人人熟悉的知识；是当地人根深蒂固的观念，习而不察地融合在日常生活一举一动、一言一行中的。是每个人基本的一套医疗知识。是一有疾病便首先采用的反应”①。具有浓厚文化内涵的少数民族医药，既是重要的医疗卫生资源，也是宝贵的民俗文化资源。所以，在研究少数民族民俗中，医药是不可忽略的一个方面。从民族医药学这门社会科学角度去探究民族民俗学的发展规律，对民族的民俗学发展必将起到积极的推动作用。

四、对民族语言文字的流变和发展情况有重要的研究价值

人类的医药活动，一直伴随着人类的生产、生活实践，起源较早，历史久远，而民族语言和文字，却是人类历史发展到一定阶段的产物。因此西南留存的大量医药古籍文献，对研究民族语言文字的流变和发展有着极其重要的价值。西南地区的少数民族使用文字的时间很早，如彝族，大约在汉代就创制了彝文；藏文是在7世纪参照印度梵文设计创制的；傣文目前尚难以确定其准确的创制时间，但据考证至少有七八百年的历史，大约是在13—14世纪随着小乘佛教在傣族地区流行的；纳西东巴文是在云南丽江纳西族地区流行的象形文字，记录的是纳西语的西部方言，根据

① 张王旬：《疾病与文化》，台北，台湾稻乡出版社，1989。

东巴经的说法，东巴文是由东巴教祖“丁巴什罗”创造出来的，有专家认为，东巴文的产生不晚于11世纪；而历史上壮族民间模仿汉字创制的壮族文字（俗称“土字”或“土俗字”，现在称为“方块壮字”），据有关文献分析也有1000多年的历史。

此外，西南地区的少数民族在不同时代、不同地区使用过多种形制的文字，如彝文、藏文、东巴文、哥巴文、四种地方性变体傣文（通用于西双版纳的叫西双版纳傣文或傣仂文，通用于德宏的叫德宏傣文或傣哪文，通用于红河金平县的叫金平傣文或傣端文，通用于德宏瑞丽县的叫傣绷文，四种方言文字在形体上差别很大）、白文、方块壮字、水书等。这些具有悠久历史、不同文种的少数民族文字，都不同程度地记录了各个时期的医药知识，积累了不少古籍文献资料。

再者，世界各种文字类型，包括象形、表意和表音三种类型在西南少数民族医药古籍文献中都能找到。例如，彝语属汉藏语系藏缅语族彝语支，很多专家认为彝文是音节文字，有的则认为是表意文字，也有专家认为，彝文是远古彝族先民自己创造的象形文字，经历了不可逾越的“实物文字”、写形写意的“图画文字”，再到“象形文字”阶段，象形文字又演变为既可表意，又可表音的音节文字。藏文是一种“音节—音素”文字，在记录藏语的一个词时，只有“基字”是表示音节的，其他的“前加字”、“上加字”、“下加字”、“后加字”和“再后加字”只代表不带元音的辅音音素。傣语属汉藏语系壮侗语族壮傣语支，傣文是记录傣族语言的文字，这种文字来自印度字母在中南半岛的某种变体，它除沿用印度字母的一些基本拼写规则外，又规定辅音字母可以直接充当韵尾，因此可以认为它是与藏文制度相仿的一种“音节—音素”文字。纳西东巴文是处在图画记事和表意文字中间发展阶段的象形文字符号系统，是人类文字从图画向符号过渡阶段，在象形符号中已具有表形、表意、指事、假借等文字特征，已和最原始的图画文字有显著区别。东巴文是人类记录语言的初始性文字，是“文字的活化石”，通过其字源和字意，可以了解纳西族原始社会的不少情况。同时，它在文字发展史上有着极其重要的地位，展现了文字远古阶段的面貌。壮族有自己的语言，属汉藏语系壮侗语族壮傣语支。其历史上产生的方块壮字是从汉字演化而成的，是唐、宋时期利用汉字形声及偏旁，模仿汉字“六书”中的一些方法构造而成的。通常一个方块壮字由两个汉字组成，所用汉字有繁体字，也有民间流行的简体字。壮文在中国文字学中占有重要地位，它的造字规律和借用汉字的方式反映了整个中华民族对汉字的共同认识，其中对音读和训读的处理方法可以加深我们对整个汉字系统文字的理解。

自西南各民族在历史上创制本民族文字以来，各族先民就用本民族文字撰写了包括医药内容在内的大量古籍，因而现今留存于世的众多丰富的民族医药古籍文献，反映了各民族不同时期文字的原始面貌，具有很高的文字研究参考价值。例如，彝医典籍《聂苏诺期》在开篇即介绍了彝族文字的起源。书中提到，彝族文字的起源最早可追溯到公元前350年的羌族先民，后经唐代云南马龙人纳垢西后裔阿町整理规范，曾经成为一种超方言的音缀文字，使得彝族人民医治疾病的医药经验得以记载流传下来。又如，发掘于四川凉山彝族自治州甘洛县的《造药治病书》，共有6000个彝文字，所收载的疾病名、药物名等都用彝文记录。尤其值得一提的是《供牲献药经》中关于胎儿在母体中发育的生动描述：“一月如秋水，二月像尖草叶，三月似青蛙……”由于这段文字具有原始朴素的医学观，被美国学者肯尼思·卡兹纳选入其著作《世界的语言》[①] 一书中，作为彝族语言文字的样品。藏文医药典籍以

① ［美］肯尼思·卡兹纳著，黄长著、林书武译：《世界的语言》，北京，北京出版社，1980。

藏族挂图“曼汤”为例。在每一幅“曼汤”上，都有说明文字，这些文字采用不同的字体，包括楷书、行书，甚至草书写成。而我们知道，现行的藏文是吐蕃时期改进制定的，在上千年的历史发展过程中，古藏文不论在书法方面或是语法方面，都有变化。[①]这就为后人研究古藏文乃至汉文的发展演变提供了可靠的依据。由此可见，大量的藏文、彝文、傣文、东巴文等少数民族文字医药古籍文献中保存了数量众多的、各民族在不同时期创制和使用的不同种类的文字，特点鲜明，原生性强，参考研究价值极大。

西南少数民族文字医药古籍文献中的这些丰富的文字资料，为深入研究西南少数民族文字的起源、构成、含义、音韵、应用等方面的问题提供了翔实的第一手参考材料。用少数民族文字记载的各民族医药古籍文献，完全可以印证和补充文字学家对西南少数民族文字发展历史的记录。

语言是一种文化现象，语言系统也是一个文化系统。一个民族的语言特征与这个民族的文化特征常常具有一种内在的联系。不同语言的古籍文献，显示出由这些语言特点所制约和构筑的特殊文化模式，共同体现出中华民族文化结构的多样性。西南各民族底蕴深厚的口碑文化，千百年来是以各民族语言为载体传承的，这其中就包含了丰富多彩的民族医药文化。在西南地区生活的30余个少数民族，各个民族都有自己本民族语言，甚至一些民族的语言不止一种，如彝族语，就有着不少方言和土语，还有一些语言甚至目前人们还对其了解不多，而口碑医药古籍文献则可弥补各少数民族语言资料的缺乏。

美国语言学家萨丕尔说：“语言是文化的载体，它不能脱离文化而存在。”不同的民族在自己的语言社会化进程中形成了独特的疾病观和健康观。而后来的医药知识继承者都是通过本民族的语

---

① 蔡景峰：《中国藏医学》，北京，科学出版社，1995。

言中训练获得知识传承，所以各民族医药的差别还在于根植的民族语言环境不同。作为人类社会唯一的遗传密码，语言是人类社会生活的活化石。无论是哪一个时代、哪一个民族的语言，其珍贵价值都是毋庸置疑的。如果一个民族逐渐丧失了本民族的语言，那么以语言为载体的医药传统文化也将随之迅速消亡，带给这个民族的将是不可弥补的损失，该民族千百年来积累的宝贵财富将受到致命的威胁。可以说，语言是民族传统医学积累的载体和临床实践的媒介，同时也是一种治疗工具，是塑造人格、影响情绪及行为的巨大文化力量。

西南地区是我国民族语言文化的“富矿区”，有着丰富的各种民族语言资料，这一优势是我国其他地区所不能望其项背的。近年来，随着经济、教育、媒介等多种因素的作用，许多少数民族语言受到不同程度的影响，年青一代甚至不会说自己本民族的语言了，许多语言已属于濒危语言。最新研究显示，在有着中国母系氏族社会传统的摩梭人中，大于60岁的摩梭人能够流利地用自己的语言交流，而小于20岁的年轻人要么摩梭语发音“变味”，要么就根本不会讲，越来越多的年轻人放弃了对原有民族语言的传承。因其语言没有文字，文化传承靠口耳相传，摩梭语即将成为中国正在消失的语言之一。中国56个民族共使用130种语言，其中使用人口在1万人以下的语言占了一半。多年来不少语言学者一直呼吁保护和挽救这些濒危语言，然而消失之势仍在继续。联合国教科文组织在2009年2月将东北地区、陕晋黄河中游地区、西南边境地区列为中国濒危语言最集中的地区。云南省社科院楚雄彝族文化研究所副研究员朱琚元说，抢救濒危的民族语言文字可以更充分地利用前人的智慧和成果。该所经过对彝族文化经典《毕摩经》的收集、整理和编译，医学研究人员直接或间接利用该典籍医药部分，经过现代临床研究推出养颜、治疗咽炎、心血管疾病等的初具品牌的特效民族医药，从而让社会更广泛、更深入地了解和认识了少数民族的文字及其深厚的文化。

发掘整理和利用西南少数民族医药古籍文献遗产，无疑是对西南各民族语言文字这一珍贵的民族文化遗产所进行的重要保护举措。

五、对研究少数民族社会历史发展情况有重要的史料价值

从历史研究上看，民族不论大小，都有与疾病斗争的独特经验和知识，然而由于相关古籍资料的缺乏，使得有人认为许多少数民族，特别是人口较少的民族历史上没有形成本民族医药学。研究民族医药古籍文献，一方面可以丰富民族传统医药历史文化，另一方面通过对民族医药古籍文献的整理研究，也为搞清许多历史上的疑点、难点或错误的认识提供了原始依据，从而提高了民族自尊心，促进了民族团结，有利于当前社会的和谐发展。例如，医史界对藏医的起源问题长期存在着种种不同的观点，有关专家通过对敦煌石窟中发掘出的藏文医书《藏医灸法残卷》的研究，发现了古代藏族先民运用火灸疗法治病的真实记录，依此推断，早在旧石器和新石器时代，藏族先民就已经出现了比较原始的医药卫生活动，出现了针刺术、放血术，并且可以肯定的是，藏族医疗活动中的灸法起源具有相对独立性。此外，国外的一些医史学者认为藏医学体系源于印度，原因是藏医的经典《四部医典》取了一个寿命吠陀医学式的书名——《甘露精要八支秘诀续》，《四部医典》是其简称。近十多年来，通过国内外学者对藏医著作《四部医典》所载医学内容的深入考证和调查整理研究，证明了藏医学是青藏高原上以藏族为主的少数民族与疾病进行斗争的经验总结，并在其形成过程中吸取了吠陀医学和汉族中医学内容，但可以肯定的是它并不是某些观点所认为的是梵文本古代印度医书的遗本，更不是寿命吠陀医学的派生物。正是通过对大量藏医古

籍文献的发掘研究，才澄清和纠正了以往那种认为藏医是由国外传入，或是某种外来医学体系翻版的错误认识。①

在过去相当长的一段时期里，外界对彝族的印象是尚鬼巫而无医药。汉文古籍《云南通志》称：黑倮倮“病无医药，用‘必磨’倮族巫师翻书扣算病者生年及获病日期，注有牛羊猪鸡等畜，即照所注记祝之”；元李京《云南志略》载：“有疾不识医药，惟用男巫，号曰大奚婆，以鸡骨占验吉凶，酋长左右，须臾不可离，事无巨细，皆决之”；明《滇略·夷略》载：“爨夷……病无医药，用巫禳之”；清师范《滇系·夷属》载：“爨变……病无医药，用夷巫禳之”。② 事实上，认为彝族“病无医药”是对彝族历史的一种误解。巫医合流是彝族乃至其他大多数少数民族社会发展初期的一个共同现象，它与其他医药一样经历了与巫术合流，并与巫术艰苦斗争最终形成独立的医药体系的过程。考察毕摩医药书《供牲献药经》、《造药治病解毒书》、《医算书》等可以发现，毕摩作为彝族社会的知识分子，担负了许多职责，医病治病、积累和传播医药知识是其中的职责之一。一般资深的毕摩在教授生徒毕摩的过程中，要传授有关医、药知识；许多毕摩在为病人做仪式的时候也运用不少医药手段。例如，《供牲献药经》虽为毕摩的宗教经典，其中却记载了很多医学理论，内容已涉及内科、妇科、儿科、外科、伤科、胚胎、采药、药物加工炮制和大量疾病名称等，书中所列药物的功效和主治则杂有宗教色彩，反映了彝族医药知识通过宗教经文传播的情况。同时彝族以药治病的朴素唯物观能渗透到宗教仪式活动中，也说明了彝族医药在整个彝族社会历史发展中的重要作用。

发掘整理少数民族医药古籍文献，将会对改变一些人所认为

① 陈士奎、蔡景峰：《中国传统医药概览》，北京，中国中医药出版社，1997。

② 李耕冬、贺延超：《彝族医药史》，成都，四川民族出版社，1990。

的少数民族无医药或少数民族只有药没有医的成见大有裨益，同时对于各少数民族社会历史，特别是民族医药发展史的正确认识具有极大的参证作用。

六、对探讨少数民族思维发展史有重要的查考价值

彝族医药学理论中，体现在它把古代朴素的唯物主义和辩证法思想作为说理工具，以解释人体的生理病理等方面，形成了以“清浊二气”和“气路学说”为核心的彝医基础理论，既体现丰富的中医学哲学原理，又有古代彝医对于哲学观的独到见解。例如，《宇宙人文论》说：“青青之气上升，青天产生了，赤浊之气下降，赤地就形成了。”清浊二气相交，又产生了哎哺，“千千的事物，万万的根子产生于清浊”，它揭示了客观世界的物质性和物质世界运动进化的绝对性，形成了彝族先哲朴素的唯物论和辩证法思想以及彝医辨证的总纲，从而折射出彝医天人合一的哲学观。《西南彝志》说：“天的五行是金木水火土，人的五行是心肝脾肺肾”，此内容阐明了宇宙万物的产生、变化与发展规律以及万物之间的内在联系，阐明了人体生命规律的本质，构成了古代彝医的天人相应观。古代彝医还把八卦、五行与方位、天干、地支、颜色、季节、人体脏腑组织相配属，用来说明人体脏腑组织的属性、生理功能、病理变化及相互联系，以根据病情定时治疗或配合穴位治疗，或推算人辰流注的部位和时间，提供针灸禁忌参考。《启谷署》认为：“心火足，则胃得其养”，乃火生土的五行治疗观点。《土鲁窦吉（宇宙生化）“论人的血和气”》载：“人死气血断，气出于七窍，阴阳两根本，就生于脐底。清气三条路，第一条气路，生于心脏内；第二条气路，生于肝肺内；第三条气路，发源于中焦。浊气三条路，末一条气路，起始于尾根，通过头顶上，直达于鼻下，第二条气路，经过臂膀上，直生脑髓中；为首的一条，起始于中焦，通过血管内，直达于头顶。不停地运行，气运血上

升，头顶的火旺，水不经火处，金又不克木，五行相结合，结合于脐底，动动摇摇的，生死的根源，从古直到今，有详细记载，有原始根源，永世流传着。”[①] 彝医理论还体现了脏腑辨证及其他辨证观点。例如，彝医典籍《启谷署》说：“心火上炎之咽痛舌疮，心阴亏虚之烦躁失眠”[②]，就体现了心脏辨证。又如，“胃痛，分为虚寒胃痛、客寒胃痛、肝胃气郁、食积气滞等症候”，体现了六腑的辨证。彝医对许多病症病因的认识，皆以毒邪立论，体现了鲜明而独特的辨证观点。例如，《齐苏书》说：“水肿及胸腹腔积液乃水湿毒，痢疾乃湿热毒”；《启谷署》说：“水火烫伤乃火热毒邪，冻伤乃寒毒，顽癣乃风邪湿毒”。[③] 总之，综观彝族医药古籍文献所记载的“清浊二气，天人相应，八卦、五行与脏腑的配属，人体气路，病因与疾病”等医学理论，无不反映了彝族医药学是经历了实践—认识—再实践—再认识，由感性到理性、由理性到实践的积累过程，是朴素唯物论和自然辩证法思想基础上产生的唯物论的认识论。

傣医以朴素的唯物论和自发的辩证法思想为指导，从四塔之间的关系来认识疾病，即用风、火、水、土四种元素解释人体的生长发育、生理构成与病理变化，并针对四种元素失衡引起的疾病对症下药，以此来指导临床实践。例如，傣文医理典籍《嘎牙桑哈雅》和《康塔档戏塔都档哈》中论证了傣医诊治中的辩证思想。书中说：“四塔有形，四种合成体形，从生到死，相互制约，互不离缘。世界万物既可以以它而生，又可以以它为灭。既是生命要素，又是致病因子。”即认为土、水、火、风四塔既相互依存共居于人体之中，同时又互相排斥、争斗，结果必然会有偏盛的

---

① 李耕冬、贺延超：《彝族医药史》，成都，四川民族出版社，1990。
② 李耕冬、贺延超：《彝族医药史》，成都，四川民族出版社，1990。
③ 李耕冬、贺延超：《彝族医药史》，成都，四川民族出版社，1990。

情况出现。如果相互协调，人体就健康，反之就要发生疾病。如火盛即发烧，水盛即浮肿，风盛即颤抖，土盛则冰冷，诊断时就根据不种症状来采取不同的验方。此外，这两部医典还论证了人体中的四塔和整个自然界的四塔是相联系的，自然界中四塔的相互关系对人体也有影响。不同的季节里，四塔的相互关系不相同。人体受其影响，在不同的季节里易患不同的病。[①] 这些论述都体现了傣医理论中天人统一的哲学观，值得我们参考研究。

第二节 社会利用价值

毛泽东说："少数民族在政治、经济、文化上都有自己的特点"[②]，并强调说应该"按照各民族地区的不同情况进行工作"[③]。西南少数民族医药古籍文献遗产是西南各族先民智慧的结晶，发掘利用这一文化财富，是对西南少数民族文化的认同与尊重，对了解西南民族地区医药发展情况，开发利用各族人民的优秀医学遗产和丰富的药物资源，发展民族经济，加快改变西南民族地区的贫困落后状况将起到重要作用。

一、民族医药文化的弘扬提高了各民族对本民族文化的认同感

民族医药文化是在民族形成与发展的过程中形成和发展起来的，它不仅是民族的外在标志，同时对民族的形成与发展，对民族社会的生产生活发挥着重要的，不可或缺的作用。

① 秦家华：《贝叶文化概论》，见《贝叶文化论集》，昆明，云南大学出版社，2004。

② 《毛泽东著作选读》（下册），709页，北京，人民出版社，1986。

③ 《人民日报》，1954年6月29日。

在不同的民族社会中，族群间的相互联系除了地域接近外，就是靠共同传承的民族文化来达到群体间的认同、凝聚和整合。民族医药文化作为各民族文化的一个组成部分，可以在民族的现实条件下，为民族个体提供一种心理与认知模式，以实现族群的凝聚和同化功能。当前，群体认同、民族认同、社会认同是和谐社会建设的核心和目标，而文化认同则是实现社会和谐的重要基础。事实上，自19世纪以来，我国的传统文化破坏太多了。而民族医药的命运更加坎坷，医药古籍文献大量丢失，药物资源破坏严重，民族医药人才不断减少，民族医药文化的发展岌岌可危，迫切需要社会的重视与振兴。而解决民族民间医药问题，归根结底是要提高人们对民族民间医药的认识，也就是对民族传统医药有一个基本的认识和尊重。

每一种民族医药流派都深深植根于该民族的文化土壤并与本地特有的宗教、民俗、哲学、物候、天文等内容息息相关，其理论规范、技术手段、思维方式、道德伦理等内容都蕴涵着该民族的文化特征。民族医药作为中国各民族优秀传统文化的瑰宝，是我国国家文化软实力的重要体现。发展民族医药不仅是一个重要的医疗和学术问题，而且是一个尊重民族感情、增进民族团结、保护民族自尊、传承民族文化的政治问题。当今时代，文化越来越成为民族凝聚力和创造力的重要源泉，越来越成为综合国力竞争的重要因素。民族医药本质上属于医学范畴，但具有较多的人文因素，是少数民族在历史上创造的优秀传统文化。它对人体生命现象的观察和跟踪，对人与自然的关系及趋利避害的调治，对自然药物（包括植物药、动物药、矿物药）的认识和利用，对各种疾病的观察、诊断和治疗，均有丰富的养生经验和独到的防治方法，凝聚着中华民族的智慧，蕴涵着丰富的人文科学和哲学思想。深入发掘各民族医药古籍文献，充分发挥其文化价值，对于增强我国各民族的凝聚力和自信心，促进各民族共同团结奋斗、共同繁荣发展，提高我国际影响力具有深远意义。

加拿大档案学者特里·库克提出：“在普通公民看来，档案不仅要涉及政府的职责和保护公民的个人权益，而且更多的还应该为他们提供根源感、身份感和集体记忆。”① 西南少数民族医药古籍档案是在社会实践活动中直接产生和形成的，真实记录了各族人民抗疾治病的历史原貌，是西南各民族集体记忆的一个重要组成部分。由于它积淀了博大精深的医药文化，因而在保护各民族的文化特性，保证民族文化的可持续发展，促进社会认同、民族凝聚、稳定和繁荣，保证人民群众身体健康等方面具有重要的现实意义。

早在1992年，联合国教科文组织就发起了世界记忆工程，旨在实施联合国教科文组织宪章中规定的保护和保管世界文化遗产的任务。该工程有四个目标：①保护，采用最适当的手段保护具有世界意义的文献遗产，并鼓励对具有国家和地区意义的文献遗产的保护；②利用，使文献遗产得到最大限度的，不受歧视的平等；③产品的销售，开发以文化遗产为基础的各种产品并广泛推销（盈利所得的资金用于文献遗产的保护）；④认识，提高世界各国对其文献遗产，特别是对具有世界意义的文献遗产的认识。②

世界记忆工程中关注的文献遗产，具体讲就是手稿、图书馆和档案馆保存的任何介质的珍贵文件以及口述历史的记录等。它所确立的四个目标，对我们今天发掘利用西南少数民族医药古籍文献资源，促进和谐社会建设有着很大的借鉴作用。自2004年起，联合国教科文组织开始在全世界各地预筛选10种能显著或可持续提高人类生活质量，同时把文化因素融入社会、环境和经济发展

① ［加］特里·库克：《1898年荷兰手册出版以来档案理论与实践的相互影响》，见《第十三次国际档案大会报告集》，北京，中国档案出版社，1997。

② 中国档案局网页，http：//www.saac.gov.cn.2009－1。

的文化实践活动，最终至少将一种纳入“和谐名录”。2005 年，在杭州举办的“第三届全球化论坛”上，我国苗药被评为联合国“2005 年最佳促进可持续发展文化实践奖”，这也是全球唯一被选中获奖的民族医药文化。

事实上，随着我国民族医药事业的发展，包括苗医苗药在内的我国少数民族医药文化都能够为和谐社会建设作出应有的贡献。在 2009 年下发的《国务院关于扶持和促进中医药事业发展的若干意见》中提出：“将中医药文化建设纳入国家文化发展规划。加强中医药文物、古迹保护，做好中医药非物质文化遗产保护传承工作。推进中医药机构文化建设。开展中医药科学文化普及教育。加强中医药文化资源开发利用。加强舆论引导，营造全社会尊重、保护中医药传统知识和关心、支持中医药事业发展的良好氛围。”可见，把民族医药工作当做我国的重要文化战略来发展，对传统文化的继承、各民族的安定团结及政治稳定，特别是当前和谐社会的构建都将起到很大的推动作用。

二、民族医药古籍文献是民族医药文化创造力的源泉

中国民族医药学会会长诸国本强调，民族医药文化是民族医药的基源。因此要大力开展民族医药文化建设，提高民族医药文化素质，培植民族医药文化底蕴，提高发展民族医药的原创力。以上话语启示我们，要深掘民族医药古籍文献这一重要的文化遗产的内涵，古籍文献是提供民族医药文化创造力的根本。

文化创造是一个持续不断的发展过程，在这个过程中古籍文献是不可缺少的依据和工具。因此，古籍文献的真正魅力并不仅仅表现在真实地记录历史面貌和延续文化传统上，更重要的是它能为文化的发展提供动力和源泉。各民族的古籍文献积累越丰富，创造力也就越强。

中国科协主席周光召说：“我国要想自立于世界民族之林，就

必须要有自己的原创力，不断提出创新的思维，创新的产品，创新的管理方法，创新的体制和机制等。”① 在2009年颁布的《国务院关于扶持和促进中医药事业发展的若干意见》中明确提出：“中医药作为中华民族的瑰宝，蕴涵着丰富的哲学思想和人文精神，是我国文化软实力的重要体现。”② 看来，民族医药文化的创造必须建立在对本民族医药文化资源的有效整合基础上进行。持续而深厚的民族医药档案遗产的积累，应是民族医药文化创造的源泉，也是原始性创新的潜力和后劲。它既不能依赖西医，也不能通过其他医学理论进行建设，只有靠各个少数民族自己历史上的医学创造和经验的积累，并珍视这些在千百年实践中产生和形成的珍贵遗产，对其进行科学的管理和开发利用才能实现。这是民族医药文化创造的基础和条件。历史上西南各少数民族先民创造出的博大精深、医理深邃的医学文化，蕴涵了大量医药学精华，不仅是我国优秀传统文化的瑰宝，也是中国乃至世界医学科学的重要组成部分，我们应该“向历史问宝”。

中国民族医药学会理事黄瑾明介绍，30年间，大量民族医药的发掘整理工作已经开展。这项工作是分散在各民族地区进行的，但集中起来形成了一项浩大的文化工程，通过大量调查，编写了医学概论和医学史，编写了药物学和方剂学，有的甚至编写了系列教材，使这些民族医药从无形到有形，从广泛存在到集中体现，从缺乏记载到著书立说，使学术发展产生了质的飞跃。黄瑾明指出：“2006年中共中央《关于构建社会主义和谐社会若干重大问题的决定》提出要大力扶持中医药和民族医药发展，2007年党的十七大报告明确要扶持中医药和民族医药事业发展。这是中国人民

① 《民族文化与档案》,http://rhzds.blog.hexun.com/4188813_d.html.2006-6-16。

② 《国务院关于扶持和促进中医药事业发展的若干意见》，http://www.gov.cn/zwgk/2009-5-07。

在世纪之交对民族传统文化达到的新的认识高度，是在全世界对待传统文化深刻反思、对非物质文化遗产大力抢救的形势下顺应历史潮流的积极态度。"①

我们应该看到，要实现我国民族医药的全面振兴，必须在我国各民族悠久而厚重的医药历史文化基础上生根，而其中最重要的是要激活民族医药文化的资源，使之获得社会应有的认知和尊重，激发民族的医药文化原创力。西南少数民族医药古籍文献是西南民族医药历史文化的积淀，真实可靠地反映了各民族各个时期的医药文化，揭示了当时医药的发展，特别是医药文化演进的轨迹，并且也昭示着医药文化发展的趋势，是我们在振兴民族医药文化过程中必须重视的文化资源。

三、民族医药古籍文献的发掘利用推动了民族医药事业的振兴

西南少数民族医药古籍文献真实而详细地记录了西南少数民族总结积累的具有本民族特点的医学理论体系、临床诊断经验以及鲜明地域特色的药物资源史料，为我们掌握各民族的卫生习俗、保健思想、治疗习惯、生活理念、民族医药文化特色、药物资源及其分布等方面提供了翔实的原始资料，充分展示了西南各民族丰富多彩的医药文化和多种多样的医药资源，为今天各地区各部门制定民族医药政策，开展民族医药研究，开发民族医药文化资源，发展民族地区的经济，推动民族医药事业振兴等发挥了重要的作用。1987 年 12 月，全国第一届中国少数民族医学史学术会议在昆明举行。依据各民族医药的理论的不同特点，1993 年，卫生部发出《关于制定民族医药部颁标准的通知》，在全面收集民族典

---

① 《传统药物走进春天　我国中药和民族药产业发展综述》，http：//www. med66. com/html/2009/1/qiji04701442541519002378 4. html. 2009 - 1 - 20。

籍资料和认真总结临床经验的基础上，各地相继制定了若干民族药的地方标准。1995 年，《中华人民共和国卫生部药品标准·藏药卷》问世，其后的一些民族药品的国家标准也相继出台。据 1999 年统计，进入《药典》和部颁标准的民族药共 461 种，此外尚有地方标准和院内制剂数百种，其中绝大部分是历史上沿传下来的（有的载入古典医籍，有的在民间流传）的成方、验方。西南各民族丰富的医药古籍文献，为我国发展民族医药事业打下了深厚的理论基础和可靠的理论依据。1984 年，国务院转发卫生部、国家民族事务委员会《关于加强全国民族医药工作的几点意见》的通知指出："民族医药是祖国医药学宝库的重要组成部分"，"各有关地区、有关部门，要加强领导，广泛团结和依靠民族医药人员，采取切实可行的措施，努力继承、发掘、整理和提高民族医药这一宝贵的文化遗产，使民族医药事业进一步得到发展"。研究民族医药古籍文献，使我们更加有理、有利、有效地规划和发展民族地区的医疗卫生保健事业，让丰富的民族医药古籍文献资源能更好、更广泛地服务于人民群众的健康。

四、民族医药文化的继承发展为各族人民的健康提供了资源保障

目前有数据显示，高额的医疗费用已成为我国农村和边远山区人民新的致贫因素。党和国家特别重视解决这一关系民生的问题，在推出多项医疗改革方案与措施的基础上，提出要大力发展民族医药，振兴民族医药事业，旨在全面挖掘社会医疗资源为广大人民群众的健康服务。西南地区大都属于经济欠发达地区，在广大少数民族聚居的乡村，尤其是边远地区，有相当比例的人口尚未达到温饱水平，缺医少药的现象非常普遍。由于西南地区地广人稀，交通线长且不发达，卫生基础薄弱，开展医疗服务难度大，尤其是西医的现代医疗器械及药品价格偏高，技术更新快，

这就使得广大群众要更多地依靠简、便、廉、捷、验的民族民间医药来解决现实医疗问题。因此，在现阶段大力发掘民族医药传统资源，发展民族医药事业，使之作为民族地区卫生扶贫工作的重要内容，更好地为各族人民的健康服务，具有不可替代的优势。表现在以下几个方面：

（1）西南地区多属于民族聚居区，当地人民对本地区、本民族的医疗方法拥有广泛的心理认同，乐于接受。

（2）民族医疗操作简便、成本低廉、疗效显著，具有简便灵验的特点。

（3）民族医疗对本地区常见病、多发病、地方病有着丰富的治疗经验。

（4）民族医疗拥有丰富的人力资源基础。在各民族地区活跃着一批民族医生，他们熟悉本民族的医疗技能，对本地区群众的卫生状况及疾病特点也都有全面了解，是民族地区初级卫生扶贫网的主力军。

（5）民族医疗能满足多层次需求。它不仅适用于初级卫生保健体系，而且具有预防、康复、治疗、养生等多元化功能，具有深远的发展前景。①

1997年1月15日，中共中央、国务院在《关于卫生改革与发展的决定》中指出："各民族医药是中华民族传统医药的组成部分，要努力发掘、整理、总结、提高，充分发挥其保护各民族人民健康的作用。"2002年10月19日，中共中央、国务院在《关于进一步加强农村卫生工作的决定》中指出："要认真发掘、整理和推广民族医药技术。"在2004年全国中医药工作会议上，吴仪指出："民族医药在保障人民群众身体健康方面也发挥着重要作用，

① 黄福开：《西部开发形势下中国民族医药发展的五大战略》，http://www.gmw.cn/01gmrb/2000-11-13。

要认真做好挖掘、整理、总结、提高工作，大力促进其发展。”没有继承，发展便是无源之水。2007年，在国务院批复的《国家“十一五”民族事业发展纲要》中，少数民族传统医学作为重大工程也被列入其中。面对社会主义初级阶段的基本国情，要建立基本医疗卫生制度，解决十几亿人的医疗卫生保健问题，民族医药具有重要的战略价值。深入发掘利用西南少数民族医药古籍文献，有利于充分利用民族医药这一宝贵的卫生资源，并使其特色优势得到充分发挥，切实帮助解决少数民族和民族地区群众看病难、看病贵、因病致贫、因病返贫等现实的民生问题，在重大疾病的防治中发挥少数民族传统药物的重要作用，同时针对重大传染病提供少数民族传统医药的防治方法、特效剂型及经济适用的医药产品，使其能够服务国家医药卫生事业的发展，实现少数民族及民族地区“人人享有基本医疗卫生服务”的目标服务。

因此，文化部门应积极响应国家有关民族医药发展的政策，努力发掘整理各民族地区的医药古籍文献遗产，并利用其资源优势，向社会各界提供充分的医药信息资源，使各民族的传统医药在新形势下焕发新的活力，真正成为当代有用的卫生资源。由此看来，把民族医药作为民族地区卫生扶贫工作的重要内容，完善各族人民的健康服务体系，不仅是必要的，也是可行的。

五、民族医药古籍文献为民族医药的研发提供了原始依据

民族医药古籍文献记录了各民族千百年的医药经验，其医药资源丰富，剂型品种繁多，用药经验独特，临床疗效确切，为民族医药的研究和创新提供了大量的经验成果和可靠的研发依据。以彝族特色用药经验为例，彝族有的用药经验与中医的用药经验相同或相似，有的则是彝族的特殊用药经验。如四川凉山彝医用“不史”（天麻）泡酒内服治中风偏瘫，与中医用天麻的经验相同。

《供牲献药经》中记载用“俄里节”（野猪胆）治疗哮喘（顺气理肺、化痰消喘），则未见于汉族医药书籍，是彝医独特的传统用法（其用法是：取鲜胆汁内服；或将其阴干研末，温开水送服，每日1次，每次1g）；《彝医植物药》中记载用“木库”（滇木姜子）治胃炎、胃溃疡等引起的上腹部疼痛，也是彝医独特经验方（其用法是：取20g水煎服，每日1剂，服3次）。因此，在选取彝药的研究对象时，有关专家选取了彝医独特的经验用药，充分体现出彝药的优越性，以此为研发新药的依据，使之具有广阔的市场开发前景和经济发展潜力。

此外，民族医药古籍史料中极富特色的传统诊疗方法，也极大地推动了民族医药学的研究。以壮医学的传统诊疗法为例。壮医独具特色的诊法有目诊、甲诊、腹诊、指诊等。目前，国家中医药管理局、广西壮族自治区卫生厅把壮医目诊的研究列为重点科研课题之一。壮医的近百种治法中，最具特色的药线点灸疗法和药物竹罐疗法的研究已获得国家中医药管理局医药卫生科技进步二等奖和广西卫生厅医药卫生科技进步三等奖，同时在国内300多家医疗机构进行临床推广应用，并传播到北美、西欧和港澳台地区。①

在人类医药科技发展的历史进程中，从天然植物中探索、开发和创新药物一直是药物研发中的重点。近年来，一些医药学专家深入挖掘承载于民族医药档案文献中的资源，取得了可喜的成就，如治疗疟疾的奎宁、青蒿素，治疗癌症的紫杉醇、喜树碱、美登木素，防治高血压的萝芙木碱、千金藤碱等，无一不是从民族天然药用植物中发现和研究开发成功的。在这个过程中，民族医药历史档案资源无疑是天然药物研究的摇篮。例如，仅从纳西

① 崔箭、唐丽：《中国少数民族传统医学概论》，北京，中央民族大学出版社，2007。

族用药中就开发出了大量的新药，有消炎止痛、收敛止血、止咳平喘用的岩白菜（岩白菜素片），消炎清热解毒、散结消肿用的竹红菌（竹红菌软膏），补中益气、止咳平喘、止痢用的红毛阳参；清热解毒、止咳、止血生肌用的沙七，益气安神、养血调经用的雪莲花，清热解毒、散淤止痛用的蛇眼草，用牙皂、细辛、香草研制成通窍鼻渊散，治疗癫病新药青阳参制剂等。还有利用丽江山慈姑、云南红豆杉、喜树、美登木、三尖杉、威麦宁和青阳参、大叶钩藤、地血香和滇黄精等，研究开发天然抗癌和抗艾滋病新药，等等。

利用民族医药古籍文献资源实现民族医药创新的主要思路，就是要发挥民族医药古籍文献载录资源的特色和优势，以民族医药基础理论及文献整理研究为基础，以民族医药治疗常见病、多发病和疑难病的临床研究经验为切入点，重点进行民族医药有效单验方临床验证，在民族医药理论为指导下，依据传统用药经验和临床研究成果，运用现代科学技术和方法，开展民族药新药的开发研究，着力提高创新能力。例如，云南大理学院李树楠教授依据白族医药古籍文献对蟑螂的药用记载，研究开发了外用药“康复新”以及主治心血管病的“心脉龙”和治疗肝病的“肝龙胶囊”。这些研究成果不仅引起了人们对白族药的兴趣，还开拓了科学家对昆虫药研究的思路。实践证明，由于民族医药古籍文献载录有较独特的医药经验和用药方法，其价值除本民族外，绝大多数尚未被科学研究和开发利用，这就为民族医药学研究提供了优异的条件，为寻找新药提供了广阔的领域。看来，从民族医药古籍文献载录的传统药中寻找新药是切实可行、易见成效的，是一条不能忽视的重要途径。

六、民族医药古籍文献成为教育民众的生动教材

民族医药古籍文献是民族优秀传统文化的重要载体，蕴涵了

大量医学、药学、哲学、民俗等各方面的知识内容，是实施教育的重要知识来源；其中涉及的大量独特医药技艺技能可用于传授，这也构成教育活动的重要内容和方面；民族医药古籍文献遗产中有不计其数的口碑古籍文献，它们靠口耳相传，代代相承，传人向传承人传授本民族有关传统医药知识技能的过程，就是学习活动的过程。可见，民族医药古籍文献具有重要的教育价值。古籍文献工作者及有关专家学者通过对各民族医药古籍文献这一民族文化遗产的研究，可以发掘、整理、弘扬那些珍贵的，但却鲜为人知、未被重视的民族文化遗产，让这些人类文化的优秀成果为社会所知，为人类健康所享。民族医药古籍文献遗产的价值是多方面的，通过多角度、多层面的对它们所蕴涵的价值进行探究，开发其价值，展示其魅力，赋予其应有的学术地位和科学尊严，才能使社会充分认识到这些民族医药文化遗产的宝贵和重要，继而教育民众，特别是本民族的年轻人，让他们对本民族先民创造的医药文化遗产的内容、作用、价值、地位、重要性等有全面而正确的认识，让他们熟悉本民族文化，热爱本民族文化，并能够运用和创新本民族文化，成为本民族医药文化的继承人。这样，民族传统医药文化的保护、传承、管理和开发才能落到实处，民族医药文化的精髓才能得以传扬。

七、民族医药古籍文献的合理开发推动了地方经济发展

民族医药古籍文献作为我国优秀的传统文化遗产之一，其特殊性表现在不仅是我国优秀的文化资源，而且是我国具有潜力的经济资源。无论从民族医药古籍文献，还是从口碑古籍文献中，都可能发现一些预防和治疗疾病的有效方法、方剂和药物，将其开发出来，投入市场，不仅为人们的健康带来有益的促进，又可为社会创造出可观的经济效益。例如，“云南白药”、“排毒养颜胶

囊”就是通过彝族方药开发出来的，产值都有十几亿元，且疗效确切，目前已具产业化，在国内外都有销量。其他民族医药，如藏药、傣药、壮药等，都不乏同类的例证。

民族医药古籍文献资源所蕴涵的经济价值，一旦被有效发掘和利用，将会带动医药产业链的发展，对加快少数民族群众脱贫致富有着积极的经济意义。2003 年 10 月 1 日，国务院颁布实施《中华人民共和国中医药条例》，该条例虽是一部中医药专门法规，但在附则中已明确规定：“民族医药的管理参照本条例执行”。国家法制部门对此作了这样的解释：一是民族医药有自己独立的地位；二是民族医药享受与中医药同等的待遇；三是少数民族地区可以制定一些特殊的规定来发展民族医药。这充分说明，发展民族医药事业不仅是民族医疗卫生事业发展的总体要求，也是社会经济发展的客观要求，是国家以法律法规的形式赋予各级政府的职责。在西南地区，贵州发展苗药，西藏发展藏药，广西发展壮药，云南发展云药已经使这些同处西南的少数民族聚居省区品尝到了民族医药推动经济社会发展的甜头。西藏自治区现已有 70% 以上的县建立了藏药厂或藏药制剂室，藏药在全区医疗用药中的比例占 70% 以上。贵州省现有苗族医药企业 70 多家，生产品种 154 个，产值占全省医药总产值的 40%，其民族药工业生产产值增长比例高于全省工业发展比例和医药行业发展比例，1995 年产值为 0.33 亿元，1996 年产值为 1.6 亿元，1997 年产值为 4.1 亿元，1998 年产值为 7.3 亿元，2004 年达到 25 亿元。[1] 目前，贵州已形成贵州益佰、神奇、同济堂、百灵、信邦、汉方等跨地区、跨行业的一大批企业及企业集团，并有 28 家企业进入全国中药制药企业 500 强。特别值得一提的是，贵州同济堂制药有限公司已于 2007 年 3 月在美国纽约证券交易所成功上市，开创了中国中药制

---

① 诸国本：《中医药发展与现代科学技术》，成都，四川科技出版社，2005。

造企业在美国上市的先河。其意义不仅昭示了中国企业在这个世界顶级资本殿堂的首轮登堂入室，也表明贵州同济堂已在中国中药行业第一家率先担当了弘扬中药这一古老而又神奇的中华文化瑰宝之重任，让世界领略了中华传统医药文化的博大精深。

西南少数民族医药古籍文献的研究利用价值是多方面的，其潜在的经济价值不仅体现在民族药产业上，还关乎诸如民族药材种植业，民族药材收购、药品销售的流通产业，以及教育产业、旅游业等相关产业的发展，为促进当地经济提供了新契机。

综上所述，发掘利用西南少数民族医药古籍文献这一珍贵的民族历史文化遗产，对弘扬民族文化，发掘民族传统科技、技艺，加快西南民族地区的经济、文化建设均有重要的学术价值和现实意义。

第三章 现状与问题

——西南少数民族医药古籍文献发掘利用的现状调查及问题分析

中国民族医药学会会长诸国本在谈到民族医药作为文化遗产加以保护的重要意义时强调：民族传统医学既是历史文化遗产，又是现实的医疗卫生资源。既有独立的文化意义，有的成为濒临危亡亟待保护的文化遗产；又要继承发展，合理利用。①

西南少数民族的传统医药古籍文献以其丰富的文化积淀在我国传统医药宝库中独树一帜。这些弥足珍贵的传统医药学遗产，是西南各少数民族数千年来生息繁衍的重要保障之一，迄今仍在发挥着保障各族群众身体健康的积极作用。开展民族医药古籍文献的继承与发展，不仅有利于民族地区民族医药遗产的保护与可持续利用，促进民族医药文献理论的继承、整理和提高，保障民族医疗学术思想及临床经验继承发扬，而且还有利于促进民族药新药的开发及产业化，加快民族地区经济发展，这些重要的意义，已在多年的发掘利用工作中得到显现。

但是，受各方面情况的影响，目前民族医药古籍文献的发掘利用仍存在诸多问题。例如，民族传统医药文化遗产的社会基础

---

① 诸国本：《民族医药作为非物质文化遗产加以保护的重要意义》，载《中国民族医药杂志》，2007（7）。

亟待抢救和保护，少数民族医药古籍文献的流失和损毁现象十分普遍，各地民族医药古籍文献的发掘整理工作亟待加强和协作，需要迫切重视民族医药古籍文献资源的合理开发利用，等等，情况不容乐观。因此，如何采取有效措施加强西南少数民族医药古籍文献的发掘利用已成为我们目前亟待解决的问题。

第一节　西南少数民族医药古籍文献发掘利用取得的丰硕成果

改革开放30年来，国家在整理民族医药典籍方面做了很多工作。对有文字记录的民族医药典籍进行了整理，有的还出版了汉文版；没有文字的典籍用汉文作了记录和整理。目前已有35个民族的传统医药资料得到了整理。据了解，“十五”期间，国家中医药管理局设立了全国少数民族传统医药文献整理研究专项，资助经费达300万元，先后对藏、蒙古、维吾尔、傣、壮、回等19个民族的83种医药文献及口述资料进行了发掘和整理，内容包括少数民族传统医学发展史、基础理论、临床医学、药物方剂各个方面。2006年2月，全面总结中华民族2000多年传统药学成就、集中反映当代中药学科发展水平的综合性本草巨著《中华本草》“民族药卷”的4卷本出版。567万字的“民族药卷”分为“藏药卷”、“蒙药卷”、“维吾尔药卷”和“傣药卷”4卷，分别收载临床上常用、疗效确切的民族传统药材396味、422味、423味和400味，并配置了相应的插图。它从各方面对药物作了较系统的整理研究，体现出了民族药学的现代研究成果。2007年被国家中医药管理局批准的第三批民族医药古籍文献整理项目佤族医药、彝族医药、傣族医药正在整理研究中。在此大背景下，西南地区各民族的医药古籍文献的发掘整理工作取得了一系列喜人的成果。

一、西南少数民族医药古籍文献的发掘整理工作初见成效

西南少数民族医药古籍文献中蕴藏着丰富的具有民族特色的医药验方、秘方等资源，为便于对民族传统医药古籍文献的开发利用，各民族地区已积极组织专业人员对其进行发掘、译注、出版与公布。这是一项对西南乃至我国民族医药文化遗产发掘保护利用的重要措施，为我国民族医药科研进步、民族医药教育发展、民族医疗事业壮大奠定了坚实的基础。

（一）历史上有文字、有古籍文献的民族医药发掘整理取得很大成就

在对古代民族医药文献研究、药材调查、开发应用等基础上，西南的大部分少数民族地区对各自的民族药物进行了系统整理和研究，编辑出版了一批民族医书药志、验方集、选编、汇编、译注、名录、图鉴以及用药标准等。

傣医　从20世纪70年代以来，傣族医药古籍文献的收集、整理、翻译和研究工作就如火如荼地进行。自1984年傣族医学被列入全国“四大民族传统医学”（藏医、蒙古医、维吾尔医、傣医）之一以来，西双版纳傣族自治州共收集医药方面的史籍、经书200多部，其中包括贝叶经和纸版经，有生理解剖、组织结构、诊断治疗、病因病机、治法、制药法和各种药物知识的记述，如《刚比迪沙嫡巴娓》、《马腊玛塔坦》、《阿皮塔麻三给尼》、《巴力旺》、《嘎牙桑哈雅》、《桑格尼》、《档哈雅聋》、《档哈雅囡》、《麻哈娃》、《牙麻嘎》、《尼该》、《哈帕雅档哈》等。收集到2000多个单、验、秘方和傣医药动物、植物、矿物标本千余种。登记散见于各地的医药书籍手抄本73本，登记民间傣医274人。此外，在学术方面，西双版纳傣族自治州还多次召开学术经验交流会和研

讨会，鼓励傣族老医生献技、献策、献方，学术气氛十分活跃。与此同时，西双版纳傣族自治州傣医院对所收集到的经书进行了分类整理研究，广大科研人员还采用傣、汉两种文字翻译、整理、研究傣医药古籍经书10多部。其中，《西双版纳傣药志》1~4集介绍了411种傣药的名称、科属、形态、功能主治、药理药化等和26个古验方；《傣族医药方剂》反映了傣医学的发展全貌，分述方剂类别，剂型、治则治法、方解、毒副作用、临床应用、禁忌症等；《傣医名词术语解释》解释了傣医学用于病理、生理、组织及物质结构、人体脏器、医史、方书、处方、剂型、人物等方面傣医名词术语1000多条；另外还有《竹楼医述》、《傣医诊断学》、《傣医四塔五蕴的理论研究》、《傣族传统方药志》、《傣医中专班历程课试用教材》等，为傣医的临床、科研、教学提供了重要参考资料。共200余万字的《中国傣医药丛书》以及共100余万字的，由汉、傣、英三种文字对照出版的《中国傣医药图谱》，引起社会各界的极大关注，为傣医药的学习、研究提供了宝贵的资料。[①] 德宏傣族景颇族自治州也积极组织专人调查，多次召开老傣医座谈会和献方会，先后收集到傣医药古籍40余册。《传统傣医学手稿》记载了传统傣医关于医药、方剂、制剂方面的理论和治疗方法。至今保存下来的有在贝叶上书写的“贝叶本”和用树皮制成的纸张转抄的“棉纸本”种。这是我国医药遗产中的珍品，并已根据这些手稿资料整理编写出版了傣、汉文对照的《德宏傣药验方集》及《德宏傣药志》等。并整理、译注出版了《德宏傣族医药及其验方》、《傣医验方集》、《德宏民族药名录》、《傣药加工与炮制》和《傣医诊法》等多部傣医典籍。

目前，由云南中医学院和西双版纳傣族自治州傣医院联合组织实施的“二十一世纪傣医大学本科教材”的编撰课题，《傣医基

① 林艳芳：《傣族医药学基础理论》，昆明，云南民族出版社，2003。

础理论》、《傣医诊断学》、《傣药学》、《傣医药学史》等6部教材已通过国家中医药管理局鉴定，即将出版。大量傣医药古籍发掘整理和出版，为研究傣医药学提供了有价值的依据，为深入开展傣医临床、科研和教学奠定了基础。

藏医 西藏和平解放后，党和政府大力扶持藏医药事业，组织藏、汉医务人员对藏文医药典籍进行整理，翻译出版了《月王药诊》、《晶珠本草》、《四部医典》、《蓝琉璃》、《饮食正要》、《祖先口述》、《珊瑚验方》等著名医书，其中《四部医典》有三个汉文译本；西藏自治区整理出版了《四部医典》原文本；李多美译注了《藏医药选编》。《四部医典系列挂图全集》藏、英版和藏、汉版获中国图书奖、首届全国优秀医史文献图书及医药工具书金奖，在国内外影响甚大，堪称巨著。此外有关部门还编著出版了《青藏高原药物图鉴》载药378种；《西藏常用中草药》载药440种；《藏药标准》载藏药174种，成药290方；《中国民族药志》（Ⅰ、Ⅱ）载藏药112种；《迪庆藏药》载药650种；《中国藏药》（一）载药346种；《中华藏本草》载药1400种。随着藏医药研究在继承和实践基础上的深化，一批具有很高价值及影响的论著得到整理编写和出版，如《中国医学百科全书·藏医分卷》、《藏传天文历算大全》、《甘草本草明镜》等；仅2007年就出版了《藏药方剂大全》、《藏医学大辞典》、《藏药方剂现代研究》和国家级藏医学专家强巴赤列编著的《四部医典彩色挂图解蓝琉璃之光》等藏医药巨著，这些巨著在全国乃至世界都是独一无二的。[①] 藏医药古典文献的译注和出版，极大地促进了藏医学术交流和藏医药学的发展，使藏医药资源获得了更有效的开发利用。

彝医 云、贵、川等省的彝族研究机构十分重视彝文医药古籍的整理译注工作。自20世纪80年代以来，贵州民族学院彝文文

---

① 张新建：《让民族医药之花绽放》，载《中国卫生》，2008（3）。

献研究所，云南省民委古籍办，云南楚雄彝族文化研究所，云南红河哈尼族彝族自治州民族研究所，云南玉溪、迪庆等地州民委古籍办，毕节地区彝文翻译组以及赫章、威宁等县民委古籍办等机构陆续整理翻译了上百部彝文古籍，其中包括许多医药古籍。由云南省古籍办出版《献药经》、《彝族医药学》；云南民族出版社出版《中国彝族民间医药验方研究》；贵州毕节彝文翻译组出版《寻药找医》；贵州省仁怀县彝文古籍办出版《启谷署》；四川省凉山彝族自治州甘洛县译注《造药治病书》；中国医药科技出版社出版《彝族医药》、《彝族医药珍本集》等。20 世纪 70 年代以后，云南楚雄彝族自治州人民政府两次开展了彝族医药和天然药物的全面普查，在州内发现彝族药 1292 种，发掘出彝文医药书籍 28 本，系统整理鉴定了彝族药标本 1013 种，并从中选出部分彝族药，编成了我国第一部彝族药专著《彝药志》，该书记录了 103 味药物，每一味药物下又有若干个组方，并附有典型病例报道，具有较强的实用价值。《彝医动物药》汇编了彝医历史上有记载的动物类药材 200 余种，比较系统地收集了彝医古文献记载和民间流传的用药经验。《哀牢山彝族医药》则是一本根据哀牢山新平县老五斗流传的两部彝族医药手抄本和哀牢山元江县三马头一带流传的两部彝族医药手抄本，经翻译、注释、调查、整理了上百万字而成的专著。由李耕冬等编著的《彝族医药史》，是一本取材于云、贵、川彝族典籍和历史史料，反映彝族医药发展历史的专著。[①] 此外，各彝区民委、科委、药检所以及相关学者还整理、翻译、出版了《峨山彝族药》、《彝族医经》、《哀牢本草》、《彝汉针灸》、《彝族医药学》、《楚雄彝州本草》等。这些彝族医药典籍的译注出版，对发掘民族传统医药遗产有着重要的研究价值和现实意义。

① 王敏：《现代彝族医药文献研究综述》，见《彝族古文献与传统医药开发国际学术研讨会论文集》，昆明，云南民族出版社，2002。

（二）民族口碑医药古籍文献的发掘整理和译注出版工作成绩显著

无通行文字的民族医药如壮、苗、瑶、土家、仡佬、布依、拉祜、水、羌等，其发掘整理工作也取得了重大突破。当然，由于这些少数民族传统医药资源丰富，分布广，保存散，以口承方式流传，容易流失，因而还需要进行大力发掘和总结整理。目前，壮医学、土家族医学、瑶医学、苗医学的古籍文献遗产的发掘整理工作已取得一定成就，汇编出版了一批重要成果。例如，壮医药虽缺乏文献记载，但其发掘整理工作也取得了重大突破。到1992年止，广西共进行了两次大规模的民族医药古籍普查整理工作，共普查72个县，民族医10000余人，收集民族医验方、秘方31000多条以及民族医药古籍手抄本197部、医史文物44件，收集民族药标本16000多份，特别是由壮医专家黄瑾明等人挖掘整理的壮医药线点灸疗法，受到国内外医学界的瞩目。[①] 几年来，壮医学出版了《壮族医学史》、《中国壮医学》、《中国壮药学》、《中国壮医内科学》、《壮医针挑法》、《壮医药线点灸疗法》、《观甲诊病》、《常见病民间传统外治法》、《发掘整理中的壮医》、《文山中草药》；瑶医学出版了《中国瑶医学》、《中国瑶药学》、《实用瑶医学》等。此外，贵州黔东南苗族侗族自治州民族医药工作者，经过对苗族、侗族医药史料的调查搜集和整理研究，编辑出版了《苗族药物集》、《贵州苗族医药研究与开发》、《苗家养生秘录》、《侗族医学》和《侗医吴定元小儿推拿经验》、《苗族医药》、《苗族医学》等民族医药专著，不仅将苗族、侗族医药的基本理论及临床经验予以初步展现，而且结束了苗族、侗族医药无文字记载

① 李晶晶：《我国五个主要民族医药的发展概况》，载《中国民族医药杂志》，2008（8）。

的历史，为深入研究和发展苗族、侗族等民族医药理论及民族医药文化提供了依据，为开发研制民族药新药提供了理论基础。该州民族医药研究所还即将出版《侗族药物方剂学》、《侗族常用药物图鉴》、《苗族常用药物图鉴》和《黔东南州中医、民族民间医生名录》等。一些民族医药书稿如《侗医吴定元——〈草木春秋〉书稿整理研究》、《黔东南中草药、民族药物名录》、《仫佬族单验方集》、《侗医诊断学》等正在整理编写。[①] 云南省普洱地区民族传统医药研究所对拉祜族医药进行了研究和整理，出版了《拉祜族常用药》，该书介绍了100种拉祜族药，结束了拉祜族医药无文字记载的历史；傈僳族虽有文字但医药经验没有文字记载，直到1989年有关专家对其医药进行考察整理，出版了《怒江中草药》一书，才结束了傈僳族传统医药无书籍可考的历史；大理白族自治州人民政府收集整理以白族为主的民族药物83种、方剂466个，编成《大理中药资源志》；由云南省玉溪地区药检所和元江哈尼族彝族自治县药检所整理出版的《元江哈尼族药》，集中介绍了100余种哈尼族药；中国医学科学院药用植物资源开发研究所整理出版了《中国佤族医药》，这也是第一本关于佤族医药的书籍，采用佤文与汉文双语对照；由云南德宏傣族景颇族自治州药品检验所总结整理的《德昂族药集》，是德昂族的第一部药物专著。此外，贵州省还整理出版了《中国医学百科全书·苗药卷》、《仡佬族医学》、《布依族医学》，四川省出版了《羌族医药》等。

二、西南少数民族医药古籍文献资源得到一定的传承、发掘与弘扬

1980年，卫生部在“全国中医和西医结合会议”上提出了

---

① 黔东南苗族侗族自治州民族医药研究所，http://baike.baidu.com/view/2169584.htm/2009-02-02。

“当前应当努力发展各少数民族医药宝库，不断提高其科学水平”的号召。多年来，古籍文献作为各民族医药文化的重要载体，随着少数民族医药文化研究的深化，其信息资源也得到了一定的开发和传播。

（一）民族医药古籍文献中的特色疗法得到充分研究利用

每个民族在长期的医疗实践中，摸索和总结出了许多独具特色的诊断方法以及治疗疾病的经验，这些方法和经验被归纳、积淀在民族医药古籍文献中，成为民族医药古籍遗产宝库里的重要内容。

藏医传统特色疗法主要有放血疗法、火灸疗法、电熨疗法、药浴疗法、推拿疗法、针刺疗法、泻脉疗法等多种疗法，在藏医经典《四部医典》、《月王药诊》以及历代诸多藏医名家所著述的古籍文献中，论述了许多富于藏医特色的诊疗技法，这些丰富的内容为当前藏医理论研究和临床运用推广提供了重要参考。例如，藏医药浴疗法是将全身或部分肢体浸泡于药物煮熬的水汁中，然后卧热炕发汗，以祛风散寒、化淤活络，达到治病目的的一种疗法。藏医经典《四部医典》中，列有专章讲述药浴疗法。13 世纪藏医南北两派和宇妥·元丹贡布等历代藏医名家都著书论述了药浴疗法。此疗法沿用至今，经久不衰。历史悠久的藏医艾灸疗法，在今天的临床运用中仍十分广泛。《四部医典》云：“药之不及，必须灸之”，并对其适应证有详尽的记载：“可施火灸疗法之病症，食积火衰浮肿水肿痞，胆寒头部四肢之黄水，痰核炭疽以及虚热症，疯癫健忘一切脉疾类，发热之后一般火灸除。总之风痰所转诸寒症，脉病黄水火灸堪称奇。”又如，藏医的金针疗法，《四部医典》中专书一章，对此疗法从器械、穴位、方法、效果等方面进行详尽论述。藏医北派强巴·南杰札桑及南派舒卡·年姆尼多吉以及很多历代藏医家均有详尽叙述。此外，著名藏医昌狄·班旦措吉在《解剖明灯》一书中所绘制的人体解剖图，为金针等外科手术疗法奠定了基础。

2002—2005年，西藏卫生厅投入50万元为全区地、县藏医院和县人民医院藏医科以及乡镇卫生院配置了200套藏医药特色疗法器械，包括金针、火罐、火灸和放血器具，编写出版了《农牧区藏医药适宜技术（特色诊疗技术）推广手册》，每年举办藏医特色诊疗技术骨干培训班。目前，西藏地区级以上藏医院都普遍使用上述疗法。青海省藏医院在藏药浴治疗风湿性疾病、皮肤病等方面积累了大量经验，并起草了《藏医真吾病（类风湿）诊疗标准》，经2006年全国藏医药学术研讨会讨论通过，开始试行。藏医已对五疗技术，即针刺放血、灸法、涂擦推拿、敷疗、浸浴5种主要外治法进行了整理研究和系统总结，并作为一种特色专科加以推广。另外，对藏医尿诊法、放血疗法、穿刺疗法等也都进行了深入研究和临床专科实践。

傣医药具有较为完整的医药体系，就目前发掘整理的医药古籍文献资料看，傣医药不仅在理论上有着较为成熟的发展，而且在诊断与治疗疾病方面也积累了丰富的经验，并产生形成了傣医的专门诊断著作《刚比迪沙嫡巴妮》。傣医的诊断方法有问诊、闻诊、望诊和摸诊，其内容与汉医药学的望、问、切诊相似，但在理论上却融汇了傣医的“四塔五蕴”思想，和汉医药学有所差异。傣医的特色治疗技法已有两千多年的历史，讲究内病外治，外病内治，内外结合，上病治下，下病治上，具有很好的疗效。为了充分发挥傣医特色诊疗技术在医疗卫生方面的服务范围，云南省西双版纳傣族自治州民族医药研究所和州傣医医院把“傣医外治法的技术规范研究”列为科研课题，多年来，傣医科研、医务人员以傣医典籍中重要的“四塔五蕴”理论为基础，运用内病外治、外病内治和内外结合的傣医治疗手段，依据傣医传统疗法：“烘雅”、“暖雅”、“阿雅”、“哺雅”、“沙雅”、“果雅”、“咱雅”、

"芬雅"、"打雅"、"乎雅"、"过"、"报"、"闭"、"秧郎拥"、"拔郎多"等，创立了熏蒸疗法、睡药疗法、洗药疗法、坐药疗法、刺药疗法、擦药疗法、包药疗法、皮肤康复美容法、药膳茶酒疗法等多种治疗方法，在疾病防治和健康保健方面取得了显著疗效，这些疗法技术成熟，疗效肯定，正在推广。2007年，经专家论证会论证，《傣医胆汁特色诊法技术规范化研究》、《傣族医药特色疗法"上法"的规范化研究》、《傣医睡药特色疗法技术规范化研究》等14个子课题被纳入国家级专项研究项目组织实施。[①] 现今，西双版纳傣族自治州傣医院已成为中国傣族医药科研、教学、临床的重要基地。

壮医在长期的医疗实践基础上，形成并积淀了许多独特的诊断和治疗方法。以诊断来说，除了较为重要的目诊法之外，还有望诊、问诊、按诊、脉诊、舌诊、甲诊等多种方法；治疗方法除了数以万计的验方、秘方、单方之外，还有许多简便廉验的治疗技术和预防方法，如壮医药线点灸疗法、壮医药物竹筒拔罐疗法、壮医针挑疗法等，极富民族特色。广西壮族自治区卫生厅组织开展了壮医目诊对肿瘤、消化性溃疡、痔疮、高血压、糖尿病、腰椎间盘突出等病症的诊断研究，壮医望诊诊断肝病的研究以及舌诊、甲诊、指诊、耳诊、闻诊、询诊、按诊、腹诊、脉诊等其他诊法的初步整理，将这些诊法编入《壮医内科学》推广应用，同时开展了壮医药线点灸治疗支气管哮喘临床研究、壮医药罐疗法治疗痹病研究、壮医针挑疗法、壮医穴位刺血疗法及壮医经筋疗法等研究。对疗效肯定、技术成熟的壮医目诊法、药线点灸疗法、药物竹筒拔罐疗法和瑶医火功疗法、瑶医药浴法、苗医熏蒸疗法，加以全面推广，编写出版了《壮医药线点灸疗法》、《壮医药物竹筒拔罐疗法》、《壮医刺血疗法》等书籍作为推广适宜技术的培训

① 张新建：《让民族医药之花绽放》，载《中国卫生》，2008（3）。

教材。

贵州省对民族医特色临床诊疗技术的整理研究利用也取得了较大成效。在黔东南苗族侗族自治州民族医药研究所内，利用侗医特色疗法优势开设了侗医专科、蜂医学疗法专科和骨髓炎专科；在黔东南苗族侗族自治州中医医院开设苗医专科，应用苗医药方法治疗结核病、妇科病、中老年慢性疑难病很有特色。此外，贵州省的民族民间医生也广泛应用苗族、侗族传统医药特色疗法遗产资源治疗各种疑难杂症，如高血压、蛇咬伤、皮肤炭疽病、骨折、骨质增生、肝病、外伤性和中风后遗症引起的瘫痪等慢性疑难病，取得了很好的临床效果。①

（二）民族医药古籍文献中治疗特色病种的研究逐步完善

民族医学在处理一般地方常见病的基础上，对某些疑难病症有突出疗效。例如，藏医治疗脑血管病、中风后遗症、高原病、癫痫、肝胆疾患、胃病、关节炎，瑶医治疗恶性肿瘤、红斑狼疮，彝医治疗疮疡、中毒症、水肿、小儿疾病，傣医治疗感冒、胃肠病、食物中毒、关节病、妇科病等，苗医治疗妇儿科疾病、骨伤、虫咬蛇伤、皮肤肿疖、瘴岚秽浊诸病均有较好的声誉。对一些常见病、多发病，如感冒、肠胃病、妇科病、骨折、关节病、蛇咬伤等，少数民族民间医药有不少随手拈来的灵验的单方、草药、土法和手法，使偏僻农村小病不出门、小伤不出村，甚至对某些疑难病也有出人意料的绝招，成为民族地区防治疾病和康复保健不可缺少的卫生资源。

彝族先民留存有大量的医药总结性文献，记载有许多治疗某些疑难疾病的知识，如著名的《双柏彝医书》、《启谷署》、《医病

① 黔东南苗族侗族自治州民族医药研究所，http：//baike. baidu. com/view/2169584. htm/2009－02－02。

好药书》、《医病书》、《聂苏诺期》等，以及无数彝族民间医家口授延续下来的秘方、单方和验方，涉及对内科疾病、妇产科疾病、儿科疾病、皮肤科和骨伤科疾病等许多特色病种的治疗经验，对治疗一些疑难杂症和多发病、地方病，如风湿痹症、胃和十二指肠溃疡、伤筋接骨、消炎、止痛、妇科病、黄疸性肝炎、肾炎等有明显效果。多年来，彝族医药古籍文献为学者研究彝医治疗特色病种方面提供了珍贵的资料，极大地推动了彝族医学的临床试验和科学研究的发展。在云南楚雄彝族自治州中医院，设有专门的特色病专科，致力于彝族特色病种治疗经验的临床应用和研究总结，较好地推广和运用了彝族医药这一珍贵的民族文化遗产。

西藏藏医药研究所在对经典方、验方进行筛选的过程中，总结和整理了治疗肝病、骨折、皮肤病、妇科病等疾病的优良配方，经临床观察和资料分析，为新药开发研究提供了宝贵经验。近10年来，藏药的剂型改革取得较大成绩，改变了原来藏药药丸粗、大、硬、难以服用、不易崩解等缺点，如洁白丸、十味龙胆花颗粒等剂改都比较成功，从而提高了疗效、方便了患者、扩大了销售。

贵州省民族医药以苗医药为主，在皮肤病、骨折、烧烫伤、结核病、骨髓炎、妇科病、蛇咬伤等疾病的治疗方面有着独到的疗效。如黔南布依族苗族自治州中医医院苗医皮肤科用苗药解毒汤、苗药白癜风祛风汤，通过内服、外搽、熏蒸等方法，治疗牛皮癣、白癜风，有效率达50%～60%。黔东南苗族侗族自治州中医医院苗医结核病科，运用苗药处方天云散治疗继发型肺结核，明显改善了病人症状。黔东南苗族侗族自治州民族医药研究所门诊部用侗族医药斑鸠站、过路黄、铧口菜、蛇莓等鲜药，经简单加工后敷于患处治疗骨髓炎，具有止痛、拔脓、排毒消炎、生肌活血、促进受损坏死骨修复和瘘管伤口愈合的作用，治愈率达90%以上。

（三）民族医药古籍文献资源成为民族医学理论完善和科研发展的基源

民族医药古籍文献信息资源是经过数千年临床验证，包括载录在古代文献中的大量验方、单方、秘方以及许多独到的治病经验、技能、方法等，它们都是重要的信息资源，支撑着各民族理论体系的构建，为现代医药科研提供了难得的思路和技法，也为民族医学学科的发展奠定了资源基础。

首先，西南地区少数民族医药古籍文献史料的发掘整理研究，促进了各民族医学理论体系的建立。近几十年来，民族医药的文献资料逐步得到完善，没有文字的民族医药经验也用汉文记录下来并进行了理论上的总结梳理，各民族医药理论体系的轮廓越来越清晰。随着藏医药古籍文献、傣医药古籍文献的系统发掘整理，藏医学、傣医学等已成为我国目前具有各自独特理论体系的民族传统医药学；同时，随着彝族有关医药古籍史料发掘整理的完善，彝医药有望成为我国继藏医药和傣医药之后的另一传统医药学。有的民族虽然没有文字，但医药资源丰富，目前用汉文编纂出版了医学著作，梳理出了固有的理论并使之系统化，取得了学术上的重大建树，如壮医学、瑶医学、侗医学、土家医学等。

文传医药理论的建立，以彝医药为典型。目前，彝医药已初步具备一定建立完善医学理论体系的条件。例如，当前已挖掘出来记载有很多医学药学理论的医药文献近百部，并已经过理论化和系统化——在基础理论方面，形成了《宇宙人文论》为基础的“清浊二气”及其“气路学说”，《西南彝志》的气血经络理论；在病因病机方面明确划分为风症、箭症、毒症、蛊症、尔症等十几类；在预防医学方面，强调无病预防、有病早治；治疗方面，彝医将诊断划分为望、闻、问、切四诊；在临床治疗方面，总结出了服用药物的内治法和包括外敷、针挑、拔火罐等外治法等，使彝族医药学具备了一种民族医药应该具有的完善而独特的医学理论体系的元素。

口碑医药理论的构建方面，以壮医药的成就最大。近20年来，随着对壮医药古籍文献史料的有计划、大规模的发掘整理研究，壮医药形成了自己的理论体系和临床体系，奠定了壮医药在我国民族传统医药领域中的学术地位，促进了壮药资源的开发利用。由广西壮族自治区卫生厅民族医药古籍整理办牵头的民族医药普查工作，1986—1992年历时6年，搜集了包括壮医药验秘方在内的民族民间验秘方3万条，出版了近百万字的《广西民族医药验方汇编》（载方6000余条），采制民族药标本10000多份，特别是发现壮药新资源390多种，编写了《广西壮医药新资源》一书，并深入调查了民间草药医、民间医药卫生习俗和出土文物，整理出了壮医在基础理论、临床实践、药物方剂、治疗技术等方面的内容，使壮医药基础理论框架基本形成。随着壮医药理论的发掘整理和形成，壮医药古籍文献资源对壮医临床和壮药资源的进一步开发利用发挥了应有的指导和促进作用。

自党的十一届三中全会以来，贵州医药卫生、民委、科研部门在调查民族医药古籍史料的基础上，收集整理出了“二纲”、“五经”、“三十六症”、“七十二疾”和“两纲”、“两病”、“三十三临症”、“四十九翻”、“十丹毒”、“六疗”、“六黄”以及“三十六经”、“七十二疾”、“一八单八症”等苗医理论线索，丰富和完善了苗医药理论体系。

其次，各民族医药理论体系的逐步完善，促成了民族医药科研和学科建设的深入发展。近10年来，全国民族医药的科研成果总计近300项，其中省部级成果30多项。召开了40个全国性的民族医药学术会议，涉及藏、蒙古、维吾尔、傣、朝鲜、壮、苗、土家、彝、侗、瑶、畲12种民族医药。其中，藏、傣、彝族医药还召开了国际学术研讨会。2004年，国家中医药管理局启动了西部重点扶持学科建设项目，设立了民族医药重点扶持建设学科，其中包括藏药学（制药）、藏药学（生药）等，各民族地方也相应建立并扶持了一批民族医药重点学科，并于“十五”期间组织民族医药本科规划教材的编写工作，其中藏医药本科教材25门、傣医药本科教材7门，以上国家规划教材已经基本出版发行。各地还先后编写出版了一批民族医药教材，如甘肃中医学院藏医学院编写出版了17门藏医大专教材，广西中医学院编写并出版了壮医药学12门本科教材。此外，广大科研人员在发掘研究傣族医药古籍文献的基础上，也取得了一系列显著的科研成绩。西双版纳傣族自治州政府组织科研人员先后申报傣医药科研课题66项，其中国家级14项、省厅级11项、地州级9项，发表相关学术论文200多篇，并从所收集的7000多个傣医传统经方、验方、秘方中筛选出43个方药，按照省院内制剂的要求完成了相应的研究工作，并获得省院内制剂批准文号，应用于临床，收到了良好的经济效益和社会效益。

（四）民族医药古籍文献资源的临床应用优势逐步展现

少数民族医药古籍文献不仅是一种珍贵的文化资源，还是一种重要的临床运用资源。随着民族医药的科学研究不断深入，民族医药古籍文献资源在临床实践中的优势逐步显现。在当前全面振兴民族医药的过程中，民族医药生存的能力要通过临床疗效来确定。据国家中医药管理局有关人士介绍，“十五”期间，民族医药列入局科技专项的课题有25个，“十五”国家科技攻关课题“名老中医学术思想、临证经验总结和传承方法研究”中也有民族医药（藏医、傣医）专家被列入研究之列。在长期与疾病作斗争的过程中，各少数民族总结出了许多好的经验，如藏医对高原病、高血压、中风、肺心病、风湿病、肝胆病、肠胃病等的治疗；蒙古医对骨伤、脑震荡、白血病、牛皮癣、甲亢等疾病的治疗；维吾尔医对心血管病、胃肠病、男科病、白癜风等的治疗；瑶医对肿瘤（如肺癌、肝癌、胰腺癌）和红斑狼疮的治疗；傣医对感冒、胃肠病、食物中毒、关节病、妇科病的治疗；苗医对妇儿科疾病、骨伤、虫咬蛇伤、皮肤肿疖、瘴岚秽浊诸病的治疗；彝医对高血压、高血脂、冠心病、创伤、各种眼疾的治疗；壮医对痧、瘴、蛊、毒、风、火、湿诸病的治疗等，经验丰富，别具一格，疗效显著，深受群众欢迎。少数民族医药古籍文献资源所具有的丰富的实践经验和独特的理论，在临床方面形成了独特的优势，它不但对疾病的治疗起到积极作用，而且对疾病的未病先防和即病防变等方面皆起到很好的效果。例如，藏医对疾病的预防有着相当丰富的内容，除了药物防治之外，还有灸法、搽涂外敷法、药浴、药膳等防治疾病的方法；苗医包括了简、便、廉、效的治疗方法20余种之多，有外敷疗法、饮食疗法、护理疗法、针疗法等；壮医、傣医、彝医以及苗族、瑶族、土家族、拉祜族等少数民族医学也各有其独特的医疗方法和特效方药。这些别具一格的民族医药资源已在各民族地区医院获得了广泛的开发应用，并为人民群众的医疗保健作出了重要贡献。

与此同时，临床领域对民族传统特色医药资源的深入开发，也带动了民族医特色专科在全国各地的建设，展示了民族医专科专病的特色和水平。2001年，国家中医药管理局下达全国民族医重点专科（专病）建设项目14个。其中，一类重点项目为藏医心脑血管专科（北京藏医院），藏医外治专科（西藏），傣医传统特色疗法专科（云南），藏医药浴专科（青海）等；二类重点项目包括藏医胃病专科（四川），藏医胃病专科（甘肃），壮医目诊专科（广西），苗医皮肤病专科（贵州），苗医、土家医风湿病专科（湖北），苗医、土家医结肠炎专病（湖南）等。以上民族医重点专科集中反映了民族传统医药资源在临床实践中的运用和推广水平，是各族人民优秀传统医药文化得到有效传承和弘扬的有力证明。

（五）民族医药古籍文献资源的产品开发呈多样化

当前，西南各省区通过对少数民族医药古籍文献资源的挖掘利用，研制开发了大量具有市场前景的产品。主要体现在：①对少数民族古籍文献中珍稀地产药物的新药开发研究；②对少数民族古籍文献中特色医疗方法的产品开发研究；③对少数民族古籍文献中有效单验方的新药开发研究。在此以土家族口碑医药档案遗产资源的产品研发为例。土家族医药历史悠久，内涵丰富，不仅有完整的医药学理论，而且有较为广泛的应用基础，在土家族民间长期使用行之有效的单方、验方和特色医疗方法，极具市场开发前景和较大的潜在经济效益。通过多年的研发，有关人员已研发出极具现代化科技产业化开发前景的多种产品。包括：①土家族特色疗法的产品，如土家族医药瑰宝梵净山“九皇娘美容器”、土家族医药珍宝“土王魔球按摩器”、土家族医药“痛症超导新医诊疗法”产品、土家民族医药奇珍“土王长寿药枕”、土家族“荨麻蜇刺疗法”的开发研究等；②土家族单验方的新药产品，如土王保阳长寿酒、土娘保阳长寿露、土王清肺止咳露、土王赶毒伤风灵片、土王赶毒保肝冲剂、土王消肿百棒酒、土王消癌肿痛灵、土王三通尿淋清、土王三通脑心康、土王戒毒净等20余个品种；③土家族保健食品，如土家胡桃龙枣酒、土王五加玉珍液、土王刺梨干红、土王傩堂神爽酒、土王傩神爽口茶、土王猕猴长寿饼、土王荣发美容糕。①

土家族医药古籍文献中疗效卓著的单验方很多，以上开发的产品是从千百个土家族医药单验方、特色疗法和众多的保健知识

① 朱国豪、朱娜琳：《土家族医药的学术价值和开发研究概述》，载《湖北民族学院学报》（医学版），2007（3）。

等遗产中筛选出来，并经过一定的临床实践证明有确切疗效的，成为代表土家族医药文化资源的特色品牌，为振兴贵州和四省民族医药产业作出了贡献。在民族医药振兴背景下，西南地区的少数民族医药古籍文献遗产因其蕴藏的科技含量和经济含量，相信将以其悠久灿烂独特的医药文化资源成为我国民族医药产业的一支新的生力军。

（六）民族医药古籍文献资源的研发带动了医药产业多元化发展

目前，我国少数民族医药文化事业蓬勃发展，西南地区的藏族、傣族、壮族、苗族、彝族的医药文化的保护与开发走在了其他少数民族的前列，其中藏族医药文化的产业化开发具有非常典型的示范效应。在对藏医药学古籍史料、文献资料的深入挖掘、抢救、整理、研究的基础上，目前已经形成了藏医疗、教学、科研和藏药生产的完整体系。西藏现有22家藏药企业，其中既有奇正藏药、诺迪康药业、西藏藏药等现代化大型制药企业，也有规模较小、主要面向农牧民用药的传统藏药生产企业。在市场开拓方面，按照藏医先行、医药并举的原则，将在我国东北、华北、华南、华东、西北、西南等主要中心城市联合建立藏医院。[①] 现以藏药浴这一特色资源来做具体说明。藏药浴是藏医经典著作《四部医典》中论述到的一种临床方法，在这一典籍中记载了丰富翔实的药浴药物治疗经验，包括100余种药浴使用的药物以及对各种疾病的药浴配方。在藏医药事业的发展下，藏药浴也获得了多元化的继承、整理、挖掘和发展，从一种单纯的临床外治方法向一门学科和一项医疗事业迅速迈进。目前，大部分藏医院都设有藏

① 董振国、拉巴次仁:《藏医藏药发展新蓝图》，http://. www. tibetinfor. com. cn. / 2002年8月13日。

药浴专科，许多藏医院还将药浴作为特色专科和重点专科来建设，藏药浴的临床实践更加系统和深入发展。此外，藏药浴的社会影响也在不断扩大，从内涵上来说，藏药浴正从一种单一的治疗功能，向康复功能、预防功能和休闲功能全面扩展；从机构设置上来说，藏药浴以藏医院为基地，向其他医院和保健机构渗透；藏药浴的影响已从藏区向东部地区乃至海外扩展。[①] 上述成功经验和做法有效带动了西南地区其他少数民族医药文化遗产的开发。贵州的苗医药，云南的彝医药、傣医药，广西的壮医药等古籍文献资源也正在进行不同程度的发掘整理和开发利用，极大地促进了当地经济和社会的发展。

第二节　西南少数民族医药古籍文献发掘利用存在的问题及分析

众所周知，民族医药是中华民族传统文化的重要组成部分。据不完全统计，目前存世的民族医药古籍文献可达数万册，数量十分丰富，这些珍贵的文化遗产是民族医药学得以生存和发展的重要基础，也是当前民族医药学继承和创新工作的主要资源。多年来，党和政府一直十分重视民族医药的传承和发展问题，从宪法和法律上保护，政策上支持，与此同时，各级政府、部门也投入了许多人力、物力、财力，在加强民族医药的发掘整理研究方面做了大量工作，取得了令人瞩目的成果。当然，强调要“振兴民族医药”，这是相对当今民族医药发展的颓势而言的；强调保护和发掘民族医药古籍文献遗产，这显示了民族医药古籍文献遗产的破坏仍然严重，发掘整理不力。可以说，西南少数民族医药古籍文献发掘利用正面临着宏观和微观两个方面的问题。

---

① 黄福开：《论藏药浴的学术内涵及其发展》，载《中国藏学》，2002（2）。

一、西南少数民族医药古籍文献开发面临的挑战

（一）民族文化认同感逐渐淡化

随着全球经济一体化的发展，强势文化对弱势文化的冲击和同化正在悄然进行，少数民族中青年人对于本民族的意识和文化认同感在淡化。西南少数民族的本族意识弱化主要体现在年青一代身上，具体表现在：①他们对本民族的历史文化知之甚少。今天，各民族的青少年一代对本民族的族源族称、历史演变、宗教信仰、风俗习惯等文化了解不多，越来越多的少数民族和汉族杂居或聚居在一起，其传统的生产生活方式被逐渐汉化，年轻人对本民族的了解多为间接来源，如书本、媒体等。②许多年轻人已不会说本民族语言，更不认识本民族流传下来的珍贵文字。我国宪法、民族区域自治法和有关法律法规都有保障少数民族语言文字使用的规定，为抢救濒危少数民族语言，我国政府在教学和使用上尽量为其创造有利条件，但是不会讲本民族语言、不懂本民族文字的人数仍呈增多趋势。这就意味着，随着时间的推移，懂得本民族传统文化和语言文字的人越来越少，纵然保存下来大量载有本民族历史文化的档案文献，也因无人通晓语言文字而终将成为“天书”，令人叹惋。③许多年轻人不懂本民族的传统习俗，不穿戴本民族服饰，不会本民族歌舞，不学习本民族的传统技艺。[①] 照此下去，不要多长时间，多则30年，少则10年，各少数民族的语言、神话、仪式、传统技艺、习惯以及音乐、舞蹈、口头传说等将会在社会上消失。由于缺少了共同生活的区域，西南少数民族地区的语言和文化多样性正受到威胁，各少数民族的民

① 刘吉燕：《云南少数民族历史档案的开发利用研究》，昆明，云南大学，2008。

族意识日渐弱化，其民族文化认同感也日趋淡化，这将使丰富多彩、卷帙浩繁的少数民族古籍文献面临着散失生存土壤的危险。

（二）民族传统医药受现代文化特别是西医的冲击较大

由于现代工业文明和市场化的猛烈冲击，许多民族传统医药文化被破坏，甚至处于濒危状态——名医消逝，名方流失，名药失传。世界各地原住民世代使用的传统药物正在被现代药物所替代，曾经广泛存在和应用的民族医药知识正在悄悄解体消失。我国的民族民间传统医药知识也同样面临着消失的危险，特别是无文字记载的民族民间医药知识，如不及时研究整理，有可能在10～20年内永远消失。[①] 此外，民族药物资源浪费和破坏严重。尽管全国性保护区已建立了400多个，但濒危的药物品种还在增多，速度还在加快。由于近年来制药工业原料需求大幅上升，各地不断发现新药、新原料，导致民族药物的非法采收、乱猎乱杀和非法贸易活动十分活跃，造成民族药资源的破坏严重，有的野生植物、动物种类已濒临灭绝，植物如重楼、红豆杉、地不容、龙血树、雪莲、麻黄、萝芙木、山慈姑、千年健、美登木等，动物如老虎、蛇、穿山甲、犀牛等。同时，受森林砍伐、草场退化、环境污染等因素的影响，药源枯竭趋势日渐突出。某些不科学的流传甚至也导致药物资源的严重破坏，如传闻红豆杉木制作茶杯可以防癌，美登木提取物加入香烟中可以防癌之类。另外，虽然民族医药文化保护已进行了多年，也采取了一些保护、扶持措施，但仍有一些民族医药文化传承得不到延续，一些少数民族医药资料、档案、文献、文物、遗迹遭到不同程度、不同数量的损毁和流失。由于对少数民族医药的价值认识不足，许多人认为民族医

① 裴盛基：《传统医药现代化与民族医药的传承》，载《中国民族民间医药杂志》，2000（42）。

药在当下已经落后，大量珍贵的民族医药古籍文献得不到足够重视，没有及时收集，妥善保管，随意搁置、处理的现象十分普遍。加之近年来文物贩子在我国少数民族地区从事非法文物古籍的收购活动十分猖獗，导致我国的一些珍贵的民族医药古籍文献资料、档案、文物流失海外。

民族传统医药受到西医的冲击较大。自18世纪西医借助科学技术的发展，从经验医学转化为实验医学以来，西医迅速地面向全世界发展，成为今天的主流医学，受其冲击，各民族医学在其生长地的生存空间日渐萎缩，许多本民族的传统医药学面临着逐渐被西医取代而走向消亡的命运。在中国，由于对中国博大精深的传统文化了解肤浅，又受建立在西方文化基础上的西医影响太深太久，许多人完全以西医标准来评判与之截然不同的中医，认为中医不过是过时、守旧、落后的代名词。因而，长期以来中国医学界都存在着中医（汉族医药与民族医药）、西医的斗争，如中医药教育西医化、中药从业人员流失、中药鉴定依据美国标准等，甚至有人多次提出要废除中医。可见中国民族传统医学面临的处境是多么的艰难。

（三）社会对少数民族医药的认识不够

在近一个世纪里，由于教育和宣传不够等诸多原因，社会大众对民族医药的认识不足，重视不够，没有充分看到少数民族群众千百年来一直依靠民族医防治疾病的历史作用，对民族医药的科学性、民族医药机理、民族医药文化特色等方面的学术价值认识不足，认为有了西医和汉医就不必搞民族医了。因而，民族医药学长期处于无人负责的状态。有的人不深入基层，不了解少数民族的实际生活和医疗状况，自以为是，对民族医药采取轻视或否定的态度，他们以为现代化以后，这些“过时的”、“落后的”东西已没有保留的价值。

因此，尽管过去从总体上民族民间医药有“中医政策”给予一般性的支持，但长期以来对整个民族医药的继承发展缺乏全面规划，缺乏财力支持，缺乏工作力度。对农牧区基层民族医药人员包括一技之长者的保护、利用、培训非常不够，传统医药资源丢失严重，一些现代管理措施往往脱离国情，不考虑民族医药文化的客观存在和必要保护。西南少数民族大多生活在偏远山区，交通不便，有关部门重视不够，缺少专项资金投入。科研经费投入的严重不足，导致民族医药临床研究基地基础差，民族医药研究机构规模普遍较小，存在设备差、人手少、经费不足等问题，不少民族医药的基础理论、临床难题、药物作用无法得到说明和证明，民族医药科研成果不能尽快转化为生产力；临床医疗机构的投入不足，导致发展水平偏低，功能不健全，基本医疗设施不全，服务能力和水平不高；教育投入不足，形成民族医药大专院校（系）数量少，规模小，教学设备差，师资严重缺乏，毕业学生少等。而且由于现有的民族医药机构多在我国边疆少数民族地区或中西部经济欠发达地区，自然条件较差，经济发展缓慢，如果没有政府足够的资金投入，是很难依靠自身力量快速发展起来的。因此，投入不足是制约民族医药发展的重要因素之一。

此外，目前从事民族医药的科研人员的文化水平普遍偏低，科研能力差，只能做一些调查研究、文献整理、药物初选、临床观察等基层工作，缺乏对民族医药科研全面规划的能力，给民族医药的继承发展带来了许多困难，成为制约民族医药发展的瓶颈。

二、西南少数民族医药古籍文献发掘利用存在的问题

（一）西南少数民族医药古籍文献的保存现状

1. 分布情况

（1）文献分布地域较分散

西南少数民族医药古籍文献数量极为丰富，分布十分广泛，主要分布在西藏、云南、贵州、四川和广西等省区，此外，北京、天津、广州等城市以及美国、法国、英国、日本、缅甸等国均有收藏。由于医药学是一门实践性很强的学科，因此除了上述国家和地区的档案馆、博物馆、图书馆、寺院、文化研究所以及各地民委、民族医院、民族地区卫生部门、民族医药研究所、古籍整理办公室、民族语文工作委员会等处有专门的收藏外，还有部分医药古籍文献散存于民间，由各少数民族医生及有关群众收藏。由此可见，民族医学古籍文献的分布十分分散，不成体系，容易造成古籍文献的流失和发掘利用的困难。

（2）文献内容散存于多类古籍

西南少数民族都有着各自颇具特色的本民族医药理论知识，但目前公认的具有完善的本民族医药学理论体系的仅是藏族医药学和傣族医药学，而彝族医药、壮族医药等其他西南少数民族医药由于目前还没有发现理论性文献专著，所以不能说已经具有完整的本民族医药学理论体系。但是，我们不能依据医药专著的有无来判断民族医药古籍文献的有无和多少，因为他们大部分医药学的基础理论知识要么散存于浩如烟海的汉族医学文献中，要么是散见于哲学、教育、天文历法、宗教经文等诸多非医学的民族古籍文献之中的，因此我们对西南少数民族医药档案遗产发掘利用时，绝不能忽视了这部分重要的、丰富的医药内容。现以彝族

和纳西族的有关古籍文献为例。

彝文典籍文献中，除了有专门记载医案、药方的医药书之外，在宗教经典、哲学著作、教育论著等各类文献中也有载录医药内容的篇章。例如，彝文历史典籍《西南彝志》中载有《论人体和天体》、《论人的气血》等篇章；彝文物种起源传说典籍《物始纪略》中载有《药的由来》、《医药的根源》等篇章；彝文天文历法典籍《土鲁窦吉》中载有《论天象与人象的关系》、《论人体与阴阳的关系》、《论人的血和气》等篇章；彝文哲学典籍《宇宙人文论》中载有《人体同于天体》、《人类天地同》等篇章；彝文宗教经典《供牲献药经》中载有《寻药篇》、《采药篇》、《配药篇》等。又如，发掘于云南禄劝县的彝族宗教古籍《作祭献药供牲经·医药篇》就记载了不少珍贵的医药知识："天空青鹰胆，青鹰赤鹰胆；阴间眼花目眩药是也。云际鹞鹰胆，青鹞赤鹞肉；阴间快跑疾飞药是也。南方青蟒胆，青蟒赤蟒肉；阴间疟疾药是也。北方青虎胆，青虎赤虎肉；阴间痢疾药是也。……草果结顶端，草果头晕药。野穹崖间来，野穹杂邪药……配千万种良药为祖先治病。"① 彝族天文历法古籍《天文志》载："人身先产肾，肾与脾一对，壬与癸管肾，戊与己管脾，心显火之威，丙与丁管心，肝与肺属金，庚与辛来管。"彝医用五行理论阐述人体生理结构，把人与自然有机联系起来，视为一个整体，作为诊病用药的出发点。在这一思想的指导下，彝医治病用八卦分析疾病的外因，即时间、季节、气候、外部环境、方位年；用五行分析疾病的内因，即根据病人的属相、年龄、发病时间、致病因素，分析人体五行的盛衰。再看舌苔、脉象即可立方用药。云南省楚雄彝族自治州禄丰县干海资办事处大石头村老彝医杨沛、张武庄村老彝医杨正

① 转引自《彝文文献选读》（《作祭献药供牲经》节选），北京，中央民族学院出版社，1992。

芳、仁兴乡梅子箐村老彝医张树林、双柏县医院老彝医者伦在临床中能用上述方法诊治疑难杂症，且疗效显著。古彝文典籍中，除了独立的章节和专篇论述医药知识外，在各种典籍中也零星载录了不少医药知识。彝文典籍《劝善经》、《尼苏夺节》和宗教经典《鲁资楠道》、《设祖灵献牲篇》、《查诗拉书》等都不同程度地记载了有关医药知识，这些医药知识分布广泛，并有很高的参考运用价值。例如，在云南红河哈尼族彝族自治州民族研究所师有福收藏的几本星象学、占卜学、彝八卦等方面的古籍中，都涉及一些人体健康理论内容，可直接运用于医学临床实践。[①] 可见，众多彝族医药知识的保存是分散于其他古彝文典籍中的，有待于我们进行全面、细致地发掘整理与研究利用。

纳西族的大型文献东巴经，除了东巴们用象形文字记录并保存的包括社会、历史、经济、宗教、文学、艺术、哲学、天文、历法等内容外，还有一个重要的内容——医药医学。如果我们对其丰富的内容加以系统发掘、总结，从医药学的角度去审视、梳理，从中不难发掘出许多纳西先民创造的医药医术。例如，《崇仁潘迪找药》、《普称乌璐》、《古生土称和亨命素受的故事》这三部经书，通过活人追念亡人及其灵魂的叙述，阐述了人类生命的发生、发育、成长以及人生疾病求药不求巫的思想，表达了人类对药的渴望，其中涉及药的发现、药的分类、药的范围种类、药物加工配制、药的主治和功效等内容。此外，东巴经中有专门的《占梦之书》，占卜出人生疾病原因后并教人如何禳解的各种《巴卜》，专门占卜疾病的原因经，如《庚空都知绍》等，叙述了对“病因”的一些认识。东巴经中不仅有丰富的医药、病种，还有丰富的医术，并且有的还有具体操作的方法，如东巴经《崇搬图》记载了纳西祖先的“咸灸法”、“按摩术”；《都支》、《拔罐禁忌

① 鹿燕：《中国彝族医药文献现状及分析》，北京，中央民族大学，2004。

经》记述了纳西族的传统医术“火罐取血医病”法。如上所述，纳西族医药有相当部分的内容是记载于纳西东巴经中的。我们在丽江考察时发现，迄今为止，有关人员尚未对东巴经的医药学内容进行过系统整理总结。值得一提的是，通晓东巴文的老东巴，健在于世的只有几位，许多医药学内容，面临失传的危险。

(3) 文献状况在各地区不同

聚居于川、渝、滇、黔、藏、桂的少数民族，在西南地区的分布广泛，同一民族在不同地区有一定的人口分布，同一地区共同生活着多个少数民族，在民族分布上出现大杂居、小聚居的格局。因各民族所生活的地理环境不同、各民族文化发展不平衡等因素，西南少数民族医药古籍文献的分布数量、保存地点、古籍的内容、形式及其管理现状各地都有所差异。

首先，西南各民族医药古籍文献的分布呈现大分散、小集中的特点。例如，彝族在云、贵、川、桂等省聚居，因而西南彝族医药古籍文献主要分布在这些地区。云南省的彝族人口居西南地区彝族人口首位，迄今散存于民间或通过各种途径收集到的彝族医药档案也以云南省数量最多、分布区域最广。例如，《齐苏书》发掘于云南楚雄彝族自治州双柏县，《元阳彝医书》发掘于云南元阳县，《供牲献药经》、《医病书》发掘于云南禄劝县，《聂苏诺期》发掘于云南新平县，《三马头彝医书》发掘于云南元江县，《查诗拉书》发掘于云南哀牢山区，等等。四川凉山是彝族生活比较集中的地区，医药档案文献也主要分布在该地区。例如，彝文古籍医书《医算书》和《斯色此特依》就发掘于四川凉山。此外，各部门收集到的民族医药历史档案也具有以上特点。由于民族医药历史档案既是民族类文献，又是实践性很强的医学文献，还是传承各民族文化的载体，因而各地民族事务委员会、民族文化研究所、档案局（馆、室）、图书馆、博物馆、寺院、民族古籍办公室、民族语言委员会、卫生局、民族医院及其各地的民间民族医生、学者等都有一定数量的收藏；同时各个机构、部门之间对民族医药古籍文献的发掘整理工作由于各司其职，各自为政，沟通交流不够，这也进一步加大了从各地收集到的民族医药古籍文献的地域性分散。

其次，民族医药发掘研究工作缺乏系统性和统一的方法，大量的民族民间医药古籍文献尚未进行调查、描述和编目，尚有大量隐性存在的医药古籍文献的分布有待进一步落实。已经完成的工作停留在对书面医药古籍调查方法和整理水平上，缺乏对大量原生态口碑医药古籍的收集统计和整理。在西南地区生活的少数民族中，拉祜族、哈尼族、景颇族、傈僳族等多个民族的医药文献是以口碑形式存在的，如果还不加大这一部分丰富的口碑文献的发掘、记录和整理力度，势必将导致原生态民族医药古籍文献的永久消失。

再次，各地区对本地区民族医药古籍文献的分布状况重视程度有别，因此在整理利用方面也有明显差异。例如，贵州有关部门十分重视民族医药事业的发展，早在20世纪50年代就开展了境内民间医药的调查工作，在此基础上整理了包括不少苗族医药成果的书籍。1985—1988年，贵州中医研究所民族医药研究室专门立项，在黔东南、黔西南、黔南3个自治州进行了为期3年的、针对苗族医药古籍、手抄本、历史渊源、方药等内容的调查，收集掌握了大量的第一手资料。20世纪90年代，贵州省有关部门根据多年来所收集到的丰富医药古籍、手抄本、单验方进行了实验研究，并与市场结合，从而推动了贵州民族医药产业的大发展。

最后，各地在调查民族医药古籍文献分布上不够平衡和全面，若干民族地区尚未或较少开展调查研究，特别是一些跨境民族，如哈尼族、瑶族、景颇族等，从而导致这些民族医药资料的欠缺。与此同时，西方国家早已在泰国、越南、老挝、尼泊尔、印度等国家开展了哈尼、瑶、藏、苗等民族的传统医药知识调查，先后出版和发表了一批书籍和论著。[1] 我们在这方面存在的问题应引起有关部门的关注。

2. 载体情况

（1）西南少数民族医药古籍文献载体形态多样

西南少数民族医药古籍文献卷帙浩繁，种类繁多。按载体形式可划分为石刻文献、摩崖文献、器物文献、竹木文献、贝叶文献、纸质文献、布帛文献、兽骨文献、照片文献和口碑文献等。

众所周知，西南地区的很多少数民族的古代医药古籍文献，有很大一部分都是口碑文献，其载体形态为各民族语言。因为他们没有本民族的文字，无法以文字的形式记录其医疗卫生经验，而只能依靠代代相传的口碑来传递。这类民族口碑医药古籍文献分布极其广泛，数量难以计算，承载着西南各民族历史上总结的丰富医药内容。要收集、研究这类古籍文献，需要人们进行实地调查，做艰苦的调研工作。在这方面，近10多年来已经开展了并且取得了较好的成绩。例如，在广西壮族自治区，尽管壮族曾经有一段时间用过方块壮文字，或叫"土俗字"，但因受多种因素的影响，只在民间局部流行而未能规范化，为全部壮民接受，所以壮族医药古籍文献主要是口碑式的，有些零星的资料则以汉文方式收载在一些汉族的文献中，现行的新壮文是20世纪50年代初才新创出来的，因而壮族医药经验主要存在于民间的口碑中。改革开放以来，壮医药工作者深入民间，经过长期的艰苦努力，不仅收集到许多宝贵的医药验方及片断的医疗卫生知识，而且还从中总结出一些理论知识，如阴阳一体、三气同步、龙路火路等病因病理及诊疗知识。像这样以口碑作为载体承载本民族医药经验和知识的形式，在西南乃至我国民族医药体系中占有较大的比例。

---

① 裴盛基：《传统医药现代化与民族医药的传承》，载《中国民族民间医药杂志》，2000（42）。

在一部分少数民族的医药体系中，载体类型十分丰富，例如，藏族医药古籍大多是以雕版式梵夹型的纸质文献存在，数量极多。除了纸质档案，如大量的医学专著、卷子及藏医历算图以外，藏医药的古籍文献载体还有布帛古籍文献，如独具民族特色的曼汤挂图。一般的曼汤所用材料多是亚麻布，也有用纱布料的，从曼汤所用布料看，多是两三百年前的产品，十分珍贵。此外，藏医古籍文献还有碑刻、木刻等古籍文献。

傣医药是我国的珍贵医学遗产之一，在其号称 84000 部佛经中，医学在傣文文献中排在首位。傣族佛经多用贝叶刻写，因此产生了大量珍贵的贝叶经医药古籍文献。据西双版纳傣族自治州傣医研究所 1990 年对全州傣族民间医药所作的统计表明，傣族医药贝叶经就有上百册，可见贝叶经医药古籍文献之众。以贝多罗树叶为载体、手工刻写而成的贝叶经书主要在西双版纳地区传播。德宏地区叶质贝叶经比较少见，用棉纸来书写的经书更为普遍。历史上傣族先民善用构树皮造纸，傣族地区流传着数量巨大的构皮纸抄写的经书。构皮纸又称棉纸，是同一种纸质的不同称呼。傣族地区至今还保存着这项原始的造纸技术，所生产的棉纸供佛寺僧侣和信徒抄写医药、佛经等内容之用，从而形成了许多棉纸经医药古籍文献。一些傣文医药古籍文献还刻写在竹简、石头、芭蕉叶或布帛上，只是流传下来的数量不多，难以考证。

同样的情况在彝族、纳西族、白族等的医药体系中也有存在，虽然不如藏族、傣族的那么多，但也为数不少，有些还颇具特色。例如，彝族的医药古籍文献就有骨质、木质牍、竹简、皮书、帛书、金石以及纸书等多种形式的载体，其中兽骨医药古籍文献是彝族祭师毕摩在占卜活动中产生的，十分宝贵。古代彝族毕摩使用鸡骨卜、羊骨卜、胛骨卜诊疗疾病，即通过一套作法和仪式，观察动物骨头的纹路变化来对患者的病变部位、性质及程度作出诊断。为配合祭祀，毕摩常在卜骨上刻写文字，从而产生了兽骨彝文医药古籍文献。这种兽骨医药古籍文献十分罕见，因而其价值也显得弥足珍贵。

另外，各民族还有着丰富的药物资源和各种治疗方法。例如，内服、外洗、药罐、角疗、骨疗、药刮、灯花灸、药线灸、艾灸、挑针、陶针、金针、火针等，从而形成多种实体医药文献，如药用植物、动物、矿物标本。器物医药古籍文献在西南少数民族中比较普遍，也具有各民族特色，如藏医、傣医、苗医、壮医等都有各民族的特色医疗器械，它们构成了民族医药古籍文献中不可或缺的一部分。

（2）西南少数民族医药古籍文献不同载体的保存情况

受自然和人为因素的影响，许多医药古籍文献的载体都已受到不同程度的损毁。这些珍贵的少数民族医药古籍文献如不及时加以保护抢救，随时都有毁坏丧失的危险。

大量纸质医药古籍文献，由于年代久远，保管不善，发霉、受潮、粘连、虫蛀和结砖现象极为普遍。目前各级档案室（馆）、各地民族医院、民委、古籍办等单位由于硬件设施薄弱，机构设置不明确，专项经费不足等问题，许多收集到的纸质档案由于没有相应的防霉、防潮等专业硬件设施，得不到妥善保管而出现了不同程度的损毁，一些纸质的医药古籍文献已残损，并因受潮而出现粘连现象。散存于民间的纸质医药古籍文献，由于保管意识薄弱，保存条件恶劣，基本没有什么保护手段和技术，损坏情况就更加严重。

贝叶经医药古籍文献的情况也不乐观。傣族贝叶古籍文献相传有84000部，目前能够知道目录的只有3000多部。[①] 虽然贝叶经具有防霉、防潮的功能，可天长日久大量现存的贝叶经文献古籍的寿命和保存的完好性也受到影响。

① 陈子丹：《云南少数民族历史档案的厄运》，载《云南档案》，2007（4）。

一些刻写于石质载体材料上的医药古籍文献，由于大多存于自然之中，长期遭受风雨侵蚀，大部分已老化，文字风蚀剥落现象极为普遍，一些碑刻泐蚀残缺严重，无法辨读，一些珍贵的碑刻陆续被毁，仅存拓片，一些现已湮灭无存。以白族为例，由于历史上白族文献古籍遭到严重焚毁，因而石刻古籍文献成了承载白族历史文化的活化石，具有重要的史料价值。据石钟健 1942 年考察，仅大理喜洲弘圭山一处就有白族明清两代的墓碑 5000 多通，学者们估计整个大理地区的古碑应有 10000 通以上，然而现今保存下来的白族石刻古籍文献只是其中的一小部分，损毁率高达 95%。现存的白族石刻古籍文献，大部分都存在碑文剥蚀现象，有的大块文字剥落，有的碑文被严重划毁，有的碑文断残，有的仅存残片。立于明景泰二年（1451 年）的《处士杨先生墓志铭》记载了大理喜洲城东村白族土著居民杨氏自南诏大理国以来到元代五六百年从医的情况，该碑对研究大理白族地区医药卫生史、科技史具有重要的参考价值，然而该碑的文字已模糊不清，难以辨读。另一块由大理府医学医士撰文并书丹的《处士王宗墓志》，碑上部已残损，残高 61 厘米、宽 40 厘米，该碑对研究明代白族民间医药卫生史有一定的参考价值。

（二）西南少数民族医药古籍文献的收集整理现状

西南地区尚有大量医药古籍文献散落民间，亟待收集、整理和开发。目前民族医药古籍的收集整理存在的问题主要体现在三个方面：①收集民族医药古籍文献意识淡薄；②民族医药古籍文献收集工作有待进一步加强；③对所搜集到的民族医药古籍文献缺乏系统的分类整理。

其一，由于民族医药古籍文献收集整理意识淡薄，重视不足，许多民族医药古籍的命运让人堪忧。民族医药的发展自新中国成立以来得到了各级人民政府的重视，从民族医药的理论研究、民族医药的开发等方面得到了大力发展及相关政策上的扶持，近年来的发展尤为迅速，但对于民族医药文献古籍的收集与管理的意识仍较为淡薄，没有相应的政策对其进行收集、保存与继承发扬，各级民族医院也没有足够的资金建设专门的民族医药文献古籍档案室，各级档案馆在建设特色馆藏，有意识征集有关医药档案方面也有待增强。据云南省少数民族古籍办统计，云南省尚有7万余册民族文字文献古籍、2万余种口碑古籍亟待抢救整理，而这些民族古籍正以每年上千册（卷）的速度在流失，其中包括为数众多的医药古籍。由于重视不够，云南少数民族医药古籍文献的收集整理已成为一项“过了此山无鸟叫”的抢救工程，形势令人担忧。在西南许多民族聚居区，地理环境相对封闭，经济条件相对落后，那些分散着的众多珍贵的医药古籍文献，如果我们还不加大对这些地区医药古籍文献的发掘、记录和整理力度，那么整个西南地区的民族医药文化遗产的损失将无法估计。

其二，西南少数民族医药古籍由于分布较广，收集整理难度较大，有关工作还需加强。许多宝贵的民族医药古籍文献还未进行及时的发掘就已被损毁。例如，彝族有一种风俗习惯，即老人过世后，要焚烧随身所有的文献经文以作陪葬，这样就造成珍贵的彝族医药学古籍文献的大量消失，让人叹息。又如，世代生活在云南省新平县平甸乡的李自强的父亲是位远近闻名的彝族毕摩，家中存有上百册彝族古籍，毕摩去世后，家中的全部古籍成了天书，无人能懂，家人只好将古书堆放在屋檐下，久而久之，这些古书不是损坏就是遗失、散失殆尽；同村村民张朝顺的父亲也是位有影响的毕摩，存有藏书60余部，全是彝族古籍，然而毕摩去世后，古书成了毕摩的随葬品全部被烧毁；云南个旧市保和镇李仲芳毕摩收藏有一部《彝药书》，具有较高的医药研究和实用价值，但毕摩去世时被作为随葬品烧毁。类似事件，在西南其他地区或民族中仍时有发生。此外，经费的不足更增加了民族医药古籍文献的收（征）集难度。云南省少数民族古籍办公室自成立以来，在少数民族古籍收集整理及保存方面做了大量的工作。在其古文献资料室中，保存有历年从全省各地收集到的各类民族古籍文献3万余册，虽尚未整理归类，但已分别用书签标明了采集日期、资料作者或收藏者姓名、文献种类等简要内容。在所收集的这些古籍文献之中，不乏医药类古籍，但由于该机构没有懂得医学的人员，加之经费的不足，至今尚未发掘整理，详细内容还不得而知。古籍办有关负责人向记者介绍了几册彝族古籍，这些古籍都已泛黄，一面写着彝族文字，另一面为图画，共24卷，有200多年的历史，十分珍贵。这些古籍每卷需要花费3000元才能收集得到。如果翻译这些有70多万字的古籍至少要几年时间，花费几十万元。[①] 由此看来，要收（征）集、整理西南地区数以万计的民族医药古籍文献，从人员到资金，各地的文化部门都是无力承担的，应该靠社会各界合力来完成。

其三，由于西南地区的民族医药种类繁多，各民族医药发展水平参差不齐，受民族文化和当地经济条件的制约，各民族医药古籍文献还缺乏系统的分类整理。在云南省，有文字记载且已形成基本理论体系的当属傣医药，但其分类整理工作仍显不足。傣族是一个信奉小乘佛教的民族，依照从古至今的习俗，所传承的经文、经书都被收藏于佛寺中，由专门人员进行管理，但由于语言、文字、文化等种种原因，现今佛寺中所收藏的经文仍有许多未进行分类整理，大量内容还需翻译、研究后进一步确认其类别归属。而收藏有傣族医药古籍文献的一些单位，如中国中医药大学、云南中医学院、云南省民族事务委员会、西双版纳傣族自治州民族语言研究所等，收集工作大多处于自发而零散的状态，由

① 王长山：《云南少数民族古籍状况堪忧》，载《中国民族报》，2006年5月2日。

于条件所限，尚未按照有关医药内容进行集中分类整理。① 西南地区有关机构及个人收藏的大量民族医学手抄本、手稿本、刻本等的整理情况，基本上还处于原始材料收存保管状态，许多医药古籍文献的整理只是流于表面——有些只了解到是涉及医药内容的古籍文献，至于是属于医学理论还是药物应用抑或是综合论述等，还尚未进行深入研究分类。许多机构的医药古籍文献管理人员大多为兼职，既要负责古籍文献管理又要进行其他的工作，使管理人员无法将更多的精力放在文献古籍文献管理业务上，工作处于相对被动状态。各级文化机构在医药古籍文献收集、保管后没有进行细致的分类与汇总，更没有相应的信息检索体系，由于在类别归属上没有界定，因而在古籍文献管理上也缺乏系统，给研究人员在使用、整理研究及汇总工作上带来了极大的不便。

总之，西南民族医药古籍文献的发掘整理虽然在数十年里有了一些成果，但就整体医药古籍文献的发掘整理现状来看，还需做大量的工作。西南民族聚居区许多掌握深厚的本民族文化、医药知识等相关古籍文献的民族民间学者专家、民族民间医生及各地宗教人员，基本上年龄都在五六十岁以上，由于种种原因，年青一代的接班人还没有跟上，民族传统医药文化及其古籍文献传承出现断代。随着懂得民族文字与医药知识的人员相继仙逝，后继乏人，大量民族医药相关古籍文献被束之高阁，这些珍贵的民族医学宝藏急需政府有关部门和民间有识之士发掘整理公布，以便造福于社会。

（三）西南少数民族医药古籍文献的保护现状

由于专项抢救经费的缺乏，人力、物力、财力资源的严重不

① 希莎婉：《浅谈傣医药文献古籍档案管理》，载《中国民族医药杂志》，2008(2)。

足，西南少数民族医药古籍文献的抢救保护现状不容乐观，主要表现在：①民族医药古籍文献的流失非常严重；②对已抢救的民族医药古籍文献保护不善。

1. 民族医药古籍文献流失严重

一是精通民族医药古籍文献的人才流失严重。一个少数民族老人的去世，或许意味着一座收藏丰富的民族档案馆的逝去。云南少数民族地区民族医药的从业者主要是草医、乡村医生和与宗教活动有关的人员（和尚、喇嘛、东巴、巫师等）。20 世纪 60 年代以来，由于原有的学医识药的传承机制已被废止或中止，这类人员数量已大幅度减少，目前尚在的已年过古稀，且后继乏人，随着岁月的流逝，许多精通医药古籍的人才逐渐离开人世，他们的离去使掌握医药古籍的人才越来越少，一些医药古籍成为无人能懂的“天书”，而大部分以口碑形式流传的医药古籍更是随时面临“人逝籍灭”的危险。例如，西双版纳傣族自治州 182 名傣医中，60 岁以上的有 80 多人。在云南金平深山密林中的拉祜族村寨中已没有年轻人愿意学习传统药。1983 年，在丽江地区召开的一次东巴文化座谈会上，有 60 位东巴到会。20 年过去，这些东巴大多辞世。近两年又有 3 位东巴老人辞世，他们是参与抢救、整理、翻译东巴古籍的老东巴中最后的 3 位。值得庆幸的是，老人们翻译了 1000 多卷经籍，编成了 100 卷《纳西东巴古籍译注全集》巨著，使东巴古籍得以保护下来。据统计，目前丽江真正的东巴只有 10 多位，这使得散存于民间或散存于全国各地图书馆的其他东巴古籍，即将成为无人能懂的“天书”，从而造成少数民族古籍的间接流失。

二是人为和自然因素导致民族医药古籍原件流失。由于历史原因以及缺乏相应的政策和有效的法律措施，民族医药历史古籍文献未能进行及时全面系统地收集和保护，导致大量珍贵的少数民族医药古籍文献流失严重。在“左”的思想影响下，在我国

“文化大革命”时期，民族医药学被视为“封建迷信”，民族医药人员被打成“牛鬼蛇神”，不计其数的医药古籍文献被当做封建迷信产物付之一炬，许多民族医药古籍文献流散于民间，甚至流失海外。由于认识不足，目前在云南这个民族古籍文献的“富矿区”，每年有近千册的古籍在流失。例如，傣族生活的西双版纳、德宏等地与泰国、缅甸、老挝接壤，边民相互通婚、通商、通医，有很多文献医药古籍文献就流失在缅甸、老挝等东南亚地区，难以找回，有的甚至流失到了美国等地，像囊括了人体解剖学、人体生理、病因病机的傣医经典著作《档哈雅聋》就已流失海外，至今无人知其具体下落。历史上东巴经古籍文献也遭受过流失浩劫，大量的珍贵文献为外国学者、传教士、探险家购买收藏，如美国的约瑟夫·洛克于1921年2月起在滇西北等地区收集东巴经典，历时28年，共购买到38000多册东巴经典，或馈赠或出售给一些图书馆、博物馆、研究机构和个人等进行收藏。据初步统计，收藏于国外有关图书馆、博物馆、研究机构及个人手中的东巴经有1万余册，遍及美国、德国、法国、意大利、荷兰、奥地利、澳大利亚、加拿大、西班牙、俄国和英国。据云南省民委副主任木桢介绍，云南民族博物馆、云南省古籍办等单位也在积极收集散存于民间的少数民族古籍，但由于经费不足，没有专项的古籍抢救资金，古籍的抢救工作进展缓慢。与此同时，国外或沿海经济发达地区的一些商人或不法分子却看到了少数民族古籍文献的商业价值，悄悄深入民间购买民族古籍文献到沿海地区或国外出售。另据中国医药企业竞争力课题组组长李磊透露，目前国外许多医药机构纷纷派专业人员到我国少数民族地区收集验方、偏方，希望以极其低廉的成本换取较大的经济利益。对此，有关方面应予以警惕。这样的“生物海盗”[①] 事件在西南少数民族地区时有发生，包括藏族、苗族等不少少数民族的珍贵医药古籍文献已被掠取出境，为国外文化机构和医药学研究机构收藏研究，一些甚至被跨国的生物科技及制药公司所利用，制成药品后，申请专利赚取巨大利益。

三是西南少数民族口碑医药古籍文献的自然流失也非常突出。随着近年来中国社会现代化进程的加快，文化环境遭到破坏和传统文化衰落的情形日益加剧，与传统农业文明相适应的中国民族民间文化受到冲击，急剧消亡。据了解，现今各少数民族30岁以下的青壮年和少年儿童，绝大多数已不会说本民族的语言，不穿戴本民族服饰，不懂得本民族的历史。更为严重的是，随着时间的推移，知道本民族来源、历史演变、文化、科技等情况的人越来越少。照此下去，不需多长时间，多则30年，少则10年，各少数民族的语言、神话、仪式、习惯以及音乐、舞蹈、口头传说等将会从社会上消逝。[②] 与此同时，随着西医的不断渗入，少数民族传统医药的发展日渐衰萎，众多单方、验方、秘方已失传或接近失传，一些少数民族靠口耳相传的整个医药知识甚至面临失传的危险。因此，大力发掘利用各少数民族口碑医药古籍文献史料是非常必要的，是一项带有抢救性的工作。虽然这一共识在政府有关部门和学者中已经形成，但是目前对于口碑医药古籍文献史料的收集、翻译、整理工作仍旧滞后。一方面，由于少数民族口碑医药古籍文献的收集整理涉及面广，政策性强，时间紧、任务重、

---

① 在2006年的政协讨论会上，国家中医药管理局副局长于文明在谈到我国中医药发展时说，在知识产权领域，国际规则建立在国家法律基础之上，但我国由于缺少保护传统知识的专门法律，在相关国际谈判中处于被动局面。中医药被其他国家申请专利的情况也屡有发生，这意味着我国的传统医药知识面临“生物海盗行为”的威胁。所以，建立并完善适合中医药发展的保护与利用制度十分紧迫。

② 陈子丹：《民族档案史料编纂学概要》，昆明，云南大学出版社，2009。

难度大，而且需要大量的人、财、物作保证。同时，当前从事古籍保护的人员越来越少，收集保护整理工作举步维艰。因此，仅依靠档案等文化部门是难以办到和办好的，大量散存于民族民间的口碑医药古籍文献的发掘整理工作还未落到实处。一些地方的文化部门由于经费的限制，对已收集的口碑古籍文献未能进行有效的技术保护而导致其自然损耗，或因没有经费而无法整理出版。另一方面，在云南各民族地区有许多掌握少数民族传统医药知识的人员缺乏记录意识，忽略了把历代积累的大量临床治疗过程和施治经验记录总结成册，加之他们大都年事已高，有些尚未有接班人进行学习传承，因此流传于世的口碑古籍也随着他们的相继离去而消失。例如，在调查中我们了解到在云南石林彝族自治县的一些老一辈民族医生，秉承祖传，医术高超，通过口述处方医治病人，这些口述处方源于医学临床实践，具有很强的临床指导意义，但遗憾的是他们大多不重视记录，几乎没有留下什么文字性的文献资料。

2. 民族医药古籍文献保存不力

我们在调查中发现，少数民族古籍文献的保护和管理条件亟待改善。例如，云南省西双版纳傣族自治州傣医医院，通过各种途径收集了大量的傣医药文献古籍，其中贝叶经 20 种、共 175 册，傣文抄本 73 本。受医院条件所限，所收集的文献古籍被收藏保管于陈列室中，但只是简单地摆放于玻璃柜里，虽有专门人员管理，但由于保存设施简陋，目前部分经文已遭到损坏。而从云南省少数民族古籍整理出版规划办公室了解的数据显示，全省已抢救的 30000 余册古籍中，有三分之一以上古籍亟待修复整理。少数民族古籍保护单位基本没有一家具备恒温测湿等监控条件，大多把古籍存放在办公室的木柜中，甚至许多成卷的民族古籍就摆放在地上，防湿、放虫、防火、防盗能力极为薄弱，不具备收藏文物古籍的条件和要求。文化部、国家档案局、联合国教科文组织有关官员视察丽江东巴文化研究院的古籍保护情况后说："所收藏的古籍是最珍贵的，但保管条件是最差的！"看来，如不从管理上下工夫，随着时间的推移，这些竭力抢救的珍贵医药古籍文献的损毁也在所难免。

以例为证，推而广之，我们能够看到，随着时代的进步，珍贵的西南少数民族医药古籍文献正面临着现代化的冲击，知道这些古籍文献的珍贵价值的人越来越少，而主动保护的人更是凤毛麟角。于是，大量的少数民族医药古籍文献正遭到严重损毁，有些已不复存在，有些散落于民间因得不到及时搜集整理而正在逐渐消亡。面对如此严峻的形势，加大西南少数民族医药古籍文献的发掘整理力度已经刻不容缓，这是一场竞赛，一场与时间的赛跑。

（四）西南少数民族医药古籍文献的利用现状

民族医药古籍文献是珍贵的民族文化遗产，是民族医药学得以生存和发展的重要基础，也是当前民族医药学继承和创新工作的主要资源。多年来，党和政府十分重视民族医药的开发和利用问题，从宪法上保护，政策上支持，各级文化部门和研究机构投入了大量人力、物力、财力以加强民族医药遗产的发掘利用研究，近年来取得的成果让人瞩目。当然，就目前西南少数民族医药古籍文献的开发利用来说，仍然存在一些问题。

1. 民族医药古籍文献的开放意识薄弱

随着人类"回归自然，返璞归真"的医药卫生保健科学的发展，民族医药古籍文献信息的需求不断增长。民族医药古籍文献作为各族人民在千百年抗疾治病的社会实践活动中积累的原始记录，具有较强的原生性和真实可靠性，是我国医药学发展的动力和各族人民群众医疗卫生保健的一支不可忽视的生力军，更是我国民族医药事业发展的重要信息来源。然而，作为我国民族医药古籍文献管理和信息服务主要阵地的图书馆、档案馆等各级文化部门，却因多方面的原因，主动向社会提供民族医药信息资源服务的意识不强，质量不高，无法满足社会对民族医药古籍文献信息资源日益增长的需求。有关部门的大量工作还停留在收集保管阶段，面对已征集到的民族医药古籍文献，尚未组织力量对其作深层次开发利用，工作主要处于"重藏轻用"的状态，这从整体上影响了民族医药古籍文献资源的发掘利用。

2. 民族医药古籍文献资源利用存在的问题

少数民族医药古籍文献的利用不单纯是涉及民族古籍的问题，而且还涉及特定的人文科学和自然科学等民族文化，应当结合特定的民族文化视角来综合进行考查利用。正如有学者指出的，古籍文献的利用价值集中体现于古籍文献所记载的内容和信息能够给后人以参考印证、借鉴启迪或追溯回忆，但是作为历史文化和古代社会产物的古籍文献在文字书写和文化内涵上与今有别，没有一定的古代历史文化、古文字知识背景难以理解其中奥妙。[①] 少数民族医药古籍文献遗产有很大一部分是由各少数民族历史上创制的古文字记载的，如被称为"活化石"的东巴文、老傣文、古彝字、水书等，还有不计其数的口碑医药文献是用本民族语言或当地方言传承的，如果不能正确地翻译、诠释这些用少数民族文字和语言载录的医药文献史料，那么利用这些古籍文献遗产将是一句空话。此外，民族医药古籍文献遗产内涵丰富，除了有较为专业的医学药学理论、独特的医理认识和药物经验外，还囊括了古代先民的哲学观、巫文化、佛教文化、民俗观念等，因此，准确而全面地掌握史料所记载的内容也是非常重要的。但正如前文提到的，当前各民族地区能够熟练掌握本民族语言，特别是古文

① 陈永斌：《档案合理利用研究——从档案部门的角度》，载《档案学通讯》，2007（1）。

字的人员已经非常有限了，同时，民族医药古籍文献史料的整理，需要有关人员具有相关的医药学、历史文献学、民族学的知识，因而古籍文献遗产的释读难度很大。加之现在医务人员受到从业资格的限制，从事民族医疗的人员日渐减少，使得这些难懂的民族医药遗产鲜有人问津，这也在社会基础上大大降低了开发利用的范围。

综上所述，随着民族医药事业的发展，民族医药古籍文献的发掘利用工作也在大力推进，其成果显著。然而，和民族医药产业如火如荼的发展相比，民族医药古籍文献面临的形势十分严峻，其发掘整理进展也明显滞后，这种产业与文化的分离，应该说是民族医药事业发展的桎梏。早在1979年昆明召开的全国民族研究规划工作会议上就明确提出："蒙、藏、维、满、彝等文字的历史文献资料极为丰富，急需进行系统的收集整理和出版，有些是带有抢救性质的，应列为资料工作的重点去搞。"这表明，采取积极措施开展民族医药古籍文献资源的发掘利用绝非是一时的权宜之计，而是有深刻历史背景的必然选择，势在必行。

第四章　政策与措施

——西南少数民族医药古籍文献发掘利用的对策探索

大力挖掘民族医药古籍文献，弘扬民族传统医药文化，是全面振兴民族医药事业坚实的文化基础。2007 年 3 月 29 日，国家民族事务委员会副主任丹珠昂奔在国务院新闻办举行的新闻发布会上表示，民族医药是我国医药的重要部分，也是珍贵的传统民族文化遗产，要坚定不移地发展民族医药事业。与此同时，国务院办公厅在所发的《少数民族事业“十一五”规划》中，将“少数民族传统医药发展工程”列为“十一五”期间重点建设的 11 项工程之一，并明确提出了“加大少数民族医诊疗方法、学术经验和技术专长的保护抢救力度，抢救、保护、整理、研究和发掘少数民族传统医药文献资料，建立中国少数民族传统医药名录及其数据库”的具体要求。① 因此，积极探索发掘利用民族医药古籍文献的政策与措施，全面深入地挖掘民族医药古籍文献遗产蕴涵的丰富内涵，使之获得合理的开发利用，将对发展民族医药振兴事业起到推波助澜的重要作用。

① 《少数民族传统医药发展列入“十一五”重点》，载《健康报》，2007 年 3 月 30 日。

第一节　加强意识——民族医药古籍文献发掘利用重要性认识的提高

在弘扬我国传统优秀文化之时，许多有识之士提出，当前比较紧迫的，一是弘扬中华传统美德，二是振兴中华传统医药（包括民族医药）。我国是一个统一的多民族国家，各族人民在历史上都有自己的医药创造和医药积累，形成的丰富多彩的民族传统医药一直对中华民族的团结与进步发挥着不可忽视的推动作用，是祖国医学宝库中不可分割的组成部分。但由于大多数少数民族没有自己的文字这一特殊性，使得现存古籍文献中专门记载和反映各少数民族医药的古籍文献甚少，如不采取有效措施及时收集、征集、建档，进行多渠道利用，那么，再过若干年，一批批宝贵的少数民族医药历史文化财富将会消失，对这一特殊性、紧迫性我们必须要有足够的认识。①

思想是实践的先导。各级政府和部门要树立忧患意识，动员社会力量投入到民族医药古籍文献资源的发掘利用中来。民族医药古籍是民族传统文化的最原始记载，它的毁坏和消失在很大程度上意味着民族医药文化的消失，而医药文化是一个民族文化的重要组成部分，因此必然也会影响整个民族文化的健康发展。因此，民族古籍工作者必须要有忧患意识，对民族医药古籍的保护要予以高度重视，要具有历史使命感。同时，还要树立全局意识。民族文献工作者和有关少数民族干部，要充分认识少数民族的医药古籍文献是国家医药文化遗产的重要组成部分，是中华民族乃至于世界的宝贵文化遗产，是各少数民族医药历史的重要信息资源，是当代研究各少数民族医疗卫生资源的第一手材料，是制定

① 王治能：《论收集无文字少数民族口述档案》，载《档案学研究》，1997（2）。

民族医疗政策和发展少数民族地区卫生事业的重要依据，是开发少数民族地区资源、进行民族传统教育、加强民族团结、发展民族经济的必要条件，它绝不是哪一个人或哪一个地方的“私有”财产，对于民族医药古籍的任何损坏和保护不当，都是对民族古籍事业全局的影响和保护传统民族文化的制约。因此，组织力量发掘、整理和利用少数民族医药古籍文献，是为国家抢救少数民族文化，振兴中华传统医药的一项系统工程，各部门要从思想意识方面抓紧抓好。

第二节　完善政策——西南少数民族医药古籍文献发掘利用的保障

一、明确政府在民族医药古籍文献发掘利用中的主导作用

民族医药古籍文献信息资源的发掘利用是一项需要多行业参与和合作的系统工程，它不仅是图书馆、档案馆等文化部门的行为，在很大程度上是一种政府行为。但是一些狭隘的部门意识、行业意识、地区意识、小团体意识等思维定式无不制约着民族医药古籍文献信息资源发掘利用前进的步伐。因此，政府的协调和参与在民族地区显得尤为重要，必须克服狭隘意识，充分发挥政府的主导地位作用。目前，民族医药信息资源的发掘利用还相对滞后，基本未形成一定范围的规范组织和挖掘整理，表现为各自为政，互不相干。这与地方政府缺乏认识和统一组织有关。只有地方政府重视，才能充分发挥政府行政职能优势，综合各方面力量，多部门分工合作，实现系统化和规模化，有计划、有步骤地进行古籍文献信息资源的发掘和利用，为社会共享打下良好基础。可喜的是，“十一五”期间国家对民族医药的重视程度加大，在

2007年12月18日，国家中医药管理局、国家民委、卫生部、国家发展和改革委、教育部、科技部、财政部、人事部、劳动和社会保障部、食品药品监督管理局和知识产权局11个部委局联合下发了《关于切实加强民族医药事业发展的指导意见》（以下简称《意见》）。《意见》明确要求坚持政府主导，各级政府要加大对民族医药的投入，为民族医药事业发展提供必要的物质条件。同时强调“继续做好民族医药文献发掘整理工作”，“进一步组织有关民族医药单位和专家，编著文献目录，有计划、有步骤地完成一批民族医药文献的校勘、注释、出版工作，并将其中的重要著作汉译出版；对历史上无通行文字的民族医药深入发掘整理，继续将口传心授的医药资料编著成书，保存保护下来”，“制定出本地区民族医药文献整理计划，并组织好民族医药文献课题的申报工作”。2009年，国务院又发布了《关于扶持和促进中医药事业发展的若干意见》，再一次强调“加强民族医药继承和科研工作，支持重要民族医药文献的校勘、注释和出版，开展民族医特色诊疗技术、单验方等整理研究，筛选推广一批民族医药适宜技术。建设民族药研发基地，促进民族医药产业发展”。

二、完善各省区民族医药古籍文献发掘利用工作的政策体系

西南少数民族医药是中华民族传统医学的组成部分，其发展有赖于国家民族医药政策以及各少数民族聚居省份制定的一系列有关的民族医药法规的指导。由于种种原因，我国民族医药的继承发展起步较迟，起点较低，继承不足，丢失太多，建设不力，发展缓慢。

新中国成立后，国家对民族医药事业的重视程度逐步加强，初步形成了以法律法规为依据，以规划为保障，在民族医药卫生事业发展、西部特色产业开发、城乡居民均等享有民族医药服务、

生态多样性与环境保护、民族团结进步与发展等层面，支持民族医药发展的宏观体制机制框架与政策体系。1951 年 12 月实施的《全国少数民族卫生工作方案》指出："对于用草药土方治病之民族医，应尽量团结与提高。"1980 年 5 月发出的《卫生部、国家民委、教育部关于加强少数民族地区医学教育工作的意见》，要求落实党的民族政策，发展民族医学教育。1982 年颁布的《中华人民共和国宪法》第二十一条规定："国家发展医疗卫生事业，发展现代医药和我国传统医药。"这一规定的出台，为民族医药发展提供了基本的法律保障和依据。1983 年 7 月 20 日，卫生部和国家民族事务委员会联合颁布了《卫生部、国家民委关于继承、发扬民族医药学的意见》。"十五"期间，《关于进一步加强农村卫生工作的决定》特别指出，要认真发掘、整理和推广民族医药技术，在中等医学专业中增强民族医学的教学内容；2003 年开始实施的《中华人民共和国中医药条例》附则规定："民族医药的管理参照本条例执行"；2005 年《国务院实施〈中华人民共和国民族区域自治法〉若干规定》指出："各级人民政府加大对民族医药事业的投入，保护、扶持和发展民族医药学。"此外，《民族区域自治法》要求民族自治地方"继承和发展优秀的民族传统文化"；"民族自治地方的自治机关，自主地决定本地方的医疗卫生事业的发展规划，发展现代医药和民族传统医药"。2007 年国家中医药管理局等 11 个部委联合下发了《关于切实加强民族医药事业发展的指导意见》，国家在政策层面上的支持为民族医药事业的发展奠定了坚实的基础。

近年来，特别是"十一五"期间，许多省市和民族自治地方对发展民族医药作了相应的规定，西藏、四川、云南、贵州、广西等省区从政策上推进了民族医药文化资源的发掘利用。例如，西藏自治区把发展藏医学列入政府规划，出台了民族地区贯彻《药品管理法》的意见，把发展藏药作为特色经济予以大力支持。

贵州省卫生厅在1982年就对全省的民族医药进行了调查，从中发现“民族医、草药医是一支不可忽视的力量”，贵州省政府在《贵州省国民经济和社会发展“九五”计划和2010年远景目标纲要》中将含民族药资源的生物资源作为重点开发的四大资源之一，并在近20年来一直坚持发掘整理工作，出版了苗族、侗族、布依族、仡佬族、水族等一批珍贵的民族医药档案材料，以苗族医药资源研发为主体的民族药开发势头强劲，已逐步成为贵州药业的支柱和新的经济增长点。1995年，云南省人大常委会通过《云南省发展中医条例》，明确指出：“各级人民政府应当帮助和扶持少数民族地区发展民族医药事业。”近年来，云南提出打造“云烟”一样的“云药”品牌，实施“云药”发展战略，把天然药物发展放在突出位置，综合利用各方资源，打造天然药物产业，把“云药”产业建成继烟草之后的又一支柱产业。广西高度重视壮医药的发展，不断加大对壮医药的政策扶持力度，并把中草药（含民族药）产业列为广西壮族自治区新兴的十一项优势产业之一，制定了《2005—2010年广西中草药产业发展规划》，大力发展中草药，振兴民族医药。

目前，对民族医药文化遗产资源进行发掘利用的政策性措施不仅有国家的法律也有地方的法规，但在实际的落实过程中总是存在这样或那样的困难，使得我国的传统医药学，尤其是少数民族医药古籍文献资源的发掘、整理、利用工作未能真正见到很大成效。为了更好地发掘利用西南地区各省少数民族传统医药文化，促进各少数民族医药有序、健康的发展，为建设民族文化产业和研发民族传统医药作出应有的贡献，建议各省市自治区有关部门在制定专门的少数民族医药文化保护和发展条例的同时，还应加强对民族医药政策落实等实施细则的制定，即有关地（州、市）、县（市）根据国家或省的法律或法规和当地特有少数民族医药学的特点，制定有针对性的少数民族医药古籍文献的保护和发展办法。为了保证各地民族医药古籍文献资源的研究和开发能顺利进行，产生良好的社会效益和经济效益，地方政府应给予大力扶持，制定政策性鼓励措施，在政策上给予保障。例如，在制定少数民族医药保护和发展条例或办法时，专列少数民族医药文献或民族医药研究与开发章，明确民族医药古籍文献的发掘整理机构及目标、研发机构及人员、经费等相关问题。在省、地、县的科研招标中，增加少数民族医药古籍文献专项发掘整理项目或民族医药研究与开发项目，或设立专门的少数民族医药古籍文献或民族医药研究与开发基金，确保民族医药古籍文献的发掘整理及其信息资源研发工作的顺利开展。以云南省为例，云南省楚雄彝族自治州制定了《彝族医药保护和发展办法》、西双版纳傣族自治州制定了《傣族医药保护和发展办法》、迪庆藏族自治州制定了《藏族医药保护和发展办法》、大理白族自治州制定了《白族医药保护和发展办法》等，以确保云南省少数民族医药的发展有充分的政策性保障。在制定地方少数民族医药保护和发展条例或办法时，如何确保机构、人员、经费三大要素落实是关键，要规定各级政府和部门的职能和职责，各司其职，各负其责，不仅各级党委、政府要高度重视，各级卫生主管部门也要高度重视。如果措施不力，职责不清，条例或办法都有可能成为写在纸上、说在嘴上、落实不到行动上的一纸空文。

此外，西南各民族医药古籍文献资源的发掘利用工作应该从源头抓起，建议各级图书馆、档案馆等文化部门制定相应的制度，来指导该地区民族医药古籍文献的管理。西藏、云南、广西、贵州是我国少数民族医药古籍文献比较丰富的省份，随着现代化的发展，各省还有大量的少数民族古医书和家传口授的民族医药资料散存民间各处，由于保管不善和缺乏保管意识，医药古籍文献流失严重。因此，各地文化部门应该积极行动起来，采取积极措施，把散在民间和濒于失传的民族医药古籍和家传口授民族医药资料尽快发掘和抢救出来，并认真做好保护工作，及时归档，建立专门的民族医药档案目录。与此同时，加强与其他文化部门的合作，加快对发掘出的民族医药古籍文献的翻译整理公布，以便于保存和扩大利用。

三、切实把民族医药古籍文献资源的开发纳入各地文化产业发展规划

党的十六大报告提出大力发展文化产业的战略决策后，全国掀起了加快文化产业发展的热潮。十六大报告指出："发展文化产业是市场经济条件下繁荣社会主义文化、满足人民群众精神文化需求的重要途径。完善文化产业政策、支持文化产业发展，增强我国文化的整体实力和竞争力。"报告同时明确提出发展中国文化产业的战略构想，指出"发展文化事业和文化产业是社会主义文化建设的重要组成部分"。可以说，民族文化的产业化是市场经济发展的结果，更是保护和弘扬民族文化的重要途径。而民族古籍文献作为民族文化的集大成者，具有鲜明的文化性。随着时代的变迁和形势的发展，民族古籍文献的这种文化性在经济建设中的价值和作用日渐体现，而如何通过经济领域这一形式来开发民族古籍文献的文化价值，使之成为民族古籍文献资源发掘利用的一条重要途径，是当前文献工作者关注的重点。正如有学者指出的，"传统并不仅仅是一个管家婆，只是将她接受过来的东西忠实地保存着，然后毫不改变地保持着并传给后代"，它也"不是一尊不动的石像，而是生命洋溢的，犹如一道洪流，离开它的源头越远，它就膨胀得愈大"。[①] 文化本身是一个动态的、开放的、不断前进的过程，只有不断地创新文化，才能使这一文化充满活力，不断

① 周尚意、孔翔：《文化与地方发展》，北京，科学出版社，2000。

延续和演进。而对于民族古籍文献资源来说，要有效的开发利用，就必须寻找它与经济的最佳结合点，使之产生最大的社会效益和经济效益。

在国家统计局颁布的《文化及相关产业分类》标准中，图书馆、档案馆被分入“文化保护和文化设施服务”一列，这充分说明古籍文献及其有关的发掘利用工作在文化产业中具有不可缺失的地位。有学者认为，民族文化产业的建设，就是要围绕古籍文献及其相关工作，开展一系列有助于提高社会民族文化意识、有利于弘扬民族古籍文献、能创造经济效益的活动，并把这些活动和形式固定下来、发展下去，形成独具特色的文化产业。即以古籍文献和古籍文献工作为依托，搭文化的台，唱经济的戏，力求经济效益和社会效益双丰收。[①] 无论持怎样的观点，总的来说，民族文化产业就是以传播和弘扬民族文化为目的，对古籍文献信息进行深层次开发，通过提供古籍文献服务，实现古籍文献的经济价值和社会价值。

民族医药古籍文献的内涵，反映了各民族医药资源的多样性、民族的多样性和医药文化的多样性等特点，是以民族文化为依托，以传统民族医理、民族药理为核心内容的固化信息，这一信息具有科技资源的优势和经济资源的潜力，因此又是一种活态的不断创造价值的医药文化信息，可以说在民族传统文化遗产中是最有价值和富于特色的部分之一。当前，结合文化产业发展和民族医药振兴的时代背景，各省市自治区应当与本地区特色经济相结合，将民族医药古籍文献遗产资源的开发纳入文化产业发展规划，对其进行商品化和市场化开发，努力挖掘古籍文献信息资源潜力，实施民族医药古籍文献遗产信息的重组和激活，开发民族医药文化特色产业，这是各地区培育特色经济，调整产业结构，全面建

① 方立霏：《档案文化产业建设构想》，载《档案学通讯》，2003（5）。

设小康社会的重大举措。西南地区各级政府已经把贯彻十六大精神与本省、本地区实际相结合，提出了一系列发展文化产业的政策措施，为各省区发掘利用少数民族医药文化资源提供了坚实的基础保障，但是都没有真正把民族医药文化内容纳入文化产业发展规划蓝图，这显然需要引起有关政府和部门的关注。以云南省为例，该省提出："文化产业是文化建设的重要组成部分，对促进先进文化发展具有不可替代的作用。"为此，云南省把文化产业作为云南新的经济增长点和支柱产业来培育，以突出民族文化特色为其原则。2004 年 3 月，云南省委、省政府先后颁布《中共云南省委、云南省人民政府关于深化文化体制改革、加快文化产业发展的若干意见》、《云南省关于加快文化产业发展的若干政策》等文件。2009 年，云南省颁布《云南省"十二五"规划》，体现了把民族特色产业作为文化产业发展的思路，如把茶文化和珠宝玉石文化作为民族特色品牌产业来打造。而"云药"产业是云南省继"云烟"产业之后要努力打造的第二大品牌，是云南省的第二大经济支柱产业。文化是经济的先导，笔者认为，"云药"文化发展应该在云南省文化产业发展规划中占有其应有的地位和角色。

四、加强对民族医药古籍文献资源发掘利用的经济支持

文化有公益性文化和非公益性文化之分。公益性文化是公共产品，消费者无需支付费用或支付低于产品的实际生产成本的费用。对关系到国计民生或国家命运，产品对整个社会是有益的，但对于生产者而言成本大于收益，属于公益性事业。档案馆、文化馆、博物馆等均属于公益性文化事业单位。属于公益性的文化事业单位的经费主要由政府扶持，纳入到政府基本公共财政开支的范畴，辅之以社会赞助。政府在文化事业单位的管理中起主导性作用，同时要求档案馆等文化事业单位要不断改善服务质量，

提高服务水平，讲求最大的社会效益，满足公众的精神文化需求；对某些项目和活动，鼓励进行市场化运作，争取一定的经济效益，增强自身的发展活力。①

早在1983年卫生部与国家民委颁布的《卫生部、国家民委关于继承、发扬民族医药学的意见》中就明确提出："要为继承和发扬民族医药学提供必要的物质条件。各有关省区对抢救民族医药学遗产方面所需的经费，应在短期内给予优先解决……在今后若干年内，要集中一定的财力，增加民族医药事业的基本建设投资和事业费。"

2007年，由国家中医药管理局等11个部门联合制定的《关于切实加强民族医药事业发展的指导意见》要求，在有条件的综合性医院、乡镇卫生院、社区卫生服务中心设立民族医科（室）。国家中医药管理局也启动了重点民族医院和重点民族医专科（专病）项目的建设。卫生部副部长、国家中医药管理局局长王国强表示，在重点中医医院的规划当中，将建设民族医院20所左右，中央财政要对每个民族医医院的建设投资400万元左右的资金。在农村规划中，计划建设民族医医院50所左右，中央财政对每个民族医医院建设投入200万元左右。此两项投入粗略估计将投入大约2亿元。此外，在医疗保险方面，劳动和社会保障部也对民族医药给予大力支持，其中包括出台了参保人员选择中医医疗机构作为定点医疗机构（包括中西医结合机构、民族医疗机构）将不受数量限制等措施。看来，国家已准备大量的专项资金投入到民族医药发展事业中来。而少数民族医药古籍文献遗产的发掘利用属于民族医药事业进程中的最前端，是民族医药可持续发展的资源基础，离开了充分的资源保障，整个民族医药事业都会受到影响，因此，政府应优先发展民族医药古籍文献遗产资源发掘利用工作，给予

① 唐任伍：《文化产业——21世纪的潜能产业》，贵阳，贵州人民出版社，2004。

其更多的专项资金投入。

各级政府部门应当将开发民族医药古籍文献遗产资源纳入各级政府财政预算，逐步增加有效投入，建立可持续发展机制。一项事业的持久发展与否，与其发展速度和规模、质量和效益等密切相关。在其发展初期和创业期，是否得到长期有效、稳定可靠的财力、物力、人力等的投入作为发展动力，尤为关键。例如，西藏由于重视藏医药资源的发掘与开发，改革开放以来，持续不断地增加投入，使其在管理、学术、教育、科研、临床、产业、开发等方面，跃上了新的层次，并将藏药推向全国，推向世界，走上了可持续发展的道路。藏医药的成功已成为全国民族医药发展的典型范例。民族医药产业，具有知识性和文化性的特性，不能单纯用商业的眼光来对待它，而应用战略发展的眼光来规划和看待其投入和产出的关系，对民族医药古籍文献遗产的发掘利用这些基础性的环节给予更多的关注和扶持。

第三节 夯实基础——西南少数民族医药发掘利用中古籍文献工作的优化

西南少数民族医药古籍文献遗产收藏地点分散，保存机构和人员众多，这些数量丰富的民族医药古籍文献资源并没有集中保存，而是分存于各地民族委员会、图书馆、档案馆、文化研究所、民族医药研究所、寺院、民族医医院等机构以及一些民间医生和学者手中，可以说，各种文化事业机构从相当意义上来讲履行了很多档案工作的职能，如民族医药古籍文献遗产的收集工作，除了对其进行普查，对文传古籍文献的收（征）集以外，还包括对一些濒于失传的民族口碑医药古籍文献所作的文字记录和录音、录像等。我们在讨论西南少数民族医药古籍文献遗产及其相关的档案工作的时候，“不应该以名称判定这是不是档案机构，应该履行怎样的职能。由于历史和社会现状的原因，我们只能在机构现状的基础上去讨论档案和档案工作”①。因此，各级收藏有民族医药古籍文献的部门，应该扮演好主体角色，在民族医药古籍文献遗产资源发掘利用中做好基础性工作。

一、成立少数民族医药古籍文献信息中心以强化组织领导

目前，西南地区的民族医药古籍文献遗产在民间流失严重，发掘整理难度大，而民族医药理论的形成是基于对民族医药理论古籍文献遗产的发掘整理与广大民族医药工作者的经验积累，因此，民族医药理论体系的完善需要对民族医药古籍文献遗产进一步发掘整理及提炼利用。目前，承担民族医药古籍文献遗产的发掘整理研究工作是各地民族医药研究所、民委、民族医医院、档案馆、图书馆等机构，几年来虽然取得了一定的成绩，但由于力量薄弱，各司其职，其进展速度不够理想，而且民族传统医药的研究，牵涉到医药学、文献学、民族学等多学科的知识，必须在有关学科的大力支持下才能完成其整理提高和发掘利用的任务。因此，各省应明确责任，有长远的意识和战略眼光，意识到在发掘利用民族医药信息资源中，古籍文献的基础性工作是关键。由于民族医药信息资源的特殊性，目前最紧迫、最重要的就是要做好继承、挖掘、整理工作，可建立一种体制或机制，如少数民族医药古籍文献信息中心来促进各部门之间的协调工作，破除各自为政的狭隘观念，共同致力于某一个区域内少数民族医药古籍文献信息资源的发掘利用。

为了合理利用有限的人力、物力、财力，便于资源整合和资

① 和璇：《档案与旅游共赢之路——旅游背景下纳西民族档案文化研究》，昆明，云南大学，2008。

源共享，各省区可以成立依托于民族地区图书馆的信息资源中心和课题组，通过图书馆牵头，联合各相关部门，监督和指导各省少数民族医药古籍文献遗产的收集（征集）、整理、保存和提供利用，使珍贵的西南少数民族医药古籍文献遗产的发掘利用能够集中、安全、统一、完善。

图书馆及其基层部门作为发掘整理民族医药古籍文献的主体机构，首先要深入民族地区进行田野调查，通过文字、录音、拍照、记录、购买等各种有效手段和方式，将保存在各个文化机构和散存民间的少数民族医药古籍文献有组织、有计划地收集到各级文化事业机构中保存，实行集中统一管理，以维护西南少数民族医药古籍文献的完整和安全。其次各种文化事业机构要对收集到的民族医药信息资源进行整理，将散存于民间的民族医药古籍文献资料加工整序，按专题汇编，并按标准化和规范化编制馆藏目录，逐步实现对各种载体的民族医药信息资源的数字化，形成民族医药信息资源特色数据库。此外，由于民族医药信息资源分布的广泛性和收藏的分散性，全面实现其实体材料的共同管理是难以实现的，可以使各部门所藏的民族医药信息的实体材料分别存放于不同地方和部门，而把其所藏民族医药古籍文献信息浓缩后贮存在馆藏目录和计算机中，由图书馆集中管理目录和信息库，从而实现民族医药信息资源一体化管理。这种分散加工、集中建库的运作方式既符合民族地区的实际又有利于民族医药古籍文献遗产资源的建设与共享。

二、发挥民族地区文化机构的民族医药文化积淀功能

民族医药学是祖国医药学的优秀传统文化，流传给后世数以万计的古籍文献，形成了各个民族不可多得的文化遗产。如果说古籍文献是各民族医药文化的固化记忆，那么图书馆、档案馆就是民族医药文化的积淀基地。从图书馆、档案馆的发展历史来看，

它从诞生之日起，就充当着古籍文献材料的保管基地、集中存储历史文化的角色。《中华人民共和国档案法》第八条规定："中央和县级以上地方各级各类档案馆，是集中管理档案的文化事业机构。"因此，各级图书馆、档案馆应该根据法律法规的规定，认真履行收集保管职责，充分发挥民族文化积淀功能，尽可能全面地为社会积累民族医药文化遗产，确保各民族医药文化发展的连续性和联系性。

（一）西南少数民族医药古籍文献工作的政策保障

我国的民族传统医药政策，是在我国社会存在着传统医药和西医两种医药学条件下，在我国国情的特定环境中逐步形成的。自1951年国家颁布《全国少数民族卫生工作方案》，提出了对于用草药土方治病之民族医，应尽量团结与提高的方针以来，党和政府一直重视民族医药的发展，制定了一系列发展民族医药的方针政策，明确了民族医药是祖国医药学宝库中的重要组成部分，具有独立的地位，它不但是各族人民健康的需要，而且对增进民族团结，促进民族地区经济、文化事业的发展，建设具有中国特色的社会主义医疗卫生事业有着十分重要的意义，从而将其纳入国家经济建设和社会发展的规划之中。为了加强民族医药文献资料的搜集整理工作，1997年1月15日，中共中央、国务院颁布了《关于卫生改革与发展的决定》，该决定指出："各民族医药是中华民族传统医药的组成部分，要努力发掘、整理、总结、提高，充分发挥其保护各民族人民健康的作用。"因此，民族文献工作者应该认真贯彻落实党的有关民族医药政策，努力发掘利用当地少数民族的卫生资源，积极为我国少数民族医药的医疗、教育、科研事业发展提供丰富的资源，这不仅具有重要的现实意义，而且有着深远的历史意义。

（二）西南少数民族医药古籍文献的普查与搜集工作

民族医药古籍的普查与搜集是民族医药古籍研究和整理的基础，是民族医药古籍工作的第一步，它关系到少数民族医药古籍研究和整理的成功与否，关系到少数民族医药事业的方方面面。

西南少数民族医药古籍文献不仅是中华民族一项优秀的民族医药文化遗产，也是国家古籍文献宝库的重要构成部分。各文化部门应该按照国家对古籍文献收集整理的有关规章制度的规定，制定各民族医药古籍文献普查与搜集的原则、方法、措施等，通过各种有效手段和方式，将散存在民间的少数民族医药古籍文献遗产有组织、有计划地进行集中统一管理，以确保西南少数民族医药古籍文献遗产的完整和安全。

一是遵循科学原则和方法开展民族医药古籍文献的普查工作。一方面，民族医药古籍文献的普查与搜集要遵循历史性、计划性、广泛性和民族性的原则。所谓历史性原则就是在普查与搜集的过程中要尊重各民族的历史，要把古籍文献放在该民族特定的历史环境中来客观、全面地评价其价值和作用。所谓计划性原则就是要有计划、有目的、有步骤地开展普查与搜集工作。少数民族医药古籍文献手抄本较多、刻本较少，散落在民间较多、集中收藏较少，此外还有大量的口碑古籍，因此计划的制订要有动态性、灵活性和全面性，既要尽可能与客观实际相符合，又要尽量涉及各民族医药古籍文献的内容范围、重点难点、措施途径等方面，以确保少数民族医药古籍文献普查与搜集的彻底、全面和准确。所谓广泛性原则就是要范围广、内容全面、途径多样、方法多种。少数民族医药古籍文献的普查与搜集不仅要在包括民族地区和汉族地区的图书馆、档案馆、博物馆、科研单位、寺院等地进行，还要到民间甚至国外去进行普查与搜集。少数民族医药古籍文献由于抄本多，因此普查与搜集工作中要广采异本，精华糟粕兼收并蓄。所谓民族性原则就是要在普查与搜集少数民族医药古籍文献时既要注意不同民族医药古籍的特殊性，又要考虑整个少数民族医药古籍文献的普遍性和共同性。另一方面，要采取科学的方法有针对性地进行普查与搜集。西南少数民族医药古籍文献载体多样，既有丰富的书面古籍文献，又有大量的口碑古籍文献，还有不少原生载体古籍，面对如此多样各异的载体古籍文献，普查和搜集的方法不能一刀切，而应采取多样化手段，各有偏重。例如，西南少数民族文字医药古籍文献主要有藏文、傣文、彝文、东巴文、白文、方块壮字、瑶书、水书、傈僳音节文等，对于它们的普查与搜集，首先要尽量利用各种学术交流会议进行普查和搜集，通过与会的专家学者之间的交往搜集民族文字医药古籍及研究整理成果。其次要通过地区和地区之间的图书馆、档案馆、博物馆和医药研究机构之间的交流来调查和搜集。最后对于那些有长期医药文化交流的民族，也可以通过民族医学机构和民族医药学知名人士进行普查与搜集。又如，对于口碑医药古籍和原生载体医药古籍，首先要认识到普查与搜集的紧迫性。由于这些原始的记事方法和口头流传的知识受现代文明冲击，留存下来的已经越来越少，因此要有紧迫感和使命感。其次要深入民族居住地、偏远闭塞的山区，并借用民族学、民俗学、医药学、考古学的一系列方法进行普查与搜集工作。最后要充分利用现代化手段，进行录音、录像、照相等方式以完整地保存相关资料，并根据调查情况或口述内容进行书面整理记录，以便于保存和收藏。

二是各部门要加强责任意识，充分发挥职能优势和行政效能，广泛征集散存于各处的民族医药古籍文献遗产。摸清西南地区民族医药古籍文献的底数，是科学开展工作的重要前提。因此，各省区应该有组织、有系统地开展古籍普查工作，全面掌握各省区古籍收藏的情况。这是面向全社会，涉及文化、卫生、民族、宗教等系统的普查，工作面广，难度较大，各有关部门要积极支持配合，并根据本系统实际情况制定切实可行的普查工作方案。民族医药古籍收集的时间较短，许多珍贵的民族医药古籍文献遗产在不同时期都遭到了不同程度的破坏，目前征集到的医药遗产大多已不完整，面对这一历史事实，各部门应通过不同途径与渠道，号召社会各界的有识之士将那些零散流失于民间及国外的民族文献古籍进行收集汇总，合并分类，加以保护保存。对于散存在民间的珍贵民族医药古籍文献遗产要想方设法征集入藏，做到广征博收，应收尽收。要制定相关奖励制度，鼓励全社会献医、献药、献剂、献书，制定文献古籍管理法律法规，对各民族的医药文化遗产进行保护，科学有效地对其翻译、整理、研究、开发，让其充分体现出所具有的历史性、文化性、实用性、有效性和科学性的民族民间医药特性。此外，各地图书馆和档案馆还可发挥行政效能，争取党政领导支持和其他部门的配合，采取颁发文件、召开调度会议、派员专收等有效行政手段，获取有价值的民族医药古籍文献遗产。在普查工作中，各省文化厅和各州、市文化局要切实承担起古籍普查的组织领导和协调工作。各省图书馆、档案馆作为民族医药古籍文献保护中心，要起牵头作用；各州、市公共图书馆、档案馆作为分中心，要具体负责，认真实施。各有关部门和单位，要按照要求在规定的时间内，把清点、登记的数据汇总到图书馆、档案馆，由图书馆或档案馆建立一定区域内的民族医药古籍联合目录，建立信息数据库。

三是要到西南地区各种类型、大中小图书馆、档案馆中进行普查，要到博物馆、档案馆、文化馆、民族医药研究所、民族文化研究所、民族医院、民委和寺院中普查。可以肯定的是，这些机构院所中对民族医药古籍文献的收藏已具有一定的数量规模。例如，藏文医药古籍文献，在西藏自治区的档案馆、哲蚌寺、色拉寺、萨迦寺等处都有收藏，其中以档案馆藏书最多；甘南藏族自治州的拉卜楞寺的藏书也十分可观，在现存约 6 万部（册）经卷中医药专著就有497部（册）；青海藏医药博物馆中集中收藏了藏文医药古籍文献近1000部（册）。彝文医药古籍文献分别藏于国家图书馆、云南省少数民族古籍办公室、楚雄彝族自治州彝族文化研究所、民委、档案局、卫生局、中医院、红河哈尼族彝族自治州彝族文化研究所等部门，四川凉山彝族自治州语文文字工作委员会收藏有彝族医药古籍文献近3000种之多。西南少数民族医药古籍文献的这种分别格局给普查和搜集工作带来了一定的难度，同时也对普查与搜集工作提出了更高的要求。

四是要深入到民间去普查与搜集。民族医药古籍文献存于民间是一个不争的事实。由于民族文字古籍在不同的历史时期有着不同的寓意，在不同的民族中有着不同的象征，如象征财富、权力、精神崇拜、宗教信仰等，所以，有一些民族文字古籍被奉为神灵。例如，贵州王荣珲在介绍彝文著名医药古籍《启谷署》一书时，言及他的祖父为了不使这部书失传，便将此书用斑竹笋壳包扎好，再用皮纸密封，然后用鸡蛋清涂抹烘干，藏于香火顶上，每逢年初一和十五日，都要焚香致礼，只在此时，才能打开查阅。在这里，古籍已经被神圣化。此类情况在其他少数民族医药古籍中也有存在。又如，傣族能学到医药学知识的人除了佛寺里的僧人外，僧人还俗后也会全心全意把民间流传的医学知识进行整理记录，从而形成了傣族地区几乎村村寨寨都有傣医治病的特点。由于掌握医药知识的人较多，因而民间的傣族医药古籍数量巨大，傣族医药古籍一般称为《档哈雅》，在民间流传的手抄本有近百种，每本内容都不相同。对于民间个人收藏的医药古籍，文化部门应制定较为妥善合理的政策，鼓励社会各界及个人收藏者顾全大局，积极主动地向有关方面申报所拥有的医药古籍。要根据普查的结果，在尊重古籍拥有者的基础上，进行必要的资源整合，要鼓励那些不具备保管条件的古籍拥有者将古籍委托给有条件的单位进行保管。

（三）西南少数民族医药古籍文献目录的编制

我国民族古籍由于分存在各种文化事业机构中，有许多基础性的工作还没有做，更谈不上标准化和规范化。因此，民族古籍的开发要从基础工作开始，首要任务是整理编目和编制联合目录，以便读者的使用和检索。这是发掘古籍文献资源的第一步，也是开发利用的基础，没有这些人们就无法知晓民族古籍的价值。

西南地区少数民族医药古籍文献的目录组织工作应该包括以下几个方面：

（1）编制少数民族医药古籍文献联合目录。西南地区生活有30余个少数民族，各民族分布情况复杂，同一民族分布于不同地区，在同一地区也居住着多个民族，呈现了“大杂居，小聚居”的格局。许多民族在历史上和现实中都有不断迁徙而居的习惯，使得各民族历史上留存下来的众多医药古籍文献具有分布散、易流失的特点，目前西南地区少数民族医药古籍文献的收藏机构众多，包括图书馆、档案馆、博物馆、文化馆、古籍办、民委、民族医药研究所、民族医院、民族文化研究所等。现实情况决定了在西南地区编制少数民族医药古籍文献联合目录的必要性和紧迫性。

少数民族医药古籍文献联合目录是以“反映少数民族古籍文献收藏处所为特征，为揭示与报道若干个收藏机构的综合的或者专科专题的古籍文献信息而编的统一的目录”①。编制西南少数民族医药古籍文献联合目录，将对少数民族医药资源的发掘利用起到重要作用：①能集中地提示和报道多地区多收藏机构某一民族的医药古籍文献特点及分布情况，有利于开展医药古籍文献的馆际互借与照相复制等，实现医药古籍文献资源的共享。②能揭示、

① 何丽：《中国少数民族古籍管理研究》，沈阳，辽宁民族出版社，2005。

报道和反映某一民族的医药古籍文献分布情况，促进医药古籍文献信息的广泛交流，促进少数民族医药古籍文献资源的共同利用。③可以呈现西南地区各少数民族医药古籍文献收藏分布状况的面貌，为编制国家少数民族医药古籍文献目录提供基础。基于此，可以以西南地区为基础编制《西南少数民族医药古籍文献总目》，也可以以某一个省为基础编制联合目录，如《云南省少数民族医药古籍文献联合目录》、《贵州省少数民族医药古籍文献联合目录》等。少数民族医药古籍文献联合目录的编制，可以依托相关的少数民族古籍办公室、图书馆、档案馆、博物馆、民委等机构联合协作进行，其成果将加强少数民族医药古籍文献的抢救整理和开发利用，促进少数民族地区卫生事业的建设和发展。

（2）编制少数民族医药古籍文献目录。少数民族医药古籍文献目录是为提示报道有关某一民族的医疗保健方面的历史文献信息而编的目录。其主要特征是收录的医药古籍文献内容范围具有较强的民族特点，如《中国傣族医药古籍文献目录》、《西南彝族医药古籍文献目录》等。少数民族医药古籍文献目录一般包括以下几个方面：①某一民族记载关于医药保健内容的古籍文献。这里指某一民族历史上产生形成的所有医药文献，包括各民族医家编著的各类医药学著作、稿本、手抄本、复制本以及留存至今的口碑医药文献等。②收载某一民族医药保健内容的史志、地方志和博物志等。③有关某一民族医药方面的出版物。这里指其他民族著述、刻印或出版的，内容涉及该民族或者是论述该民族有关医药保健知识的古籍文献，如《本草纲目》、《神农本草经》、《滇南本草》等。

（3）编制少数民族医药古籍文献馆藏目录。少数民族医药古籍文献馆藏目录是编制西南地区乃至全国的总目和联合目录的基础，收藏有关民族医药古籍文献的图书馆，应该把编制少数民族医药古籍文献馆藏目录作为一项基础业务来抓，尤其是收藏少数民族医药古籍文献较为丰富的图书馆，如各地区的中医院校图书馆、民族医药研究所的图书资料室等，应该充分利用收藏的资源积极进行馆藏书目的编撰。编制馆藏少数民族医药古籍文献目录，应有计划、有重点，分阶段、分步骤地进行，先把那些年代久远、比较珍贵、不再流通的古籍文献，那些收集整理有一定基础的古籍文献资源以及那些靠口耳传承的口碑医药文献编制成书目，逐步形成一套完整的少数民族医药古籍文献馆藏书目。

（4）编制少数民族医药古籍文献专题目录和主题目录。少数民族医药古籍文献专题书目是为特定读者对象全面系统地提示与报道医药保健方面某一特定研究主题的文献而编制的目录。少数民族医药古籍文献专题书目可以更深入地揭示少数民族医药古籍文献的内容，宣传少数民族医药文化，对于提供某一问题的参考资料有很大作用，因此应该围绕民族医药研究和读者阅读的需要有针对性的编撰，其形式也可随社会的需求而多种多样。西南地区少数民族医药古籍文献专题目录的编制，可以根据一个地区的馆藏资源为基础进行目录组织，也可以某一民族为对象，通过多个馆藏资源的联合来编撰目录。如按照“民族地区卫生防疫”、“民族医治疗传染性疾病”、“民族医养生保健”、“民族民间验方”和“民族地区地方病”等专题编写专题目录，积极地为民族地区的医疗卫生保健提供参考，为研究和整理民族地区地方病、特色治疗方法和药物种类等提供有针对性的借鉴。主题目录就是根据民族医药古籍文献所论述的医药学学科分类或问题等，如民族古籍文献中的医药卫生包括预防、诊断、治疗、护理、康复、药理等，用具有检索价值的规范化词汇（主题词）作为标目，按字顺组织起来的检索工具。少数民族医药古籍文献主题目录的编制，将极大地方便读者的查阅利用，同时为少数民族医药古籍文献资源的标准化和数字化建设提供基础。

总之，只有通过编制全面、系统反映西南少数民族医药古籍文献资源的目录体系，才能更好地介绍和宣传丰富的少数民族医药古籍文献，充分展示蕴藏于其中的珍贵价值和作用，为促进少数民族医药文化的保护、传承和弘扬服务。

（四）西南少数民族医药特色古籍文献资源库的建设

西南地区有着我国非常宝贵的民族民间医药资源，它有散存于民间的文献资料和蕴藏在广大群众之中的取之不尽用之不竭的医疗技巧，它们在历史上对于各民族人民群众的生命健康和民族的繁衍昌盛作出过重要贡献，在当前人们的防病治病中具有不可替代的作用和极大的潜在经济优势。对于各级图书馆、档案部门来说，进行馆藏建设的主要任务，就是要建立门类齐全，载体多样，结构合理，内容丰富，有鲜明特色的馆藏体系，使其为地方的经济建设、编史修志和其他工作服务。民族医药古籍文献遗产蕴藏了丰富的民族医药文化，而民族医药文化的积淀必须建立在馆藏的不断丰富和优化的基础之上。西南少数民族医药的发掘利用，需要把医药古籍文献遗产的收集工作和特色馆藏的建设工作紧密结合起来，不断凸显各地民族医药古籍文献遗产特色，为提升民族地区文化部门的馆藏文献品牌增色，使民族医药特色文献为民族地区经济、医疗卫生、保健文化等建设服务。

民族地区的文化部门应围绕各地区民族医药特色文化建立特色文献，具体说来有以下几种类型：

（1）建立民族医药古籍文献资料库。民族医药古籍文献主要收藏于民间，尽管各地基本上都设有古籍办公室、民族文化研究院所、语文工作委员会等机构来进行民族古籍文献的搜集和整理工作，但仍有数量众多的民族文献保存于各地毕摩、东巴、民族医等个人手中。这就意味着，各文化部门要加强与其他部门间的合作，深入民族地区进行收集工作，加大力度搜集散落在民间的民族医药古籍，包括贝叶经、棉纸经、东巴经，并协助各部门对其进行立卷归档，将搜集到的医学文献或有关民族医药内容的文献按民族、医学分科分类进行登记整理，列写出内容摘要等，编制各民族医药古籍文献目录，建立起反映本地区特色民族医药文化的民族医药古籍文献遗产资料库，以实现民族医药古籍文献资源的集中、统一和妥善保存。

（2）建立民族特色药物标本档案库。民族药文化是民族医药文化的一个重要组成部分。近 10 年来，经过对各民族地区的多次调查和民族药本草著作的编写，基本摸清了我国民族药的品种有 8000 余种，占全国药材资源总数 18207 种的 44% 左右，其中一部分药材是中医和民族医交叉通用或在民族药中属于不常用的。从各民族地区多年来的田野调查、临床观察及实验研究而出版的一批民族药专著中也可以看到，西南地区蕴藏的民族药材资源十分丰富，许多药物为各民族专用的特色药物，具有很强的地域性和民族性特征。例如，《中华本草·藏药卷》收载藏药 396 种，《中华本草·傣药卷》收载傣药 400 种，《中华本草·苗药卷》收载苗药 391 种，《中国壮药学》收载壮药 500 种，《中国瑶药学》收载瑶药 970 种，《彝药本草》（第一卷）收载彝药 200 种，《土家族药物志》收载土家药 2172 种。尽管专著收载的品种比调查资料少，但它是从普查资料中筛选出来的，选材严谨，临床应用引之有据，对基源、形态、性状、功用、主治、配方和现代药理研究的表述较为精确和全面。收载的药品一般可视为该民族医药的常用药，是该民族常用民族药的确切数字。在这些种类繁多的民族传统药物中，包括了大量典型的植物药、动物药和矿物药，堪称西南地区珍贵的药物资源代表。

值得注意的是，民族药物资源种类丰富多彩，分布在高原、草原、山区等复杂而独特的自然条件下，为世人所认识了解得很少；加之近年来生态破坏严重，药物开采和挖掘过度，一些名贵的民族药物已濒于消失，在这一现状下，建立民族药物标本档案无疑是一项必要的举措。2007 年，国务院办公厅下发的《关于印发少数民族事业“十一五”规划的通知》中指出：要“依托民族文化遗存丰厚的城镇、村寨，建设具有民族特色的博物馆或文物资料保护展示中心。抢救、搜集、整理、翻译少数民族古籍。加大少数民族文物征集和收藏力度，建立少数民族实物资料数据库”。为了有效地增加和完善民族药物信息，有利于社会各界了解和开发利用民族药物资源，西南一些民族地区已经建成了富于特色的民族药物标本库，为该地区民族医药事业的开发研究提供了重要的档案资料。例如，贵州省黔东南苗族侗族自治州民族医药研究所建成开放了我国第一个苗族、侗族药物标本库，该标本库对苗族药物、侗族药物的类别和命名法进行了研究和规范，系统地阐述了苗族药物、侗族药物的类别和苗族药物、侗族药物的命名法，反映了苗族、侗族给药物命名的规律和习惯，充实了苗族药物、侗族药物理论，为苗族药物、侗族药物的研究及其资源的开发和可持续利用提供了依据。这个标本库收藏了药物标本 2300 余种共 1.2 万份。其中，相当一部分是苗族医、侗族医应用的药物和国家重点保护的珍稀濒危野生药材标本。标本库收藏的苗族、侗族药物 1000 余种，这些标本按照苗族、侗族的药物分类，每一种都以拉丁语、汉语、苗语或侗语进行记述。标本库通过实物标本、图表和文字的形式，展现出黔东南丰富的药物资源的分布和生态环境以及保护和可持续利用情况，对弘扬和振兴民族医药文化具有重要意义。① 云南省楚雄彝族医药研究所也建成了我国第一个彝族药物标本库。通过几年来的努力，目前标本库里已收集彝族药材标本 1137 种、蜡叶标本 3125 份、彝族药材样品 526 份、彝药制剂样品（含成药和医院制剂）43 种等。这个坐落在楚雄彝族自治州中医院内的我国首个彝族药物标本库已引起省内外有关专

① 黔东南苗族侗族药物标本库，http：//www. cmam. org. cn. /2006－4－5。

家的关注。①

各民族医药研究所药物标本档案的建立，也给图书馆、档案馆在进行馆藏建设时提供了新的思路——应不失时机地将民族药物标本档案作为各馆的特色文献进行收藏和开发。湖南省涟源市档案馆就是这样做的。他们将“药物标本图解及处方秘方”作为本馆的特色档案进行收藏建设，将这一特色文献归属为单独的中药资源普查办全宗，共立档案43卷，特别突出的是他们收集了在涟源市境内生长采集的590种中草药标本彩色照片，组成9册，较完整、全面、真实地记录和反映了涟源资源丰富、品种齐全的中草药状况，为该市民族医药的发掘研究提供了重要的文献资源。②

（3）建立民族民间医药师的名医档案库。历史是人民创造的，同时是由主要人物推动的。民族民间名医是各民族医药学发展的重要力量，对民族医药经验的研究总结和民族医药文化遗产的继承发掘都作出了一定贡献，是我们研究民族医药史不可或缺的部分。收集整理在本民族医药历史进程中起过重要作用或影响的人物（名人）档案，对民族医药学编史修志、资政教化，开发人文档案资源，有重要的现实意义。例如，享誉海内外的云南白药，其创始人云南彝族曲焕章的档案建立就是非常有必要的。此外，还有藏族历史上出现的主要名医，如宇妥·元丹贡布、洛钦·仁钦桑布、德敦·札巴旺协、帝玛尔·丹增彭措等，傣族名医康朗仑、康朗腊等，为他们建立人物档案一方面可以完善民族医药档案遗产资源，另一方面也增强了各民族的民族自尊心和自豪感。民族地区档案馆等文化部门应结合本地区、本民族实际情况，搜集有代表性的民医情况材料，在建立人物档案过程中，要特别注

① 我国第一个彝族药物标本库，http：//www.bbwhcb.com/html/biaobenxinwen/guonaxinwen/168.html/2009－07－08。

② 见涟源档案信息网，http：//daj.lianyuan.gov.cn./2007－10－23。

意收集人物传主的履历、著作、手稿、笔记及照片等实证材料，丰富馆藏，提高服务水平。

（五）西南少数民族医药古籍文献的保护

少数民族医药古籍的保护就是要根据少数民族医药古籍载体成分和存世状况，采取安全有效的措施，克服和限制损坏少数民族医药古籍的各种不利因素，保证少数民族医药古籍的搜集、集中，维护少数民族医药古籍的完整、准确、系统、安全，从而使少数民族医药古籍得到有效的使用、开发和流传。加强西南少数民族医药古籍文献的保护，首先要加强保护理念，不仅要具有紧迫感、使命感和全局意识，而且还要有现代意识，能够充分利用现代化手段对民族医药古籍进行科学保护。其次要处理好民族医药古籍的管理体制问题。目前，西南地区的民族医药古籍文献收藏机构众多，具有分布散、易流失的特点，不利于民族医药古籍文献的统一规划和民族古籍事业的长久发展。因此，改变现有的管理体制，使民族医药古籍文献集中收藏在一定的收藏机构中，可以保障民族医药古籍文献有适宜的保存环境，具有一整套科学管理方法和理论以及采用先进科学技术进行保护的措施等。最后要采取有效措施对民族医药古籍文献进行保护。

1. 西南少数民族书面医药古籍文献的保护

民族古籍的保护措施一般有两种，一是延缓型保护，二是再生型保护。延缓型保护是指在不改变原件载体的情况下，对残损的古籍文献进行修复、加固以及改善保存环境等延长原件寿命的保护过程。包括对古籍文献进行修补，对已经发黄变脆的民族古籍文献进行脱酸处理，控制保存环境的温湿度，设法减少室内外热湿源对保存环境的影响，以及防止并消除有害生物、微生物、气体、灰尘等措施。延缓型保护古籍文献可以延长民族古籍文献的使用寿命，是保存和保护民族古籍文献行之有效的方法之一。

但是，延缓型保护的方法只是延缓古籍文献的衰老速度，并不能从根本上解决古籍文献的永久性保存问题，因此就需要有另一种保护措施，那就是古籍文献的再生型保护。再生型保护是指通过现代的技术手段将纸张载体上的古籍文献内容复制或转移到其他载体上，以此实现对古籍文献的长期保护和有效利用的目的。随着科学技术的飞速发展，现代计算机、电子、通信、复印、复制、声像、光学、视听等技术以及图书的各种保护技术极大地促进了古籍文献的抢救、保护及开发利用工作。如今，计算机数据库强大的网络功能已成为现代化信息服务的主体。这些都为民族医药古籍文献的抢救整理以及保护开发提供了坚实的基础。民族医药古籍以手抄本居多，载体形式多样特别，易损坏消失，延缓型保护的效果不明显，所以还要采取再生型保护措施利用一切现代化手段搜集、抢救、保护、整理民族医药古籍文献，对馆藏的民族医药古籍文献进行有效管理，以便保存、保护好这些珍贵的民族文化遗产，为研究人员提供文献信息，并通过实现对民族医药古籍文献的数字化建设，达到民族医药古籍文献资源的共知、共建、共享的目的，更好地发挥民族医药古籍文献的作用。例如，北京民族文化宫中国民族图书馆与西北民族大学联合申请的“民族文字古籍文献数字化保护技术应用研究”项目得到科技部的批准后现已正式启动。该项目通过信息处理手段，研究民族文字古籍文献的保护技术，包括分析民族文字古籍文献的分布、收藏和保护情况，提出民族文字古籍文献数字化保护方案，对蒙古文、藏文、维吾尔文、彝文等古籍文献采用图像扫描、数码照相等信息技术进行数字加工，并采用 SGML、XML 等标记语言对其进行描述，搭建数据库，建立民族文字古籍文献数字化保护技术网络平台，使我国珍贵的民族文化宝藏在世界范围内实现信息共享。为抢救濒临消失的民族古籍文献，2003 年，由全国百余名专家共同参加的中国少数民族调查活动正式开展。同时，中国民间文化遗产抢救工程也正式启动，该项工程已被列入国家哲学社会科学重点实施项目，抢救工程历时10年。这无疑对西南地区少数民族医药古籍文献的保护和开发起到了积极的促进和推动作用。内蒙古大学图书馆在建立蒙古学特色数据库的基础上已开始着手进行蒙古文古籍文献的电子版制作，将馆藏的蒙古文古籍文献中的孤本、善本和古画等珍贵资料以数字化处理，通过扫描、照相技术转成数字影像，储存到计算机中，为读者提供网上服务。这些系统的研制和开发，都为西南地区的少数民族医药古籍文献的再生型保护提供了技术基础和模式。

2. 西南少数民族医药口碑古籍文献的保护

民族口碑医药文化遗产属于非物质文化遗产的范畴，具有动态的特征，相对于静态的文传类物质文化遗产来说，它们数量巨大且易流失，对其进行记录和保护就显得尤为重要和迫切。可以说，要把民族口碑医药文化遗产保护下来，“档案工作在其中占有重要地位，即将非物质化的医药文化遗产记录下来，使其尽可能地物化和可视，而我们把这些物化和可视的非物质类文化遗产，再进行整理和保护起来，这些被保管起来的物化和可视的非物质文化遗产就被称为：非物质文化遗产档案”①。因此，保护口碑医药文化遗产，从某种意义上讲，就是要做好口碑医药文化遗产档案的工作，没有口碑医药文化遗产的档案工作，口碑医药文化遗产的保护也很难落到实处。

（1）树立口碑医药古籍文献的档案式保护意识。波兰人类学家马林诺夫斯基曾经说过，有关人种特点的记叙、说明、典型的话语、民俗项目以及巫术仪式的惯用语句，都应当作为描述土著居民精神状态的文献内容，作为文献整体而记载下来。据此，民

① 倪慧敏：《非物质文化遗产与物质文化遗产档案》，载《档案学研究》，2008(5)。

族医药的民间口耳相传，通过代代相传得以传播，也应属文献范围。中国民族医药学会会长诸国本也对我国的民族医药的非物质文化遗产性作了多次强调，他认为，我国民族医学除了一类是历史上有民族文字的民族，他们有医学文献，有医学理论的梳理和医学体系的形成及表述，有代表性的医学经典著作外，另一类是历史上无文字的民族，他们的传统医药散存在民间，是一种不以旁人是否认可为转移的客观存在。在近30来的发掘整理实践中，证明了它们是一种具有生命力的、特殊的非物质文化遗产，这些口承医药文化和文传医药文化在历史价值上是等同的，应该积极保护。例如，壮医药文化中现已闻名中外的药线点灸疗法，就是根据壮族群众的流传而发掘整理成功的典型。2006年5月25日，文化部副部长周和平在新闻发布会上指出，文化部正在会同有关部门制定有关非物质文化遗产名录的管理办法，这个办法包括制定保护规划、建立保护档案，采取多种形式把这些档案建立起来，用文字、图像、多媒体等多种手段来完善有关档案。同时要收集实物进行保存和展示，鼓励各地建设民俗博物馆、非物质文化遗产方面的博物馆和资料文献的收集中心。这就说明，为民族医药口碑文献建立档案式保护，各级档案部门已责无旁贷，这是我们发掘、整理和利用民族医药文化的必要环节和重要形式。

（2）民族医药口碑古籍文献的建档工作。自2003年10月联合国教科文组织在第三十二届大会上通过了《保护非物质文化遗产公约》以来，世界各国都积极开展了抢救和保护非物质文化遗产的活动。以《保护非物质文化遗产公约》为基础，我国国务院办公厅颁布《关于加强我国非物质文化遗产保护工作的意见》，实施具有中国特色的保护实践活动。《关于加强我国非物质文化遗产保护工作的意见》认为，非物质文化遗产的范围应该包括：①各种口头表述，包括对群体有意义的诗歌、史诗、神话、民间传说及其他形式的口头表述，也包括作为载体的语言；②传统表演艺术；③社会风俗、礼仪、节庆、木偶以及宗教和民间信仰仪式等表现形式；④有关自然界和宇宙的知识与实践；⑤传统的手工艺技能和文化创造形式，包括传统冶炼等传统工艺技术知识和实践以及医药知识和治疗方法等；⑥与上述表现形式相关的文化空间。

档案是非物质文化遗产得以妥善保存和长久流传的重要载体，为非物质文化遗产项目建档意义重大。因此，档案部门应积极探索保护民族医药口碑文献的途径，借鉴目前各文化事业机构对非物质文化遗产保护工作已有的一些成功尝试和举措，并在此基础上进一步探索与研究，针对民族口碑医药文化作为非物质文化遗产的活态性等特点，力求档案部门的保护工作具有可行性和实效性。

首先，收集各民族口碑医药遗产以便建档保存。1984 年 9 月的首届全国民族医药工作会议就肯定了“口承民族医药学”这一客观存在。并明确提出，有本民族的医药学理论、有本民族传统用药的习惯和医疗特色、有本民族世代口传心授的经验的民族医药学都属于我国传统医药学不可分割的一部分。可见，为口承民族医药建立档案是很有意义的。我们在实施民族医药文化建档保护的时候，不仅要关注那些实用的医疗技术和方剂药物，而且还要注意民族医药所蕴涵的民族智慧，包括精神价值和思维方式等那些无形的、在很大程度上属于“形而上”的内容。根据非物质文化遗产特定的定义和范围，笔者认为，对民族医药文化遗产建立档案的重点包括：

一是口碑医药经验、单方、验方、秘方。口碑经验方是民族医药知识宝库的主体部分，在各族人民群众中被高度信赖和认同。例如，壮族地区群众普遍通晓的一些常识，用药物斑鸠占治疗疟疾，用田基黄、鸡骨草、黄花倒水莲、无娘藤、不出林等药物治疗肝炎，用斑麻救法救治急症等一些传统用药经验和方剂，以及目前壮族民间仍在使用的独特技法，药线灸、灯花灸、火针、针挑、骨刮、角罐等，这些都是民间群众口口相传、代代相授而流传至今的，是壮族口碑医药的代表，仍为人们所运用。[①] 因此，各级档案部门要联合卫生部门和民族主管部门，加强对理论体系尚不完整的民族医药的调查鉴定研究，认真搜集、整理散存于民族地区、民族医手中的大量有效药方及有价值的医药资料，并对有价值的口碑医药经验建立文字档案保存；对于那些具有疗效和开发前景的秘方、验方，应该拨专项经费不惜经费从那些民间医生和老药工手中购买，为其建立档案，以实现对民族医药知识的有效保护。

二是口头传统。如壮族、苗族、瑶族、土家族、侗族、布依族、仡佬族、傈僳族等民族的医药知识，包括一些谚语、歌谣、故事、传说等，目前一部分已用汉文记述下来并经过总结整理、有的已编写成书。但由于口承文化具有零散、不完整、易随着传人的变迁而丢失等特点，因此需要进行大量的田野调查进行补充。特别是一些人口较少、居处偏远、交通不便的少数民族，其医药经验尚未得到调查和表述，而大量民族医药的传人已经过世，因此，进行全面的普查建档是十分必要的。

三是民俗活动、礼仪、节庆。例如，广西壮族的“靖西端午药市”，云南白族的“三月街药市”，广西瑶族的五月初五“百草药水澡节”，西南各少数民族用香包、香囊、佩药辟瘟和馈赠的习俗，云南迪庆藏族村户的水井保护民约等，是民族传统医药文化的鲜活部分，为其建立完善的档案资料也是十分必要的。

四是有关自然界和宇宙的民间传统知识和实践。例如，藏医的树喻——“愿望树”，藏医以此为理论进行生发，把人的生理、病理、病态、诊法、药物、器械绘制成《四部医典》彩色教学挂

---

① 徐士奎：《从产业化角度打造民族医药发展载体》，载《云南民族医药杂志》，2006（5）。

图，既是形象的医学，又是精美的艺术，更是古代医学教学的独具匠心的教具。又如，湘西花垣县老苗医龙玉六的“苗族生成哲学”，该学说阐明一切事和一切物共同生成原理的学说，对各门学科和各个领域都有实用价值，也是苗医药学的指导理论。这些有关自然界和宇宙的民间传统知识，都是各少数民族医药文献遗产的组成部分。

五是传统手工艺技能。包括各民族各类特殊的诊断技术和治疗技术。例如，藏医的验尿诊法、药浴疗法和催吐法，壮医的药线点灸、土家医的佩带疗法，苗医、瑶医的草药熏洗、药筒拔罐、火针等。

六是与上述表现形式相关的文化空间。这些文化空间包括民族医药方面的重要文化遗址（如藏医学院曼巴扎仓）、历史悠久的民族传统药园（如湘西凤凰县禾库村老苗医吴忠玉家有近200年历史的药园；贵州安龙县酒村老苗医杨明珍、熊德芬，关岭县老苗医杨少堂家都有祖传几代的药园）、至今仍用民族医药为主要防病手段的山村、民族医药资源丰富的长寿地区（如广西“长寿乡”巴马）、民族名医故里、典型的野生药材基地、著名民族医诊所、民族医药集市、民族医药节日等，为其建立相关的档案资料并予以保护。①

对于以上这些珍贵的口碑医药文化遗产，尽可能用文字、录音、录像、照片、数字化多媒体等手段，进行真实、系统和全面的记录并建档。

其次，建立民族医药文化遗产的传承人档案。冯骥才指出，非物质文化遗产是和人的活动息息相关的，是靠人传承下来的，如果民间艺术和技艺的艺人日益减少，遗产就要断绝了。因此，

---

① 诸国本：《民族医药作为非物质文化遗产加以保护的重要意义》，载《中国民族医药杂志》，2007（7）。

档案馆可以为某一专项建立传承档案。由于民族医药多数缺乏文字记载，主要依靠口口相传，配方使用往往依据个人经验进行增加，具有很强的随意性，所以民族医药保护中的传承人因素十分重要。就民族医药文化的传承来说，建立传承人档案迫在眉睫，其内容可以包括以下几点：①传承人信息，包括姓名、性别、年龄、民族、文化程度、工作单位、职务、身份证号码、使用方言、讲述地点、讲述环境；②搜集者信息，包括姓名、性别、年龄、民族、文化程度、工作单位、职务、身份证号码；③民族医药信息，包括医学分科及其具体的病种、诊疗方法、治疗所用的药物和医疗工具、所用药物的分布和疗效、诊疗过程的基本内容、搜集时间、与诊疗有关的民族人文知识、自然知识等背景资料；④传承计划，包括未来将采取何种方式确保对上述医药信息进行有效的活态传承等。这些档案的建立和保存将为未来医药学的研究和决策提供极大方便。

近年来，我国政府和有关部门已认识到为非物质文化遗产建立传承人档案的重要性。2005 年，中国民间文艺家协会宣布在全国启动“中国民间文化传承人调查、认证和命名”项目。经过专家严格的评议与审批，对列入传承人名录者建立档案，以文字、图片和音像方式存录其全部资料。各地区民族医药的传承人名录可采用我国文物法中“多级保护”的制度，除国家一级的杰出传承人，还要确定省级、市级、县级传承人，调动各级档案馆等文化事业机构，全面和整体地保护民族医药文化生态。在文化部公布的第一批国家级非物质文化遗产项目代表性传承人名单中，传统医药界共有 29 人入选，其中涉及民族医药的第一批国家级非物质文化遗产项目代表性传承人包括西藏自治区申报的“藏医药”项目的 5 位传承人强巴赤列、尼玛次仁、索朗其美、嘎务、多吉，四川省甘孜藏族自治州申报的“藏医药（甘孜州南派藏医药）”项目的 2 位传承人唐卡·昂翁降措、格桑尼玛。这一结果将极大地推动各地对民族医药传承人建档工作的开展。我国民族医药文化遗产传承人档案的建立除国家级之外，还将覆盖省区级、县市级乃至乡镇级，让更多的传承人获得保护。

最后，主动参与非物质文化遗产的调查与研究工作，建立完整的口碑医药档案。调查与研究是发掘口碑医药档案的基础工作，涉及对口碑医药文化遗产的确认、立档以及进一步的传承与利用等多个方面。尽管档案馆、图书馆等文化机构不属于专业的非物质文化遗产研究机构，但这并不意味着它们就不可以从事这方面的研究工作。档案馆、图书馆要充分利用馆藏资源，系统了解遗产项目。同时还可以组织一些对本地区民间医药文化比较熟悉的馆员，与其他有关机构进行合作研究或者协助有关部门对本地区的民族医药文化遗产进行确认、立档、记录、整理等。研究和调查工作对图书馆、档案馆等文化部门全面系统地收集各地具有民族医药文化特色的第一手档案资料以及古籍文献资源更好地为各地医疗事业和经济建设服务有极大的促进作用。

近年来，我国各级地方文化部门在调研基础上对非物质文化遗产建档进行的一些有益尝试，对我们开展民族医药口碑文化的建档工作提供了借鉴。例如，为保护非物质文化遗产立法，建立并公布遗产档案；对具有地方特色的民间艺术、传统工艺进行保护性记录，建立声像档案；上门收集口述史，建立口述档案；向社会或到国外收集散失的历史档案；在老城区改造过程中，对老城区进行拍照，为城市留下记忆等。档案馆是社会最重要的资料保存与服务机构，大量的第一手材料将为后人研究历史提供凭据。因此档案馆应当积极参与非物质文化遗产的调查和研究工作，获取完备的原始资料，为专项非物质文化遗产建立档案，并制定适宜的保存策略，以便管理和更好地为研究、保护非物质文化遗产服务。就各地民族医药文化遗产来说，它也是记录各族人民医药历史，反映各民族地区特色文化风貌的重要凭证，各级图书馆、档案馆应该发布公告，面向全社会征集各类民族医药古籍文献遗产资料，同时要深入民族地区进行收集工作，让这一文化财富得以妥善的保存，并作为各民族文明的见证为社会公众所利用。

（3）借助现代技术手段保护民族医药口碑古籍文献。多年来，对于非物质文化遗产的保护已取得了很大进展，也探索出许多有效途径，如运用录音、录像、照相等现代数字技术，以声、光、色、电等形式保护和再现少数民族非物质文化的内容。这些数字技术也普遍运用于民族古籍文献的抢救保护之中。目前，国内外首个采用3D数字化真实再现云南少数民族非物质文化遗产的研究开发成果，也是世界上第一部反映世界记忆遗产的3D数字化技术作品已在云南大学云南电子计算机中心通过专家组的鉴定验收，该成果在对云南省少数民族文化遗产摸清家底、探明储量、鉴别品质的基础上，以东巴文化为应用研究对象，集成和运用先进的数字化技术，在民族文化遗产保护和传承领域推出了有借鉴意义和示范作用的数字化作品。该成果首次有针对性地建立了一套少数民族文化遗产可数字化资源评价体系，创造性地制定了一套少数民族文化遗产数字化解决方案，对开展少数民族非物质文化遗产各个方面的保护都具有推广应用价值。

三、发挥民族医药古籍文献工作的文化传播功能

少数民族古籍文献史料是文化传播的一种手段。“文化传播是指文化从一个群体到另一个群体散布的过程。文化传播有两种方式，一是文化扩散，一是社会遗传。前者是文化的横向传播，后者是文化的纵向传播。无论哪一种形式，都是人们共享文化的过程，也是社会价值观念不断被传递、强化和被人们接受的过程；都携带着自己特有的价值和意义渗透到人类活动的每个场合、角

落，并以非凡力量支配着人类的行为观念。”①

古籍文献在社会教育的诸多素材中，以其独特的历史性、直观性和原始性，成为宣传教育的重要材料，其中的民族医药古籍文献遗产也是一种重要的宣传教育资源。它翔实地记录了各民族先民抗疾治病和认识自然的奋斗历程，形象生动地反映了各个时期少数民族的医学创造和医药文明，具有较强的说服力和感染力，对于今天各民族了解本民族医药发展史和已有的医学成就来说，有着重要的教育作用。因此，利用各种途径，促进民族医药古籍文献遗产充分发挥其文化教育作用，是民族古籍文献工作义不容辞的责任。

可以说，研究宣传民族医药古籍文献，是民族医药古籍发掘利用的重要步骤。只有对民族古籍文献不断地进行研究和宣传，才能揭示民族古籍文献的特殊价值，让更多的人了解民族古籍。

（一）培养社会弘扬民族医药文化的自觉意识

众所周知，研究民族传统医药文化，医药知识是基础。但正如前文所述，民族医药文化除了以医药学知识为主体构成外，还涉及民族学、社会学、民俗学、人类学等学科领域。只有以这样的整体观来研究民族医药文化，才能全面认识和正确评估民族医药本身。著名的人类学家、社会学家费孝通关于中国文化的诸多论述，对民族医药的继承发展也具有普遍的指导意义。他在恢复和重建中国的社会学、人类学过程中提出的“中华文化多元一体格局”、“各种社会文明美美与共”论、“不同文化之间和而不同”论、“跨文化研究”论和“文化自觉”论等，都已成为中国民族医药的立论基础和生存理论。其中，“文化自觉”的论述，更值得传

① 罗洪恩：《少数民族档案史料及其文化功能试析》，载《中南民族大学学报》（人社版），1994（5）。

统医药文化研究者认真思考。“文化自觉”是一个历史命题。1992年，费孝通在《关于“文化自觉”的一些自白》中说道：“文化自觉这四个字正表达了当前思想界对经济全球化的反应，是世界各地多种文化接触中引起人类心态的迫切要求。人类发展到现在已开始要知道我们各民族的文化是哪里来的？怎样形成的？它的实质是什么？它将把人类带到哪里去？”[①] 这个问题对于历史悠久、文化底蕴深厚，但受全球性主流文化冲击甚为严重的少数民族传统文化来说，更需要进行深刻地反思，而目前世界各地开展得如火如荼的民族文化遗产和民族非物质文化遗产的保护、挖掘和利用，正是迎合了这一历史的追问。费孝通认为，文化自觉的意义在于生活在一定文化中的人对其文化有“自知之明，明白它的来历，形成的过程，所具有的特色和它的发展趋向。自知之明是为了加强对文化转型的自主能力，取得决定适应新环境、新时代文化选择的自主地位”，“这样，人们就会更理智一些，从而摆脱各种无意义的冲动和盲目的举动”。[②] 民族医药是民族文化的重要组成部分，是具有历史研究意义和现实应用价值的民族优秀文化之一，在当前多元文化激荡交融的时代背景下，民族医药也处在不断扬弃和变化之中。全面正确地认识民族医药文化本身，正确把握民族医药文化的前进方向，积极主动地发掘利用民族医药文化，应是符合“文化自觉”的基本内涵的。

古籍作为民族医药文化的积淀产物，其原始性和权威性足以反映和证明各民族医药文化千百年的发展历程和独特价值，能够唤起各民族对本土医药文化的基本认知和尊重。要实现这一点，古籍文献工作者就要发挥古籍文献工作的文化传播功能，让社会各界全面了解各少数民族究竟有什么医药古籍文献资源，古籍文

① 诸国本：《民族医药与文化自觉》，载《中国中医急症》，2005（6）。

② 费孝通：《“美美与共”和人类文明》，载《新华文摘》，2005（8）。

献资源的内容和价值怎样，等等，而利用各种形式对民族医药古籍文献进行宣传应当是一个重要的途径。加强古籍文献的宣传报道工作，针对服务对象重点宣传介绍所保存古籍文献的内容和利用效果实例等，对于民族古籍文献的开发利用而言，这也是必要而且重要的手段。具体而言，要依据古籍文献保护的有关规定，通过举办民族医药古籍文献宣传周等活动，结合社会大众对民族医药文化的需求深入开展民族医药古籍文献编研等形式来大力宣传民族古籍文献的作用，扩大民族古籍文献的影响，强化社会民族文献意识，促进民族古籍文献的利用，加强精神文明建设。

（二）借力传媒扩大宣传

国务院办公厅在2007年颁布的《关于进一步加强古籍保护工作的意见》中指出："各级各类图书馆要积极开拓文化教育功能，通过讲座、展览、培训、研讨等形式宣传古籍保护知识，促进古籍利用和文化传播。广播电视、报刊、互联网等新闻媒体要加大古籍保护工作宣传力度，普及保护知识，展示保护成果，培养公众的保护意识，营造全社会共同保护古籍的良好氛围。"国务院在2005年颁布的《关于加强文化遗产保护的通知》中也强调："加大宣传力度，营造保护文化遗产的良好氛围。认真举办'文化遗产日'系列活动，提高人民群众对文化遗产保护重要性的认识，增强全社会的文化遗产保护意识。各级各类文化遗产保护机构要经常举办展示、论坛、讲座等活动，使公众更多地了解文化遗产的丰富内涵。教育部门要将优秀文化遗产内容和文化遗产保护知识纳入教学计划，编入教材，组织参观学习活动，激发青少年热爱祖国优秀传统文化的热情。各类新闻媒体要通过开设专题、专栏等方式，介绍文化遗产和保护知识，大力宣传保护文化遗产的先进典型，及时曝光破坏文化遗产的违法行为及事件，发挥舆论监督作用，在全社会形成保护文化遗产的良好氛围。"

报纸、网络、广播、电视等大众传媒作为当今社会举足轻重的社会力量，应该为我们正确利用，使其在挖掘西南少数民族医药古籍文献遗产内涵，扩大民族医药文化在公众中的影响力方面发挥应有的功效。

首先，积极利用期刊、报纸等手段向社会公布少数民族古籍档案史料。古籍档案的公布是指由国家授权的档案馆或机关，依法将可以向社会开放利用的古籍档案的全部或部分的原文，或者古籍档案记载的特定内容，通过报纸、刊物、声像、电子出版物发表、电台和电视台播放、公众计算机信息网络传播以及公开出售、展览、公开陈列等形式，首次向社会公开发布，使社会知晓的行为。古籍档案的公布是通过服务方式、服务态度的转变使服务对象的扩展成为现实，以此实现古籍档案信息的社会传播。如1989年创刊的《民族医药报》是我国有史以来一张专门介绍我国56个民族民间验方秘方、特殊疗法和医疗保健知识的报纸。该报开辟了藏医药、傣医药、壮医药、彝医药等民族医药专栏以及验方专版，20年来，方便快捷地公布了大量珍贵的民族医药古籍文献史料，有针对性地宣传了优秀的民族医药文化，使海内外广大读者在有效获得民族医药知识的同时，也领略到了许多鲜为人知的民族医药遗产的独特魅力。

其次，与网络和电视等媒体合作，提供民族医药文献史料作为科普宣传素材。《科学技术普及法》第十六条规定：新闻出版、广播影视、文化等机构应当发挥各自优势做好科普宣传工作。……科技馆、图书馆、博物馆、文化馆等文化场所应当发挥科普教育的作用。民族医药古籍文献遗产是各民族重要的古代科技文献，具有内容丰富、原生性强的特点，其中包含了大量各民族先民创造的珍贵的医药学思想、医药学经验、各种诊疗技法等科技信息，因此，传播这些信息，不仅可以使大众了解历史上各民族的医药学成就，从中获取各民族创造的独特的医药知识，提高相应的科技素养，而且还可以使社会充分地、全面地、实事求是地认识民族医药古籍文献的信息价值，培养社会对民族医药古籍文献遗产保护和利用工作的重视和支持的意识。

（三）举办民族医药古籍文献专题展览

举办古籍文献展览是向社会宣传古籍文献、普及古籍文献知识、促进古籍文献信息开发利用的主要形式。因此，可在档案馆、图书馆、文化馆内设立长期的展览厅，并不定期的对发掘整理的民族医药古籍文献进行陈列展出，借此宣传民族医药知识，使之成为教育民众的一个窗口。这种服务方式是民族医药古籍文献遗产主动走向社会的重要途径，有利于古籍文献用户获得较为集中系统的民族医药古籍文献遗产信息内容和线索。同时配合社会的有关工作和活动，组织展出有代表性的、典型的民族医药古籍文献遗产信息材料，以其原始性、真实性和形象鲜明性给参观者留下深刻的印象，起到生动的宣传教育作用，从而加强社会的档案意识。配合各省区举办的各种民族文化宣传活动，安排有关人员组织有特色的民族医药古籍文献参与会展，已取得了很好的社会效应。例如，在云南省举办的2008年昆交会上，德宏傣族景颇族自治州有关部门借此平台，以傣药集团为窗口，结合德宏傣族传统医药文化特色，对德宏傣族医药文献和独具民族特色的药物资源进行了大力宣传，扩大了傣药在全国的知名度。展品中有通过傣族医药档案文献资源研发出来的特色傣药产品普信胶囊、普想胶囊、傣王胶囊、普甘胶囊四大系列（这些傣药产品的年产值超过5000万元），让来自五湖四海的人们领略到了作为中国五大民族药之一的傣药的魅力——不仅具有历史的悠久性，而且由于在工艺和配方上的独特性，能在现代医药产业开发中具有自主知识产权、核心竞争力等优势，发展前景十分广阔。①

（四）开办民族传统医药传习所

少数民族医药科技文化传承人的培养，是对各民族传统医药文化传承的纵向传播方式，其意义重大。在具体做法上，我们可以借鉴云南丽江和大理的一些方式。为保护东巴文化艺人，丽江曾举办“纳西古乐传习所”。而在云南大理白族村镇，为了让白族的传统技艺得到沿袭和保留，也开办过“白族民间工艺传习所”，将技艺精湛的民间老艺人召集起来，并挑选有能力、感兴趣的村民对其进行传授。独具特色的民族传统医药古籍文献，是各少数民族集体智慧的结晶，是具有历史价值和现实意义的宝贵资料，各民族地区也可以通过开办“民族医药传习所”的形式，以当地民族总结的医药典籍和口碑文献为教材，邀请一些掌握着本民族传统医药知识和技艺的民间医生、药师，对一些符合要求的民众进行口传身授，以便各民族有更多的年轻人能够继承本民族这一古老的生命科学，这对我们很好地继承和发扬民族医药文化和优秀医药学技能具有重要的意义。

四、培养民族医药古籍文献遗产整理翻译的专门人才

2009年，国务院下发《关于扶持和促进中医药事业发展的若干意见》，其中重点强调在推进中医药继承与创新工作中，要全面深入开展中医古籍发掘与研究工作。该意见指出：“开展中医药古籍普查登记，建立综合信息数据库和珍贵古籍名录，加强整理、出版、研究和利用，整理历代医家医案，研究其学术思想、技术方法和诊疗经验，总结中医药学重大学术创新规律。”这对于民族

① 江世震：《德宏着力打造傣药品牌》，载《云南日报》，2008年6月9日。

医药档案古籍的保护、整理与挖掘工作来说，既是前所未有的机遇，也面临着艰巨的挑战。众所周知，各民族医药古籍文献承载了古朴深邃的医学药理知识，同时还深深植根于各民族特有的语言文字、宗教信仰、生活习俗中，具有深厚的文化内涵。就文字记载问题来说，各民族在数千年的历史发展中创造了一些特殊的文字，形成了用本民族文字记录的医药古籍文献遗产，如藏文、傣文、彝文、东巴文医药古籍文献，这些民族文字曾经在历史上发挥了重要作用，但今天大部分文字只能被极少数人释读，许多珍贵的民族医药古籍文献甚至成了无人能懂的“天书”。此外，除了用本民族文字和汉文记载的文传医药古籍文献外，西南地区的医药古籍文献较大部分都是口碑古籍文献。这些口耳相传的口碑古籍需要收集、整理、翻译、研究，其工作者除了具备进行实地调查，做艰苦调研工作的能力，还要能够熟悉民族语言，掌握基础的民族医疗卫生知识。人才是做好民族医药古籍保护利用的关键，政府和各有关部门要以人为本，抓住机遇，对那些事业心强、基础扎实、对民族文化有深厚感情的好“苗子”，要予以重点培养，从工作条件、科研经费、社会待遇等方面予以关心和支持。结合各省的实际，尤其要注重对少数民族医药古籍整理、研究、翻译人才的培养，对那些既有古籍工作实践经验，又掌握少数民族语言文字、熟悉少数民族医药文化的人才，要给予各方面的重点扶持和倾斜，使他们在民族医药古籍翻译整理中发挥更大的作用。有条件的高等院校，要设置民族医药古籍翻译整理的相关专业，拓宽人才培养途径，加大培养力度。

民族医药古籍文献的翻译整理是一项学术性强、知识面广的专业工作，而多年来民族医药遗产翻译整理工作中面临的困难，究其原因主要还在于民族医药古籍文献的整理与翻译过程中有关医药古籍文献专业人员的严重匮乏。因此，要以人为本，不断加强培养民族医药古籍文献整理翻译的专门人才，逐步造就一支素质高、作风好、能力强、业务精的古籍保护人才队伍，这是民族医药古籍文献发掘利用的重要环节。具体来说有以下几点：

（1）重视专业翻译工作者与各地民族医的沟通协作。民族医生是各民族传统医药知识的继承者和传承者，掌握有大量的医药经验、特色疗法以及本民族生活区域内特有的药物分布、药性及其运用，他们熟悉本民族的传统医药文化和语言文字，收藏有大量本民族医药遗产资源，了解丰富的民族医药古籍文献遗产资源线索，因此，应该把他们纳入民族医药古籍文献遗产资源的发掘整理的工作队伍中来，和他们建立良好的沟通联系关系，共同合作攻关，或遇到问题及时请教，请他们审阅文稿，赋予他们一定的职责和权力。只有把这项工作落实到基层，落实到个人，才能取得切实的效果。总之，积极主动地借助各学科的优势弥补不足，是一种极为明智的选择。若无多学科知识的配合，只靠专业翻译工作者的基本知识，是搞不出高质量的民族医药古籍译注作品的。当然，民族医药古籍翻译工作者既要积极主动地与医药学专业人才进行密切合作，也要具备多方面的知识，才能胜任所担负的工作。

（2）加强民族医药文献古籍翻译人员的培训，是提高民族医药古籍文献翻译水平的重要手段。目前，民族古籍整理、研究工作的首要任务就是应用汉文译注民族古文字典籍。此项译注工作，一方面要求译著者精通民族古文字和古代民族语言，并能够对文献内容作深刻的领会；另一方面要有较高的汉语文表述能力。与此同时，翻译工作者还要对有关民族的风俗习惯、历史沿革、文化传统、宗教信仰、医药文化等方面进行广泛深入的调查研究，才能在翻译中对译如流、注释准确、解说得当。因此，加强民族医药古籍文献翻译工作者对于民汉双语文和历史文化知识方面的培训是非常必要的。

（3）培养民族医药古籍文献整理、翻译方面的专门人才，还要注重扩大其知识面。民族医药古籍文献的翻译工作是一项跨学科、跨专业的综合性工作，对有关人员的文化水平、专业素养要求较高。为了确保民族医药古籍文献翻译质量，其翻译人员除了要有高度的工作责任感，具备一定专业的科学技术知识和翻译能力外，还要全面学习和掌握与民族古籍文献翻译注释工作有关的语言学、文字学、训诂学、文献学、民间文学、哲学、历史、宗教等社会科学知识，切实加强自身的理论修养，真正提高专业技能和业务水平。特别是要解放思想，更新观念，跟上时代的步伐。只有不断接受新知识，才能适应新形势。随着电子科学技术的普及应用，缩微技术、复印技术、电脑打字及文字处理等新科技已成为民族医药古籍文献整理研究工作的重要手段。在新形势下，民族医药古籍文献译注工作者，既要有较好的专业基础知识，又要开拓进取，不断更新知识、改进方法，才能提高工作效率，为今后民族医药古籍文献遗产的翻译、研究提供简单快捷的方法，为民族医药事业的发展提供翔实可靠的依据。

（4）充分利用民族高等院校和医学院校的资源优势，建立国家民委少数民族古籍文献人才培养与科学研究基地，在民族院校、中医学院开设少数民族古籍文献专业，采取在职培训和学历教育相结合等多种模式，结合少数民族古籍工作特点和发展需要，逐步发展并完善分层次、多渠道的人才培养模式和人才储备机制，进一步加强师资队伍建设，建立并完善少数民族古籍学科体系，提高少数民族古籍人才培养工作的水平。目前，全国共有少数民族古籍专兼职人才5000余人，一支素质优良、结构合理的专业人才队伍初步形成，这为民族医药古籍文献的整理翻译夯实了人才基础。

五、依法打击对民族医药古籍文献的犯罪活动

近年来，古籍流失现象极为严重。由于缺少过硬的抢救、搜

集、保护手段，一些商人和不法分子倒卖古籍猖獗，许多珍贵的少数民族古籍流失海外，流失海外最严重的是藏文、彝文、东巴文、满文等，目前有20多个国家收藏有我国的少数民族古籍文献。面对如此严峻的形势，国家制定出台了一系列的法规政策，严厉打击各种破坏和贩卖古籍文献的犯罪活动，以法律手段保护我国少数民族古籍文献的安全和完整。

2005年，国务院颁布《关于加强文化遗产保护的通知》指出："加强文化遗产保护法律法规建设，推进文化遗产保护的法制化、制度化和规范化。积极推动《非物质文化遗产保护法》、《历史文化名城和历史文化街区、村镇保护条例》等法律、行政法规的立法进程，争取早日出台。抓紧制定和起草与文物保护法相配套的部门规章和地方性法规。抓紧研究制定保护文化遗产知识产权的有关规定。要严格依照保护文化遗产的法律、行政法规办事，任何单位或者个人都不得作出与法律、行政法规相抵触的决定；各级文物行政部门等行政执法机关有权依法抵制和制止违反有关法律、行政法规的决定和行为。严厉打击破坏文化遗产的各类违法犯罪行为，重点追究因决策失误、玩忽职守，造成文化遗产破坏、被盗或流失的责任人的法律责任。充实文化遗产保护执法力量，加大执法力度，做到执法必严，违法必究。因执法不力造成文化遗产受到破坏的，要追究有关执法机关和有关责任人的责任。"

2007年，国务院办公厅颁布《关于进一步加强古籍保护工作的意见》提出，要"加强领导，协同配合，共同做好古籍保护工作……加大古籍市场监管力度。有关部门要依法规范古籍市场流通和经营行为，加强古籍销售、拍卖行为的审核备案工作，严厉打击盗窃、走私古籍等违法犯罪活动。要按照文物管理的有关法规，制定古籍出入境审核、监管办法。加强国际合作，坚决依据有关国际公约和法律法规追索非法流失境外的古籍"。

《中华人民共和国档案法》第五章"法律责任"第二十四条规

定："有下列行为之一的，由县级以上人民政府档案行政管理部门、有关主管部门对直接负责的主管人员或者其他直接责任人员依法给予行政处分；构成犯罪的，依法追究刑事责任：（一）损毁、丢失属于国家所有的档案的；（二）擅自提供、抄录、公布、销毁属于国家所有的档案的；（三）涂改、伪造档案的；（四）违反本法第十六条、第十七条规定，擅自出卖或者转让档案的；（五）倒卖档案牟利或者将档案卖给、赠送给外国人的；（六）违反本法第十条、第十一条规定，不按规定归档或者不按期移交档案的；（七）明知所保存的档案面临危险而不采取措施，造成档案损失的；（八）档案工作人员玩忽职守，造成档案损失的。在利用档案馆的档案中，有前款第一项、第二项、第三项违法行为的，由县级以上人民政府档案行政管理部门给予警告，可以并处罚款；造成损失的，责令赔偿损失。企业事业组织或者个人有第一款第四项、第五项违法行为的，由县级以上人民政府档案行政管理部门给予警告，可以并处罚款；有违法所得的，没收违法所得；并可以依照本法第十六条的规定征购所出卖或者赠送的档案。"

正如国家民委副主任丹珠昂奔强调指出的，建立健全少数民族古籍保护制度体系这一举措对保护古籍文献是尤为重要的。这一体系包括：加强少数民族古籍立法工作，制定并完善少数民族古籍保护制度和责任追究制度；规范少数民族古籍的征集、收藏、流通等行为，严厉打击非法收购、盗窃、损毁、倒卖、走私少数民族古籍等行为，协同有关部门，加强对古籍出入境等重要环节的审查、监督和管理；加强国际合作，坚决依据有关国际公约和法律法规追索非法流失境外的古籍，等等。只有逐步推进少数民族古籍工作的制度化和规范化进程，依法打击对民族医药古籍文献的犯罪活动，才能使少数民族古籍文献获得最有效的保护。

六、借鉴国外相关经验促进民族医药古籍文献管理工作的发展

发掘利用本国民族传统医药文化遗产是当前国际社会面临的共同责任，许多国家纷纷将本国的民族医药纳入文化遗产进行全方位挖掘和保护。

（一）有关国家传统医药知识发掘利用的实践

在印度，政府大力支持，民间组织积极运作，全面调查传统医药知识，并进行收集归档。将传统医药知识进行收集归档，以便今后全面保护传统医药知识，这是印度很有成效的一项基础性工作。近年来，为所有传统知识归档所进行的村一级准备工作已经在一些省内进行。截至 1998 年，已有 10 个省建立了 75 个生物多样性记录点。开展“基因运动”，着手在 3 个部落进行生物多样性和知识的收集归档工作。在归档过程中，有关人员调查的对象遍及村里的长者、药师和巫医，以便获得全面、可靠的第一手资料。着手构建由当地农民组成的保护网络——“抢救物种运动”，与当地部落村民合作，对他们所用的各种生物资源以及实际操作方法进行分类归档保存。为防止传统医药知识被窃事件的发生，为已进入公共领域的传统医药建立数字信息库以确保有关的在先权利（这是印度做的最有建设性的工作，已成为发展中国家保护传统知识的样板，被国际广泛关注）。为此，印度开展了名为“传统知识数字图书馆（TKDL）”实验工作，旨在对已经进入公共领域的有关传统医药知识进行收集归档，以便为建立一个便利的计算机数据库作准备。传统知识数据库最初是以印度草医学为对象，并且提出用数字化格式记录公众得到的知识，也就是现有的印度草医学文献，印度的这一传统知识文本将 250 个古方翻译并数字化，还回溯筛查 100 年或更久以前的上千份科学文献。这些配方的

资料被输入数据库，为社会提供了广泛的利用机会。此外，印度还建立了专门的投资基金会以促使传统医药知识产业化，通过这一基金会来推动传统知识的深入研究，以便将其转化为可盈利的投资项目和产业。①

1997 年，泰国根据《生物多样性公约》的有关规定，将“传统社区成员有权保存和恢复其习俗、本土知识及本社区或本民族的艺术和优良文化，并有权按照法律规定，依平衡模式持续地参与管理、维持、保存和利用自然资源的环境”写入了其《宪法》第六条中，并依据此规定，制定了《传统泰医药知识产权保护法》。该法为传统泰医药处方提供了保护。处方分类保护包括：①国家处方。对人类健康至关重要，具有重要利益或特殊医药价值的处方为国家处方。凡将国家处方用于商业目的的生产或研发，都必须得到政府的批准，对严重的侵权行为可给予刑事制裁。泰国公共健康部有权宣布某一传统泰药为国家处方，宣布后该处方的所有权为国家所有。②普通处方。已广为人知的一般处方为普通处方，这类处方在国内任何人都可自由使用。③私人处方。知悉范围尚未扩大的处方经注册登记后，列为受保护的私人处方。其他人若要使用私人处方必须获得所有权人的许可，这种独占权利在人生前和死后 50 年内有效。②

老挝建立专门机构（传统医学研究中心）保护传统医药知识，它是老挝唯一一个致力于开展对老挝传统医学和药用植物使用的研究的专门机构。政府设立传统医学研究中心的目的包括：记录民间医师所开处方，完成老挝所有省份的药用植物调查，并促进传统药物向国内国有制药公司大规模生产的转化。老挝现有的传

① 梅智胜：《印度对传统医药知识保护的立法和实践及其对我国的启示》，载《国际中医中药杂志》，2007（3）。

② 蓝寿荣、谢英姿：《若干国家传统医药知识保护的实践及其启示》，载《中国软科学》，2005（7）。

统医学的所有细节都在收集记录当中，包括医师、药物、可入药的动植物分布区域等。传统医学研究中心可以根据传统医学知识对西方成药发现过程所作贡献的程度，向国内或国外的制药公司提出适当的补偿要求。①

（二）对我们发掘利用民族医药文献遗产资源的启示

综上所述，印度等国采取了许多有效措施来加强民族传统医药知识的发掘、保护和利用，其主要做法有以下几个方面：①传统医药知识的发掘利用受到各国政府的重视和公众的普遍关注；②各国对传统医药知识的发掘和保护等档案工作已深入基层，形成了从省一级到乡村一级乃至个人的网络；③对传统医药知识的保护方式呈现多样化，一方面通过颁布有关法律对其进行保障，另一方面则采取诸如数字化、文献化等有效措施进行保护；④建立相对集中的传统医药信息中心，以便对大量的信息资源进行集中、整合；⑤积极推进传统医药知识的产业化。

以上印度等国经过摸索实践得出的一些经验，是值得我们学习和借鉴的。据考证，我国的少数民族医药古籍绝大多数是以口授传抄下来的，这就意味着有一部分无法记录下来的医药古籍史料还散落于民间，其中有许多特效验方为民间医生所保存，也可能在民间流传应用。收集、整理、编研和利用民族医药古籍文献遗产是一项庞大的文化工程，对保护民族医药文化，开发民族传统医药有长远意义。因而对于各级政府来说，应尽快组织力量对民族医药古籍文献史料的分布地区进行全面调查和搜集工作，对保存于寺院中的所有医学典籍认真清理、登记造册；对存留于民间的医药典籍，要通过乡镇、村委会、社区和媒体，动员有关收

① 蓝寿荣、谢英姿：《若干国家传统医药知识保护的实践及其启示》，载《中国软科学》，2005（7）。

藏者主动提供古籍文献情况，或者捐献或者出售，由文化部门集中登记造册。对于各省、州、县、市文化部门或科研部门已收集到的医药典籍，应及时加以清理登记。[①] 这就意味着，以省或地区为范围建立一个相对集中的民族传统医药知识信息中心是必要的，通过这一中心指挥该区域民族医药古籍文献遗产的调查、搜集和信息汇集，并负责开展古籍文献遗产的整理，包括分类编目、选编存目等，同时组织相关人员进行翻译出版。

第四节 发掘资源——西南少数民族医药古籍文献为民族医药事业振兴服务

在社会发展进程中越来越多的人已意识到，文化是有自身特点的，如果一种文化在发展过程中丧失了这种文化的特质，或仅仅停留在对表层文化的理解上，这种文化就可能被快速而普遍地采用或被丢弃，被其他文化所取代，也就失去了存在的价值和意义，随时都会湮没在历史的潮流之中。深入挖掘民族文化内涵，研究和宣传民族文化遗产，从而增强各民族的文化认同和民族意识感，对保持和弘扬民族文化特质显然是有益的。

古籍文献作为一个民族的集体记忆，是在各族先民的社会实践活动中直接产生和形成的，真实地记录着本民族的历史原貌，是原汁原味的民族文化记忆载体，民族的精神和文化在其中得到最真实、最全面的体现。可以说，民族古籍文献积淀着各民族的丰富文化要素，是我们展示民族文化真实面貌、传承民族文化精髓的重要遗产，在保持和发扬民族传统文化特色方面具有不可替代的作用。

---

① 陈子丹：《民族档案史料编纂学概要》，昆明，云南大学出版社，2009。

一、深化民族医药古籍文献信息的开发工作为民族医药事业振兴服务

21世纪全球正逐渐进入老龄化社会，而社会经济的发展也使医疗环境发生了显著变化。人类医学模式已由“生物医学”向“生物—心理—社会医学”模式转变。医疗模式由传统单纯的疾病治疗转向预防、治疗、保健、康复相结合的模式，这为我国的民族药走出国门走向世界打下了良好基础。现在，全球中草药销量以每年约10%的速度增长，明显高于化学药品。据有关国际组织预测，国际植物药市场在未来几年内将快速增长至1000亿美元。

植物药是人类健康的重要物质基础。自有史以来，人类就依赖药用植物等传统医药防病治病。历史证明，药用植物等传统医药不仅没有从人类的生活中减退或消失，而且占有愈来愈重要的地位。这种表现，不仅在发展中国家有80%的人们依赖草药治病，就是在经济发达的美国也有40%以上的药物来自中草药。当前，随着环境恶化，生物多样性严重丢失，在人类不断丧失药用植物等生物资源物种多样性的情况下，传染病和疾病多样性却不断增加，保护药用植物等生物资源迫在眉睫。

西南少数民族地区必须紧紧抓住这一难得机遇，抓好市场、抓好信息，凭借西南民族药丰厚的资源优势，更好地走向市场，走向世界。当今人类社会正大规模、高速度地进入信息时代，信息、物质、能源已被认为是现代科技经济和社会发展的三大支柱。从某种意义上讲，信息就是效益，信息就是力量，信息就是生命；市场竞争就是信息竞争。将计算机技术应用于民族药产业，利用信息技术加速民族药现代化，是我们需要着力发展的项目。就中药来说，虽然起步较晚，但发展十分迅速，目前已将中药信息产业作为中药业的第四产业在发展。例如，已建立了几乎覆盖全国各省区的“中国中医药信息网”，实现了与Internet连接，建立了

中医药行业的主页，并将“中医药期刊文献数据库”、“中医药报刊文献数据库”等中医药科技信息数据库上网运行，为国内外用户提供服务；在数据库和网络建设发展的同时，积累了较丰富的经验，也培养了一支从事中药信息资源及网络建设和研究的骨干队伍。同时还建立了中药市场、中药科研等互联网，人工智能技术、计算机图像分析处理技术也已开始应用。中药领域取得的一系列成果，将为西南地区民族医药古籍文献信息的开发提供坚实的基础。

（一）西南少数民族医药古籍文献的编研

古籍文献编研就是通过各种手段编纂、浓缩和加工提炼古籍文献资料，是积极、主动、系统地开发古籍文献信息资源的主要方法之一，是对古籍文献信息资源进行高层次和深度开发的有效方式。古籍文献编研工作的基础是文化生产，编研活动的过程就是文化产品的生产过程，古籍文献编研的成果是可以传播的文化成果。古籍文献是一种静态文化，我们要使其成为动态文化，编研就是其中最重要的方式之一。

西南少数民族医药古籍文献中蕴藏着丰富的具有民族特色的验方、秘方等资料，它们是民族传统医药发展的可持续性资源，各民族地区应树立紧迫意识，积极组织专业人员对其进行整理编目，并把这项工作视为民族医药振兴的首要工作和重要环节持续、深入地进行下去。目前各地对少数民族医药古籍文献的编研工作已取得了一大批成果。总结来说，其形式上主要有以下4种编研方法：

（1）全文刊录少数民族医药古籍文献。这种方法是将历代所产生的少数民族古籍文献史料的全文收录于一部文献中公布出版。全集、全文数据库就是这种编研方式的典型。例如，《中国傣医药丛书》、《中国医学百科全书·藏医分卷》、《中国医学百科全书·

苗药卷》等。运用这种方法，可以编研“西南少数民族医药古籍文献资料库”或“西南少数民族医药古籍文献典藏全书”等。

（2）辑录少数民族医药古籍文献。辑录的方式是指对少数民族古籍文献史料进行筛选和编辑，仅刊录部分史料内容。例如，《哀牢山彝族医药》、《傣族传统医药方剂》、《德宏傣药验方集》、《仡佬族单验方集》等。

（3）译注少数民族文字的古籍文献。这一方式是将用少数民族文字形成的古籍文献进行整理、翻译、注释之后出版的一种编研成果。例如，傣文的《古傣医验方译释》、《中国傣医药图谱》，藏文的《四部医典》、《月王药诊》、《晶珠本草》，彝文的《启谷署》、《双柏彝医书》、《造药治病书》等。

（4）引录或结合其他三种方法对少数民族医药古籍文献进行编研。这一方式是综合多种相关古籍文献史料、采用多种方法汇编而成，其成果自成体系，基本看不出古籍原件的原貌。例如，《中国彝族民间医药验方研究》、《侗医吴定元——〈草木春秋〉书稿整理研究》等。

西南少数民族医药古籍文献的编研，除了要立足于各个少数民族医药古籍文献的整理编目和编制联合目录这一基础性工作，还要对所收集的各少数民族医药古籍文献按照国际标准《古籍著录规则》，并结合本民族文字书写规则进行著录，然后编制古籍文献目录以及古籍文献内容提要，为读者提供更多的方便。对于口碑文献的编研，云南省第一次对26个民族口传文化遗产以目录学方法进行了编目，整理出版了云南少数民族口传文化遗产的集大成者——《云南民族口传非物质文化遗产总目提要》，为西南地区乃至全国抢救保护和发掘整理少数民族医药口碑古籍文献提供了不可多得的范例。

当然，图书馆、档案馆等机构不仅要汇编反映各民族医药古籍史料原始面貌的一次文献产品，为医学研究和各方面工作提供依据、参考，同时要通过传世文献与馆藏文献相结合、传世文献与地下出土之新材料相结合、自然科学与社会科学的研究方法相结合的要求，从社会的实际需求出发，对这些珍贵的古籍文献遗产进行筛选、提炼、综合和归纳加工，编研出具有一定系统性、指导性的二次、三次文献产品。即根据当前医疗卫生的发展要求，人民群众的保健需求以及社会不断发生的一些重大流行性疾病疫情，各级档案部门、图书馆应因势利导，因地制宜，立足于本地区的民族医药资源特色，从馆藏文献出发，编研一些符合实际需求的，有一定精炼性、评述性的参考资料，为目前医学研究、疾病防控和养生保健等提供及时的经验总结。

（二）民族医药古籍文献信息资源平台的建设

文化部在《关于实施西部大开发战略加强文化建设的意见》中指出，西部做好文献信息资源共建共享和网络化建设的全面规划，合理开发及有效利用文献信息资源，以此推进西部地区文化事业的繁荣和发展。民族医药文献古籍的科学化管理，也将走上这一信息化道路，它通过提供一个方便、快捷、可靠的信息获取途径，来发掘利用民族医药古籍文献遗产的信息资源，促进民族医药古籍文献信息资源的共享，从而将固化的古籍文献信息变成鲜活的信息资源，使之成为社会的直接生产要素。

要做好民族医药古籍文献遗产信息资源的开发工作，就要从规范民族医药古籍文献归档、接收与管理工作做起，有序推进民族医药古籍文献的数字化进程，科学整合各类民族医药古籍文献信息资源，促进民族古籍文献医药信息资源总量增加、质量提高、结构优化；同时，还要加强多形式、多层次共享平台建设，创新服务机制，全面提升民族古籍文献医药信息资源开发利用水平和公共服务能力，促进民族医药古籍文献遗产信息资源的共享和再利用。为此，可以从以下几个方面加强对少数民族医药古籍文献遗产信息资源平台的构建：

（1）将民族医药文化遗产资源纳入各省区民族历史文化资源指南库。例如，1999 年出版的《云南历史人文资源研究》一书中，将云南丰富的民族历史文化资源具体分为云南社会政治制度资源、云南社会经济形态资源、云南宗教文化资源、云南道德文化资源、云南民俗文化资源、云南节日文化资源、云南历史名人资源等 20 类来进行研究。[①] 其后又出版了《云南民族文化大观丛书》[②]。这一历史文化信息资源指南库的建立，无疑为西南各省区历史文化的发掘利用提供了宝贵的思路和可行的做法，使我们能进一步针对各民族宝贵的文化遗产开发信息资源指南库，储存大量原始信息，引导用户正确、快捷、有效地利用这些信息资源。当然，历史文化信息资源指南库的建立也是一个动态的过程，需要随着各民族优秀文化资源的深入发掘而不断丰富其内容。长期以来，西南各族人民历史上形成的科技档案文献遗产（包括天文、地理、医药、纺织、水利、环保、人口、动植物、建筑、冶金等方面）并没有引起相应的重视，也没有将其作为一种重要的文化资源进行全面深入的调研、挖掘和利用，民族科技文化遗产的特色和价值随着近几年研究的深入才逐渐走入公众视野，为人们所关注。当前，随着全球民族传统医学的回归和我国民族医药事业的发展，发掘利用各民族传统医药资源的重要性和必要性日渐凸显，因此

① 该书将云南丰富的民族历史文化资源具体分为：云南社会政治制度资源、云南社会经济形态资源、云南宗教文化资源、云南道德文化资源、云南民俗文化资源、云南节日文化资源、云南历史名人资源、云南历史名城资源、云南文物古迹资源、云南风景旅游资源、云南服饰文化资源、云南饮食文化资源、云南民居文化资源、云南交通文化资源、云南民族歌谣资源、云南民族音乐资源、云南民族舞蹈资源、云南民族戏剧资源、云南名特产品资源和云南图书文献资源共 20 类。宋光淑：《云南民族研究文献资源与其特色文献数据库建设》，载《云南师范大学学报》，2001（3）。

② 云南民族事务委员会编：《云南民族文化大观丛书》，昆明，云南民族出版社，1999。

将包括民族医药在内的民族科技文化资源纳入西南各省区少数民族历史文化资源信息库，顺应时代需要，切实为民族地区的医疗卫生事业发展和经济建设提供信息指导服务，是当下建设民族医药信息平台面临的首要问题。

（2）利用少数民族文字输入系统，实现民族医药信息数字化。西南少数民族医药古籍文献数量众多，价值珍贵，原生性强，具有很高的医药理论研究和社会经济利用价值。现今西南少数民族地区许多图书馆、档案馆都收集有藏文、彝文、傣文、东巴文、白文、壮文、苗文、瑶文和水书等少数民族文字医药古籍文献遗产，这些古籍文献大多处于手工管理阶段，文献系统尚未开发出单一或多民族的数字化管理系统软件；在现有文献管理软件中，也没能开发出少数民族文字文献的管理功能，这就极大地限制了少数民族文字医药古籍文献遗产的利用效率与范围。如何将西南少数民族医药古籍文献遗产的信息输入电子计算机，对少数民族医药档案信息资源的发掘利用尤为重要。西南少数民族在历史上产生的文字很多，目前一些高校、研究所和计算机中心等机构已针对少数民族文字开发出了数字化系统，在少数民族文字处理技术及应用系统方面取得了重要成果。例如，藏文早在1986年就已开发出藏文数字化技术；彝文有北大方正和西南民族学院合作开发的彝文系统书版软件，西南民族学院自行开发的VCDOS汉彝文双语平台和SPDOS汉彝文版汉字操作系统以及之后推出的Win95彝文文字平台，由云南省民语委和云南大学计算中心合作开发的云南规范彝文排版系统；傣文有北大方正开发的傣文电子出版系统，潍坊华光开发的傣文电子排版系统。现今这些研究开发机构开发出的部分少数民族文字键盘输入系统，如藏文、彝文、傣文、壮文、苗文等少数民族文字键盘输入法已开始使用，为实现少数民族医药古籍文献资源信息数字化提供了重要的技术支持条件。此外，文化部门还可通过扫描仪、数码相机、摄像头等现代化设备进行少数民族医药古籍文献的信息输入，从而建立少数民族医药信息全文浏览库，以实现少数民族医药古籍文献信息资源利用的标准化、系统化、科学化和现代化。

（3）建立民族医药古籍文献数据库。民族医药古籍文献资源是西南各省区文化资源的重要组成部分，在网络环境下，要实现民族医药古籍文献资源的数字化和网络化，首先要建立民族医药古籍文献数据库，建立民族专题医药古籍文献资源保障体系。民族医药古籍文献数据库的种类可分为民族医药古籍文献目录数据库、民族医药古籍文献专题数据库和民族医药古籍文献多媒体数据库。按形式可分为书面文献、口碑文献、铭刻、图画、照片、录像等。按数据库的结构可分为目录型、目录提要型、全文型三种。其中，目录型民族医药古籍文献数据库，对文献收集齐全，简明扼要，能最大限度地提供文献的查找途径，对于查找那些长期无人使用的古籍文献很有助益，是宣传报道民族医药古籍文献全貌的最佳方式之一，也是数据库建设必不可少的方式之一。而目录提要型民族医药古籍文献数据库，则应该把那些具有一定研究利用价值的民族医药古籍文献、某一专题的全部民族医药古籍文献以及那些具有研究级的民族医药古籍文献进行收载，以便用户加深对文献的理解和深度检索。当然，如果要直接反映古籍文献的内容特征，则要建设全文型民族医药古籍文献数据库。通过全文数据库，可以把那些具有较高研究利用价值，并且价值珍贵、濒危、重点的民族医药古籍文献、图片资料、音像档案进行妥善保存。总之，我们应按照少数民族医药古籍文献的多样性和特殊性，将目录型、目录提要型和全文数据库三种数据库有机地结合起来，分层次、分轻重、分类别地揭示民族医药古籍文献的全部内容，实现信息资源的共建共享。

目前国内已建立的许多与民族医药有关的数据库，如中国藏药系列数据库、全国中草药名录数据库、地方病专题文献数据库、方剂配伍统计分析数据库、云南主要天然药物蜡叶标本数据库、云南天然药物文献检索系统等都收集了不少有关民族医药的文献，这将为我们建立西南民族医药古籍文献遗产专题数据库提供宝贵的经验。西南地区的民族医药古籍文献遗产资源丰富而独具特色，建立民族医药古籍文献专题数据库，不仅有利于保护珍贵的民族传统文化遗产，为民族医药的研究和发展提供大量的文献信息，促进民族医药古籍文献管理的进一步发展，为实现民族医药资源信息的存储、交换和处理创造交流平台，方便信息的使用、更新和储存，而且能通过对信息资源的深加工和开发利用，在传统医药研发的基础上寻找新的经济增长点，促进我国民族医药产业的发展，促进地方经济建设，为人类的医疗保健作出贡献。西藏、贵州、云南、广西等省区在西南少数民族的研究方面处于学术界领先水平，在民族医药古籍文献的积累方面独具特色。各省区可以根据自身的区位优势，在全国数字图书馆建设工程和民族文化大省建设工程的拉动下，选择建设西南各省区少数民族医药古籍文献资源数据库不仅是必要的，而且也是可行的。例如，以民族为基源建立西南各民族医药古籍文献特色数据库，内容包括西南地区的几十个少数民族创造的医药发展史、医药学理论体系、药物资源及分布、传统治疗方法、事业发展以及相关古籍文献情况，如傣医药文献古籍数据库、彝医药文献古籍数据库；以各民族特色疗法建立西南各民族特色疗法资源数据库，如藏医的药浴疗法、壮医的药线点灸疗法、针挑疗法等；以民族医治疗专科病的特色建立西南各民族医药专科古籍文献数据库，内容包括风湿病、皮肤病、老年病等专科病种的文献信息；以收录各民族的单方、验方、秘方为主的西南少数民族医药验方数据库，等等。

（4）实现西南少数民族医药古籍文献信息资源的网络化。随着社会利用需求的不断扩大，民族医药古籍文献要实现有效利用，发挥其更大的社会效益和经济效益，成为国家和社会的一项重要资源和财富，传统的人工处理和信息传递方式已经不能适应客观形势发展的要求。我们要紧紧抓住网站这个新型媒体，依靠计算机网络实现少数民族医药古籍信息资源的网络传播，从而有效地减少古籍原件提供利用频次、延长古籍原件使用寿命，节约大量成本。例如，以西南各省图书馆、档案局为中心建立信息发散点，通过通信设备和线路，将不同地理位置具有独立处理功能的多个计算机系统连接起来，运用功能完善的网络软件，按照网络协议进行数据通信，实现资源共享，进一步扩大古籍文献信息资源的利用范围。可见，在信息时代把古籍文献编研成果进行网络传输是一种必然的选择，也是时代发展的需要。

（三）民族医药古籍文献交流平台的构建

我国民族医药古籍文献作为一种信息若要充分发挥其作用，必须构建民族医药古籍文献信息与社会之间的交流平台，让社会各界获得广泛的古籍文献信息认知从而促进社会的利用。其中，举办和参与国内外少数民族医药古籍文献遗产研究进展的学术交流会，就不失为一种有效的途径。通过这一窗口，宣传和展示民族医药古籍文献的收藏情况、编研成果、翻译成果和发掘利用的经验成果等，让国内外民族医药学者通过这一个相互学习、交流的平台，了解民族医药文化及其研究进展。同时，各级文化部门也可根据各自有关民族医药古籍文献遗产的特色收藏，结合民族地区的实际，举办和参与有关交流活动，反映该地区民族医药文化特色的古籍文献资源。例如，2001 年在云南省楚雄彝族自治州举办了“彝族古文献与传统医药开发国际学术研讨会”，此次大会专设了“彝族医药文献研究”这一专题，学者们在会上就彝族医药古籍文献的收集整理现状等问题进行了全面研讨，反映了近年来各级文化部门、彝族医药学者对彝族医药古籍文献的研究进展，使国内外与会者领略了彝族祖先深厚的医药文化，加深了社会各界对彝族医药传统文化的认同，同时也较好地宣传了目前彝族医药古籍文献资源的挖掘、整理和研究成果，可以说取得了较好的社会效应。各民族地区图书馆、档案馆作为民族文化的聚积地，应积极参与涉及各文化领域内容的学术交流活动，主动将有关文献信息与社会需求作链接，这不仅是民族古籍事业发展的要求，更是当前社会需求发展的趋势。

此外，各级、各地文化部门之间要建立良好的沟通机制，推动民族医药古籍文献遗产研究成果能得到及时反馈并获得多层次的交流渠道。国内各保存少数民族医药古籍文献的机构可互通有无，并通过成立少数民族科技文献学术研究与交流机构，出版交流刊物，开辟民族医药古籍文献专栏或出版民族医药古籍文献专刊，定期开展学术交流活动。同时，还可以在不同国家轮流举行国际学术交流会议，使各国学者在少数民族科技古籍文献研究中更好地了解、查阅和利用少数民族医药古籍文献遗产的发掘利用情况，以促进少数民族医药古籍文献遗产研究利用工作的繁荣与发展。此外，还可举行各种形式的宣传报道与展览活动，扩大少数民族医药古籍文献遗产在国内外的影响，吸引更多的人来关注、研究少数民族医药古籍文献遗产。

通过学术活动的参与和沟通机制的建立，确保民族医药古籍文献信息得到广泛地互换交流，促进民族医药文献古籍的收集、管理、开发工作更趋完善，为各民族医药研究工作及信息资源的开发、利用、管理和信息交流创造有利条件，同时对民族医药相关的科学研究和生产实践也将具有重要意义。

二、开发西南少数民族医药古籍文献资源为民族医药产业发展服务

民族医药文化是当前文化产业中的朝阳产业。要清楚地理解这一点，首先要全面理解民族医药的产业化内涵。民族医药产业

同时跨越多个产业部门，是一个产业群的概念。有关部门依据四次产业分类方法，将民族医药划分为四大门类：第一产业部门，如民族药材的采集业、种植业、驯养业；第二产业部门，如民族药及保健产品的制造工业；第三产业部门，与民族医药相关的服务行业，如医疗、旅游、商贸等；第四产业部门，与民族医药相关的知识产业，如科研、教育、信息、新闻出版等，它们同属于精神产品的生产过程。

可以说，少数民族医药产业具有充分的关联性，涉及多学科、多部门、多行业、多领域的协调发展，既是一个经济产业又是一个文化产业。作为文化产业的发展，民族医药产业必须依赖各民族优秀传统医药文化的传承、弘扬和发展，依赖对各民族的传统医药文化的挖掘、整理、研究和开发，从本质上说，就是要以少数民族医药古籍文献资源提供的信息为其不竭的动力和源泉，经过自主创新，创造民族医药的自主知识产权。当今世界医药产业的竞争，归根到底就是知识产权的竞争。我国丰富的民族医药古籍文献资源，根植于中国深厚的民族传统文化，具有独有的特色和优势，完全可以成为我国民族医药自主知识产权研发的坚实基础。

（一）开发民族医药古籍文献中的药物资源和医疗经验为医药工业服务

目前发掘整理出的大量少数民族医药古籍文献遗产，为世人展示了其所蕴藏的珍贵资源及其价值。总的来说，涉及西南地区的民族药物包括植物药、动物药和矿物药三类数万种，其中所载的单方、验方和秘方更是不计其数，这些民族医药资源已成为各地发展医药工业产业的文化资源依托。例如，据有关普查资料显示，就云南省楚雄彝族自治州境内调查到的各类药材资源有243个科，其中植物药189个科1292种、动物药54个科76种、矿物药

13种。这些药物多数都分别收载于有关彝族医药书籍中，如《明代彝医书》收载彝药231种，其中植物药140种、动物药79种、矿物药12种，《医病书》收载彝药103种，《医病好药书》收载彝药421种；《聂苏诺期》收载彝药247种；《供牲献药经》收载动物肉类药39种、胆类药28种等。此外，大量丰富的医疗经验也在彝族医药典籍中有充分表现。据学者考证，现已发现的彝族医药文献近20部，这些医药书籍载述治疗的病种繁多，方剂的临床应用价值明显。例如，《明代彝医书》载述治疗病种59个，其中内科疾病31个、外科疾病17个、妇科疾病4个、儿科疾病2个、伤科疾病4个、眼科疾病1个，并载述方剂226个；《医病书》载述治疗病种49个，方剂70个；《医病好药书》载述治疗病种53个，方剂134个等。[①] 楚雄彝族自治州发挥本州彝族医药资源的优势，目前已建立产、销、研、教为一体的生物制药工业发展体系。可见，民族医药古籍文献的发掘整理出版，不仅有利于民族药的推广应用，而且对于研发新制剂和新药提供了重要线索和依据。许多经过临床实践证明有确实疗效的方药，正在进行临床研发和产业化推广。

在西藏、贵州、广西、云南等省份的许多民族聚居区，继承和发展传统的民族医药理论体系和丰富的用药经验，应用现代科技研发民族新药、方剂，推动本地区经济增长已成为各地产业发展的重点。特别是1999年西部大开发战略启动后，许多省区都把民族医药列入支柱产业和新的经济增长点，以此为契机，民族医药古籍文献资源实现了经济价值的增长。通过下面的数据就可以了解当前民族医药资源的发掘利用在西部各省区经济中的影响：全国藏药生产企业目前已有100多家，其中西藏自治区藏药生产企

① 杨国祥：《彝族医药研发及其产业化管见》，见《彝族古文献与传统医药开发国际学术研讨会文集》，昆明，云南民族出版社，2002。

业40多家，生产360多种藏成药，年产值3亿元以上。四川省有藏药、彝药、羌药为主的民族成药生产企业19家，年产值约10亿元。贵州省现有苗药成方制剂140多种，1995年贵州民族医药工业产值为3246.88万元，占全省医药工业总产值的4%；1996年产值为1.6亿元，占全省医药工业总产值的14.8%；1998年产值为7.8亿元，占全省医药工业总产值的40.5%；2000—2007年，该省以中药、民族药为主体的药品工业总产值从33亿元增加到110亿元，其中苗药产值达50多亿元，居全国各民族医药的首位。云南省楚雄彝族自治州投资近亿元建设了以彝族药为主的天然药物产业园，2002年刚起步就实现工业产值5亿多元。① 这一组组的数字背后，显然离不开民族医药古籍文献资源的强有力支撑，也证明了民族医药古籍文献资源是具有广阔的市场开发潜力和较强的经济增值优势的。

（二）开发民族医药古籍文献资源为民族医药教育科研事业服务

民族医药古籍文献作为民族医药的知识载体，不仅是前人智慧的结晶、古代医学文明的成果，而且是一种可以持续开发的宝贵文化资源，蕴藏着极其巨大的文化能量。而民族医药教育和科研作为民族医学知识传承的重要方式和手段，必然离不开对这一资源的应用和开发。

民族医药的教育，从历史上最早出现的口耳相授、代代相传的师带徒雏萌阶段一直发展到现代的规模化教育，其形式包括师承授受、学校教育、家传其业、读书自学等。无论是哪一个阶段的那一种形式，其教、学内容都离不开世代流传的民族医药古籍

① 杨健强：《在中国少数民族成药产业发展研讨会上的讲话》，http：//www.seac.gov.cn/gjmw/mzll/2005-10-26。

文献，这从一个方面也说明了民族医药古籍文献不仅有权威性而且有现实的实用性。

民族医药古籍文献和各民族医药教育的这种相生相长关系是显而易见的。例如，藏医教育历史悠久，早在17世纪初就已形成正规的医学教育机构——曼巴扎仓。在这所藏医最早的医药学院里，主要让学僧记诵和研究的藏医经典著作有《四部医典》、《晶珠本草》、《诊药二元要诀》、《四部医典蓝琉璃》等。直到现在，藏医教育无论是民间师传、寺院教育还是学院教育，其教学内容仍然是以《四部医典》和《蓝琉璃》为主，以此形成了以《四部医典》为核心的医学理论教育体系。在此体系下，今天的藏医教育日趋壮大。1983年，西藏自治区创办了第一所藏医学校。1985年，在西藏大学设立了藏医系；1989年9月，在藏医系的基础上正式成立了西藏藏医学院，学院设有大学部、中专部，成为培养藏医各类人才的基地，是目前我国有独立设置的两所民族医药高等院校之一。另外，中央民族大学设有藏医系，成都中医药大学、甘肃中医学院、云南中医学院均有藏医专业。这些藏医院校广泛使用藏文医典为教材，在发掘藏医药史料和培养藏医专业人才方面作出了重要贡献。藏族医药相关学科已被列为国家中医药管理局重点建设学科，藏医高等教育还编著了本民族文字的教材，我国第一套藏医药本科规划教材已出版25门。可以说，民族医药古籍文献推动了民族医药教育的发展，在民族医学教育体系中占有重要地位；同时依托这一体系，民族医药文献资源实现了有效的传播和弘扬，又促进了更多医药文献的产生形成。

在西南民族地区，为了更好地利用民族特色药物为医疗保健事业服务，一些地区纷纷在医学院设立了民族医学专业，利用民族医药典籍为教材，培养掌握民族传统医学和现代医学理论与实践的复合型民族医学人才。例如，西双版纳傣族自治州卫校于1986年正式开办傣医专业，设置“傣药及方剂”、“傣医内科学”、

“傣医外科学”、“傣医妇科学”、“傣医儿科学”5门傣医专业课程，同时还开设“傣文”、“病理学”、“西医常见病”、“中医学基础”等辅助课程，培养现代傣医综合型人才。广西中医学院自1985年起就已招收以壮医史为研究方向的硕士研究生，2002年开始招收壮医方向的本科生，并举办了30多期壮医药线点灸疗法学习班，学员来自全国各地和新加坡、泰国等国家和地区；壮族集聚的靖西县开办了我国第一所壮医学校；百色地区民族卫校增设了壮医课程，等等。①

目前，随着民族医药古籍文献资源发掘利用的不断深入，民族医药教育也呈多元化方向发展。①西南地区各省份的民族医药教育特色化。西藏集中抓藏医药，贵州集中抓苗医药，广西集中抓壮医药，云南集中抓傣医药、彝医药，各省根据特色设立重点学科加以建设。②民族医药教育形式的结合发展。院校形式的高等教育与民间教育进行了有机的结合，如云南中医学院把云南省少数民族医药研究作为办学特色加以重视，成立了云南中医学院民族医药研究中心，加强了与西双版纳傣医院、楚雄彝族自治州中医院（云南省彝医医院）、迪庆藏族自治州藏医院及思茅市传统民族医药研究所等民族医药医疗科研单位的合作，与当地联合，先后在西双版纳、迪庆等地以民族医药大专或专升本等形式试办了民族医药教育，对民族医药高等教育进行了初步探索。② ③民族医药教育内容实现多学科的交叉研究。传统民族医药研究和现代医药学研究手段与其他学科如民族学、人类学、生物学等的交叉研究的发展态势十分明显。总之，无论是教育的特色化、教育形式的多样化还是教育内容的交叉化，都与各地民族医药古籍文献

① 崔箭、唐丽：《中国少数民族传统医学概论》，北京，中央民族大学出版社，2007。

② 徐士奎：《从产业化角度打造民族医药发展载体》，载《云南民族医药杂志》，2006（5）。

资源的开发程度密切相连；反过来，民族医药古籍文献资源的发掘利用，也直接或间接地促进了民族医药教育事业的发展，将其作为原动力，民族医药教育才不会失去本色和特色。

教育这一形式是民族传统医药文化得以传承延续的重要方式，科研则是对古籍文献这一静态信息进行动态化和创新的必要手段，是沟通古籍文献信息和临床应用、市场开发的一座桥梁。可以说，民族医药古籍文献资源在民族医药教育和民族医药科研机构中得到了广泛的传播、开发和运用。依托强大的民族医药资源，民族医疗科研事业也日渐壮大，主要体现在民族医疗机构和科研机构的增加。国家中医药管理局的调查表明，到 2005 年底，我国有民族医院 197 所、编制床位 8951 张，其中藏医医院 63 所、壮医医院 2 所、傣医医院 1 所、彝医医院 1 所。据统计，广西目前有民族医药机构 15 所，其中自治区民族医药研究机构 1 所、高校壮医研究所 1 所、地区民族医药研究机构 2 所、民族医院 7 所、民族药定点生产厂 4 家，分别分布在广西南宁、柳州、河池、百色等几个壮族聚居地区。[①] 民族医药研究机构也有所增加，包括广西壮族自治区民族医药研究所、成都军区民族民间医药研究所、成都中医药大学民族医药研究所、贵州中医学院民族医药研究所、黔东南苗族侗族自治州民族医药研究所、黔南布依族苗族自治州民族医药研究所、贵州省中医研究所民族医药研究室等。云南省结合本省民族医药特色设有西双版纳傣族自治州傣医药研究所、楚雄彝族自治州彝族医药研究所等。在如此众多的民族医药研究机构中涌现出了一批批民族医药研究的高级人才和重要的研究成果，许多尘封的民族传统医药资源因此而获得了新的生机和活力。

① 陈士奎、蔡景峰：《中国传统医药概览》，北京，中国中医药出版社，1997。

（三）开发民族医药古籍文献为民族特色药物研发服务

在我国民族医药振兴的时代背景下，如何利用民族医药古籍文献资源中有关民族传统药方、用药配药和治疗经验作为民族新药的开发应用依据，使之尽快成为拉动经济的动力，形成新的经济增长点，已成为现阶段民族医药事业发展的重点。此外，作为现代西方支柱的化学药品、生物制品，在进一步展现其优越性的同时，也逐渐显露出破坏人体生态平衡的弊端，因此，从民族药物、天然药物中寻找新药，已成为现代医学发展的一个新趋势。

西南少数民族医药古籍文献资源为研发民族特色新药提供了两方面的资源：①提供各民族常用药物品种作为新药开发资源。少数民族文献记载的药物中有许多有开发利用前途的药物，如藏药中有西藏龙胆、粗茎龙胆、藏紫草、细花滇紫草、阿坝当归、竹节羌活、水母雪莲花、珠子参等；白族药中有青羊参等；纳西和苗药中有金不换等，这些药物在治疗疾病方面均有其独到之处，有许多种类已证实有较好的药理作用，具有开发和利用前景。②提供民族药物中具有独特药效的药物作为新药开发资源。一些中医常用药材，民族医的单方独药与汉族的传统医药差别很大，在少数民族地区有其独特的作用。例如，《贝叶经》记载的药物落地生根，汉族医一般用于跌打损伤、烧伤、烫伤，而傣医则用于治疗痢疾、腹泻；另一味药车前草，一般汉医用于尿道感染、肾炎、结石，而傣医用于跌打损伤、接骨舒筋的治疗。还有一些民族药材虽与汉族传统药材为同一物，但药用部位不同。例如，使君子，汉族用果驱蛔，而傣医取根治痢疾。[①] 由于这些差别，各民族才形成了自己的民族医药特色，这也说明对于许多药物的疗效

① 杨昌文：《浅谈西南少数民族传统医药》，载《贵州民族研究》，1994（1）。

汉医还有尚未认识到的地方，值得我们对民族药物进行广泛的研究和开发。

根植于民族传统文化的民族医药，在经历了千百年的发展历史后，又遇到民族医药事业大发展的契机，焕发出前所未有的生机与活力。“十一五”期间，国家中医药管理局联合国家民委召开第三届全国民族医药工作会议，强调要继续加强对民族医药文献的抢救整理与研究，开展对民族医药特色疗法及验方的收集整理、筛选，丰富发展民族医药理论，开展符合民族药特点的有效性、安全性评价方法研究，加强对民族药的开发研究、标准研究及知识产权保护研究等。在此基础上，民族医药企业如雨后春笋般蓬勃兴起，民族药生产已成为民族地区发展经济的亮点。截至 2005 年底，全国有民族药生产企业 130 余家，主要生产藏、蒙古、维吾尔、苗、傣、彝 6 类民族药，2003 年销售额约 50 亿元。其中藏药企业 25 家，2003 年藏药产品年总产值达 10 亿元。苗药生产大省贵州有苗药及其他民族药企业 70 余家，生产品种 154 个，产值占全省医药总产值的 40%，2004 年达 25 亿元。目前允许生产的民族药有国家标准 865 个，其中藏成药 318 种、傣成药 37 种、苗成药 154 种、彝成药 81 种、壮成药 1 种、景颇族成药 1 种及非处方药 200 多个。47 个民族药品种进入国家基本医疗保险报销目录。①

近年来，利用民族医典的载录，西南各民族地区民族药科学研究工作进展很快，研究不断深入，内容日益广泛，新药成果突出，特别是在民族医药验方秘方筛选基础上开发新药和新产品，已经成为西南地区特色药物研发的突破口和切入点。

西藏　民主改革后，西藏建立了相关的藏医药研究机构，依据相关藏文医典对藏族医药学进行整理研究。所研制的疗效突出

① 《传统药物走进春天　我国中药和民族药产业发展综述》，http://www.exam8.com/yixue/yaoshi/yaopin/200907/200719_3.html. 2009 年 1 月 15 日。

的催汤、十五味沉香丸、七味铁削丸 3 种藏药编入国家医典，13 种藏成药获 1989 年全国星火计划成果适应技术展览会金奖，七十味珍珠丸获 1990 年首届中国中医药博览会“神农杯”金奖，常觉珍宝丸获“神龙杯”铜牌奖。目前，西藏自治区藏医院又在研制藏药治疗乙型肝炎以及抗铁氧、抗严寒、恢复体能疗效的新药。在《中国藏药》、《西藏藏药》等藏药挖掘整理成果的基础上，藏药的新药开发得到有力推进。据介绍，根据对藏药经典的七十味珍珠丸进行研究，发现了潜在的二次开发价值，被卫生部、科技部、国家药监局等部门联合评选为“2002 年中国医药科技十大新闻”之一。

现今，西藏自治区对民族药的开发所涉及的地区十分广泛，产品剂型多种多样，西藏自治区藏医院附属的藏药厂生产的药物畅销国内外，在多种疾病的防治方面取得了显著的效果。如藏药中的唐冲那博（唐古特山莨菪）为青藏高原特产，提取的山莨菪碱和樟柳碱具有改善微循环的功能，可用于治疗各种中毒休克、眩晕等症；用藏药花锚提取物制成急肝宁和乙肝宁；用藏茵陈（普兰獐牙菜）等生产出成药蒂达丸、藏茵陈糖衣片、藏茵陈胶囊；以唐古特瑞香和麝香为原料，生产出祖师麻注射液等。其他新的藏成药还有玉宁片、洁白片、烈香杜鹃气雾剂等。

云南　20 世纪 60 年代初，我国药物专家深入西双版纳，发掘到了傣医临床用于治疗疮疡肿毒，具有止血、止痛、生肌功能的傣药亚乎鲁，提取合成了能使肌肉松弛的制剂傣肌松。此外，还利用傣文医书的载录研制出有祛风、除湿、健胃之功的复方姜黄片，可治疗小儿肠炎及消化不良性腹泻的小儿腹泻糖浆，有清热解毒、止痛效果的复方生藤注射液等。在药方方面，傣族各类药书中介绍的药方、用药配药和治疗方法既不同于西医，也不同于内地中医，有的药方甚至有“偏方气死名医”的效用，可谓价值独特，别具一格。值得一提的是，科研人员在对一些史籍、经书的整理研究过程中，概括总结了傣医传统的“八大名方”，它们从傣族“食米时期”傣医药古籍文献中发掘出的成果，包括“雅叫帕中补”、“雅西里扪囡”、“雅寄”、“雅澎冷”、“滚嘎仙恩”、“麻登憨”、“雅叫哈顿”和“雅不踏不胆幸”。这“八大名方”其配药之多，医治病症之杂，疗效之高确实不同于其他民族医药，如有降逆、止呕、化痕、止痛效用的“雅叫帕中补”（直译“通天宝药”，也可译为“亚洲宝药丸”），具有清热、解毒、祛风、散寒作用的“雅叫哈顿”（直译“五宝药散”），和“滚嘎仙恩”（直译“价值万元之方”）。这些药方均已研制成了新药投放市场。其中，“雅叫哈顿”（五宝药散）、“雅西里扪囡”（万应小丸药）在20世纪70年代就已收入《中华人民共和国药典》，“雅西里扪囡”和“雅叫帕中补”（亚洲宝药丸）等为《云南省药品标准》收载。20多年来，傣医药研究者已从几千个药方中研制出了40多种新药，极大地推动了傣医药的产业化发展。

20世纪70年代以来，云南已从民族药中开发出20种新药，如有名的胡蜂酒就是景颇族医生梅干世代相传的治疗风湿病的祖传秘方研究出的新药，收入《中华人民共和国药典》（1977年版），这也是第一个被列为国家药典的景颇族药品。景颇族用药木札，其种子有治疗失眠和头痛的作用，从中分离出豆腐果苷，开发生产出神衰果素片；苗族用灯盏细辛治疗瘫痪，其主要成分是焦麸康酸，有扩张血管、增加血流量、减低外围血管阻力的作用，现已生产出灯盏细辛注射液；用哈尼族药青叶胆制成了治疗肝炎的青叶胆片；用哈尼族药莫阿宰呢生产的昆明山海棠片，可用于治疗类风湿和红斑狼疮；从纳西族药埃酥蒙（岩白菜）开发出岩白菜素片；利用景颇族药雪胆生产出雪胆素片，等等。这些新药均被收入《云南省药品标准》（1974年版）。此外，彝药中的七叶莲、地黄连、奶浆草、月芽蒿、小绿芨、宿苞豆根、满山香及铁箍散等也收入了云南省药品标准。以纳西族药竹红菌制取的竹红菌软膏，可治疗外阴白色病变，软化疤痕、疙瘩等；从瑶药黄藤提取的黄藤素，对妇科炎症、外科感染、菌痢、胃肠炎、呼吸道及泌尿系感染均有疗效，现已开发出注射液和片剂。

贵州 早在20世纪80年代中期，贵州省民委就每年拨出专款，在全省范围内开展以苗族医药为主的各少数民族民间医药配方的调查、收集、整理与研究，如抄本、地方志和口碑流传资料，先后编辑出版了《贵州少数民族药物集》、《苗族药物志》、《苗族医药学》等医药文献，为贵州民族医药的崛起提供了丰富的理论基础。其中，《苗族医药学》奠定了苗族医药的理论体系，填补了中华医药宝库中苗药记载的空白。科研人员根据苗医药文化遗产研发出众多的苗药产品投放市场，苗药成分剂中有片剂、胶囊剂、颗粒剂、滴丸剂、散剂、酊剂等剂型，有益肝草袋泡剂、乙肝散、咽立爽滴丸、伤痛一喷灵等苗药制剂品种。例如，贵州老来福药业在发掘苗族传统药方的基础上研制出了泻停、爱福宁合剂、追风活络胶囊等苗族新药。贵州百灵企业集团在对苗族古籍资料研究整理的基础上，加大对以苗药为主的民族药的开发力度，先后成功开发了咳速停等系列苗药产品，获得国家知识产权保护，在全国百家中药企业中位置不断提高，已成为国内民族药业的黔中劲旅。

广西 主产或特产于壮族地区的壮药资源大都记载于壮医药方和地方史志、博物志、口碑等古籍之中，具有广阔的发掘利用前景。如罗汉果、肉桂、八角、金银花、蛤蚧、蚺蛇、葛根、花粉、广豆根、广西血竭、广金钱草、扶芳藤、大黑山蚂蚁、灵香草、木棉花朵等，都是目前壮医药新药的开发资源。特别是壮族人民最早发现及应用的田七，由于其内含皂甙等有效成分，它的开发和综合利用，已受到专家的高度重视，并提到政府的议事日程。其产品从田七牙膏、田七花茶到多种心血管病防治药品，都以田七为主要原料或重要成分，产值数以亿计，此药必将为我国人民和世界人民的健康作出新的贡献。

近10年来，根据有关医典所载的壮医药理论及组方用药经验，广西陆续开发了一批民族医药产品，形成一定的民族中成药生产规模，如以壮医药为原料制成的复方扶芳藤口服液、正骨水、云香精、中华跌打丸、痛肿灵、妇血康、花红片、华佗风痛宝、金鸡冲服剂、鸡骨草丸、炎见宁、三金片、百年乐、大力神等，多是在壮医验方、秘方或其他民间单方秘方的基础上研制提高而成的新药。广西民族医药研究所近年来研究成功的舒洁药物文胸、产妇春浴液、神女乐洗浴液、童热清口服液、胎黄消口服液等药械，大都是在壮医验方、秘方的发掘整理基础上研发出来的，投入开发后已产生了较好的社会效益和经济效益。还有以瑶药为原料制成的绞股蓝茶、护肝金片等新药正以旺盛的销售势头，跻身于医药销售市场的前列，取得了一定的社会效益和经济效益。目前，一批新的药准字号民族医药产品正在研究之中，极大地推动和促进了广西民族医药事业的蓬勃发展。

以上基于民族医药古籍文献单验方研制的新药产品，疗效确凿，安全方便，研制费用不高，加之原料配方大都源于本地，其研制和生产过程具有地方特色和民族特色，拥有独立自主的知识产权，且不易仿冒造假，因而在市场上有很强的竞争力和发展潜力。

三、发掘西南少数民族医药古籍文献为民族医药文化事业服务

十七大报告指出："解放文化生产力，是文化大发展的必由之路。"在市场经济的条件下，文化本身就是生产力，就是社会进步、文化繁荣的资源和经济发展的资本。当前各省市都在大力发展民族传统文化，加大对民族传统文化资源的开发利用，探索发展特色民族文化事业。令人瞩目的西部大开发，以发掘和利用其

多彩而深厚的民族文化资源为亮点，努力将民族文化资源优势转化为产业优势，把潜在的文化资源变为现实的经济利益，使之成为该区域经济发展的新的增长点。

事实证明，民族传统文化除了有广泛的社会功能外，还具有巨大的市场开发价值，近年来民族文化产业的兴起就是一个很好的证明。民族传统文化的产业化不仅促进了当地经济的发展，同时为保护、发掘和利用民族文化遗产创造了良好的氛围，也“有利于我们在各少数民族活文化的大背景下开发利用好已呈静态的民族古籍文献，从中提升出本民族文化的精华，使之源源不断地融入并持续存活在现在的生活中”①。民族医药古籍文献积淀着深厚的民族医药文化，同时较之其他内容的古籍文献来说还有更为明显的经济功能，因为它是各族先民医药科技储备的一种重要形式，是一种知识形态的、潜在的生产力，其知识内容可以超越时间和空间的限制获得广泛利用。民族医药古籍文献遗产“记录着人类实践的经验与教训，蕴藏着大量有价值的信息，它不仅是各级政府调控市场、管理社会的宝藏，也是市场经济用之不竭的源泉”②。由此看来，大力促进民族医药古籍文献资源与文化产业的互动，发掘优秀的民族医药文献文化产品，使民族医药古籍文献展示其独特的文化魅力，成为促进民族医药文化事业振兴的重要内容。

我国民族医药事业的振兴，主要是民族医药文化的全面发展和弘扬，它不仅涵盖民族医药传统理论和当前临床治疗需求，体现以民族传统医药学为主要内容的科研、教育、信息、技术服务等的医药知识产业，而且还可以通过民族医药古籍文献资源在文

① 杨毅、张会超：《民族档案之旅游人类学建构与扩展研究》，载《思想战线》，2009（3）。

② 毕可兰：《以创新思维探索档案文化产业的发展》，载《北京档案》，2003（11）。

化产业中的开发利用获得推动。可以说，发掘利用民族医药古籍文献将是全方位和多层次的。在民族文化产业开发背景下，促进西南地区民族医药古籍文献资源的利用，即民族医药古籍文献收藏机构按照一定的制度和标准，将各自珍藏的民族医药古籍文献遗产实现物理或逻辑集中，并加以基础性、研究性和规范性整理，形成一个内容特色化、结构有序化、管理一体化、配置合理化的有机整体；并通过一定的信息资源交换与共享平台，与民族文化产业中的旅游业、出版业、影视业等建立良好的协调与合作关系，使民族医药古籍文献资源在各省区的民族医药文化事业的建设发展中，发挥人无我有、人有我优、人优我新的重要作用，实现民族医药古籍文献资源的充分利用和最大增值。[①] 可见，发掘利用的最终结果就是多渠道发挥民族医药古籍文献的历史价值和现实作用，实现民族医药古籍文献遗产资源的高度共享和增值，为我国民族医药文化事业的振兴服务。

（一）民族医药古籍文献与旅游业的结合

近年来，古籍文献资源在旅游业中的开发已成为文化界和旅游界关注的热点。随着各地旅游业的升温，文化旅游逐渐成为人们的一种休闲生活方式。从理论上说，文化之间的差异越大，越能激发起人们文化旅游的动机。特别是近年来个人闲暇时间的增多，人们产生出强烈的休闲性文化旅游动机，于是旅游界在大力开发文化旅游资源的同时，把关注的焦点投向了民族文化的集大成者——古籍文献，这就促进了蕴涵丰富文化内涵的古籍文献资源有了广阔的市场空间。

在此基础上，民族医药文化在民族医药事业振兴背景下被国

① 杨毅、张会超：《旅游开发背景下民族档案资源的整合——以云南民族档案资源整合为例》，载《档案学通讯》，2008（6）。

人所重视，对民族医药古籍文献资源的挖掘也使其价值进一步扩展，促进了民族医药古籍文献与旅游业的互动日渐升温，主要体现在以下几方面：

（1）民族医药古籍文献遗产资源与旅游业的联动为民族医药事业开辟了新的发展模式。继民族艺术文化游、民族生态文化游和民族饮食文化游之后，医疗旅游基于丰富的医药文化内涵而正在成为时尚。目前在许多亚洲国家，如印度、新加坡、泰国等，医疗旅游如火如荼，依托本国独特的医疗资源，这些国家已经成为发达国家青睐的旅游目的地。医疗旅游是个全新的名词，也是一个全新的概念。把医院、疗养、保健和度假四者结合在一起，被世界旅游组织定义为医疗旅游。近年来，我国的医疗旅游也有了一定的发展，伴随着各地旅游业的蓬勃兴起，中医保健文化以其独特的魅力受到国内外人士的关注，以此兴起的医疗保健旅游成为旅游者的喜爱。据报道，苏州市最近出台了《吴门医派“十五”发展规划研究》，将挖掘传统“吴门中医”文化，开发一批新景点，推出以养生保健为主题的“吴医文化游”。在另一美丽城市苏州，百年老字号胡庆余堂也是一个吸引人的好去处。这座有“江南药府”之称的建筑位于西子湖畔，是全国重点文物保护单位。以胡庆余堂中药博物馆为主体，这里逐渐形成了医药文化一条街。参观者不但可以从中了解到中国传统医药的发展史，还可以请馆内名医诊脉，品尝药膳，购买药师精心配制的药材，达到游览与保健于一体的目的。无独有偶，在“药都”安国，也有一条保健旅游专线。据悉，目前这条由北京至安国的旅游路线已被国家旅游局指定为国内唯一的保健旅游专线。安国有全国专业药材交易市场，药材资源丰富，同时又拥有浓厚的医药文化，市内有药王庙、东方药城、中药材博物馆等景点，发展医药文化游可谓得天独厚。据称，安国保健旅游专线已成为全国 14 条旅游热线之一。[1] 看来，民族医疗旅游同样也离不开民族医药文化，因为每一个民族医药流派，都深深植根于该民族的文化土壤，其折射出的民族文化独具魅力，对旅游者有着难以抗拒的吸引力。因此，只有深入挖掘民族医药古籍文献遗产作为医疗旅游的异质文化资源，使医疗旅游富含民族医药文化内涵，那么民族医疗旅游才能够因为独具价值而在旅游市场上发展久远。

（2）民族医药古籍文献遗产资源成为医疗旅游业发展的资本，为民族医药文化事业发展注入了活力。医疗旅游，即旅游服务行业根据旅游者的健康需求做出科学的旅游治疗安排，由导游、医务人员和服务人员共同带领，边游山玩水，边讲授有关保健知识和运用保健方法，包括配合医疗保健理论和药膳，对他们进行科学治疗。在西南地区，利用丰富的民族医药古籍文献资源开发民族保健旅游大有可为。西藏的藏医药、贵州的苗医药、云南的傣医药、广西的壮医药等30余个民族的医药文化都是各地开展医疗旅游的丰厚资源，特别是随着自然疗法、针灸、推拿、足浴和中药美容疗法的兴起，民族医药学中的特色疗法、地道药材、保健理念、医药产品等受到越来越多的国内外游客的关注，因此，对体验以民族医药保健为目的的健康保健游也将具有巨大的市场潜力。民族医疗资源中的特色诊疗技法和康复保健理念、民族保健产品、民族药用饰品等和旅游融合在一起，伴随着游客的行、观、食、娱、购等活动，开辟了一条旅游商品保健化、旅游餐饮保健化、旅游娱乐保健化的路子。例如，在西藏，向广大游客开放现代化的藏医药生产线和反映藏医药文化的博物馆，让游客购买正宗的藏药、感受藏医独特的医疗和保健服务、参观藏医药文化展览等已成为青藏高原旅游的特色项目，这是藏医药文化在旅游业

① 秋澜、陈焕旭:《传统医药，不妨打打文化牌》，http//www. chinesemedicines. net. / 2006－9－18。

中进行资本化运营的一个成功范例。云南省西双版纳傣族自治州是我国著名的旅游胜地，该州傣医院结合旅游文化产业发展契机，推出特色医疗旅游，加强了医院内部功能建设，除了开设普通病房外，还专门开设了傣医传统治疗室，同时还开设了一个以疗养康复、旅游为一体的服务部，接受了一批批来自国外的患者和游客。门诊人数由20世纪90年代每年3000人，增加到现在的每年30000多人次，经济收入由20世纪90年代的30多万元增加到现在的数百万元，收到了明显的经济效益和社会效益。[①] 西南地区作为我国自然资源和人文资源丰富的地区，其旖旎的自然风光，独特的民族风情和多彩的民族医药文化必将成为各民族地区开发医疗旅游的资本。

（3）民族医药文化产品的推出将实现旅游业与民族医药文化事业的共赢。众所周知，旅游者在旅游活动中，在追求物质形态上的需求的同时，也在追求精神形态的需求。从文化底蕴和历史背景分析，依托古籍文献产生的文化产品作为一种能为社会接受的文化载体，有着丰富的历史文化底蕴，符合旅游者追求精神文化需求和开拓知识面的心理需求。保存有民族医药古籍文献资源的各文化部门，拥有旅游业无法比拟的信息资源优势和编研人才优势，在民族医药文化产品开发方面有着得天独厚的优势。因此，民族医药文化产品在旅游消费背景下，在当今市场经济如此活跃的条件下，必然会在市场中占据有利位置。通过旅游活动中的民族医药古籍文化产品的销售和推广，在获得经济效益的目标同时，也达到提高社会对民族医药文化意识的社会效应。

民族文献管理部门与旅游业之间存在着辩证关系。旅游业是民族古籍文献为现实社会服务的重要途径，而民族古籍文献所承载的民族文化是旅游业可持续发展的动力和内核。二者深层次结

① 李朝斌：《发展中的傣医药事业》，载《中国民族民间医药杂志》，1994（8）。

合的基础不仅是资源和经济利益，更是人文精神和人文理念的弘扬。民族古籍文献不仅为旅游发展提供了精神动力和智力支持，而且其本身也逐步可以成为新的经济增长点。依照现有法规，民族古籍文献管理机构不能作为文化事业的实体参与市场竞争，但是可以与旅游业各部门携手构建民族古籍文献旅游文化资源市场。双方共同参与旅游和民族古籍文献资源开发的各项决策，平等享受旅游和民族古籍文献资源开发所带来的利益分配。做到旅游养文献，文献促旅游，互利互惠共发展。①

在西南地区，以藏医药、傣医药、彝医药、苗医药、壮医药为主的民族医药资源独具特色，民族医药文化有着深厚的积淀和丰富多元的表现形式，极具旅游开发优势。例如，藏族的《四部医典》、《晶珠本草》、《月王药诊》，彝族的《元阳彝医书》、《双柏彝医书》、《启谷署》，傣族的《档哈雅》、《档拉雅》，以及收藏于西南地区各机构的众多医药古籍文献资料，为旅游开发奠定了厚重的文化基础，在对其保护、挖掘和传承的基础上，还要进一步对其进行开发利用。西南民族地区因其独特的地理环境，有很多名贵动植物药材和濒危珍稀药材生长于此，藏族、傣族、彝族、苗族独有的动植物、矿物药材资源也较为丰富。在这些民族地区，有着众多的民族医药机构，拥有大量的民族医药专家和独具特色的传统民族诊疗技术，在民族地区乃至全国都享有较高的声誉。此外，西南民族地区的人文景观与绿色生态资源丰富，如历史悠久的寺庙、印经院，收藏丰富的民族医药研究所、民族医药博物馆，各具特色的医药文化宗教仪式、庆典、节日和民俗，以及民族药物产业基地和民族医院等，这些是开展民族医药文化旅游的重要载体。同时，西南地区的自然绿色生态环境，秀丽风景，不

① 杨毅、张会超：《旅游开发背景下民族档案资源的整合——以云南民族档案资源整合为例》，载《档案学通讯》，2008（6）。

仅吸引着大量的观光、休闲、度假游客，也是开展民族医药文化旅游的重要基地。

结合民族医药古籍文献与旅游业的互动日渐升温的热潮，西南地区应大力开展民族医药的文化旅游开发。开展西南少数民族医药文化的旅游资源开发研究，可以为开发西南地区特色旅游资源、提升西南民族地区旅游形象提供建设性的服务，特别是为促进西南少数民族医药古籍文献资源的发掘利用提供了有效途径。

根据西南地区各民族文化的相似性和差异性，西南少数民族医药文化旅游模式的构建应将人文资源和自然资源相结合，以各民族的名医、名药、名城等为结点，形成由点带线，由线成圈的构建格局，通过点、线、轴、区域的有机结合，形成民族医药文化旅游资源的整体布局。

人类在追求高度物质文明之后，愈益趋向文化精神价值的满足，这也是文化旅游兴起的重要原因。而民族医药古籍文献所蕴涵的文化，不仅属于医学范畴，还具有较多的人文因素，它既有自然文化，又有人文文化。文化是旅游的灵魂，旅游是文化的载体，文化资源是旅游业产生吸引力的源泉。旅游业的发展，将会促进民族医药文化的弘扬；而民族医药文化的普及，也必将推动旅游业的繁荣。因此，合理开发西南地区民族医药文化旅游资源，开创民族医药文化与旅游、经济相融合的全新境界，不仅可以保护和支持民族医药事业的健康发展，还可以促进民族医药文化的弘扬和旅游业的蓬勃发展的共赢。①

（二）民族医药古籍文献与出版业的结合

古籍文献资源成为一种重要的出版资源是社会发展的需要。

① 杜娟、高永翔：《论四川民族医药文化旅游模式的构建》，载《中国民族民间医药》，2010（10）。

近年来，档案馆、图书馆加强了与出版界的合作，依托出版业加速古籍文献资源传播和社会的利用，已成为古籍文献资源发掘利用的一种新途径。特别是随着出版界与图书馆、档案界的联系日渐加强，出版界已经突破了仅是出版史志书籍和出版学者利用古籍文献得出的学术成果的界限，古籍文献作为一种出版资源的利用价值开始显现。[①] 当前，人们对古籍的热爱逐渐升温，其中很大一部分直接利用了图书馆、档案馆中的古籍文献史料，而且读者和市场也认可了这种资源开发的形式。社会发展导向使得古籍文献资源在社会大众中从以往的封闭状态开始逐渐成为一个丰富的出版资源，并且与大众流行文化市场联系起来。

中国第二历史档案馆编研处曹必宏认为，从古籍档案资源中完全可以开发出大众性读物，如科技书籍、人物传记、历史知识读物、文学书籍等，而且在市场化的今天，大众化应该成为古籍档案资源进一步开发利用的主流。[②] 古籍文献作为出版资源的可行性，显然是毋庸置疑的，而且也已经有了成功的先例。例如，山东画报出版社推出《老照片》系列就是一个非常成功的案例。《老照片》出版后，风靡海内外，1997年每辑销售30万册，是当年十大畅销书之一，其影响至今不衰。1999年底，《老照片》的出版被专家和媒体评为“中国出版业50年间推动出版业的五十件大事之一”。《老照片》的成功给了我们这样的启示：一方面，由于我国公民对古籍文献的意识普遍不高，很多人不了解古籍文献的内容，不了解古籍文献藏品的意义及社会价值。加之图书馆、博物馆、档案馆作为一种社会文化事业部门，向公众开放并为公众广泛利用只是近几年的事情，不少人还不了解这些公共文化部门对社会所具有的文化传播、文化教育、文化休闲、文化发展的诸多功能，

① 周英峰：《档案开发成为出版新资源》，http：//www. gmw. cn. /2006－2－16。
② 周英峰：《档案开发成为出版新资源》，http：//www. gmw. cn. /2006－2－16。

这就导致社会公众包括出版界对古籍文献资源的开发利用处于盲目和无意识阶段，古籍文献作为出版资源的价值还未引起出版界的足够重视。这种与出版界长期“断链”的现象，是对社会公众文化需求的忽视，也使文化部门丧失了让公众广泛了解和认识古籍文献事业及古籍文献本身的机会。因此，各级各类古籍文献保管机构，应该契合市场经济的发展要求，拓展以古籍文献为内涵的服务活动，以适当的经济手段盘活古籍文献资源，使古籍文献资源的开发利用朝着综合性、多层次性、广阔性的方向发展，这也是出版界利用古籍文献资源的先决条件。另一方面，古籍文献资源是一种潜在的出版资源，它不存在独占性，同样的古籍文献资料对于全社会来说都是共享的。怎样在特定的文化层面上对古籍文献资源进行一种全新的思想文化整合，并结合时代需求，充分挖掘古籍文献资源所蕴涵的深厚内涵，不仅仅是强调思想性，而且也要考虑到阅读主体的能力，以趣味性的形式输出思想性的内容，出版社会大众喜闻乐见的书籍，这是古籍档案文献界和出版界在开发古籍文献资源时应考虑的问题。

民族医药古籍文献遗产资源成为一种重要的出版资源，是民族医药古籍文献自身发展的需要，更是民族医药文化事业振兴的时代需求。对于广大民族医药古籍文献管理机构来说，加强对少数民族医药知识的发掘整理工作，积极推进民族医药知识的文献化，是民族医药古籍文献遗产保护和利用的重要举措。首先，民族医药古籍文献遗产大都是珍贵的孤本、善本，经常使用原件，无疑会对古籍文献造成损害，如果将其出版，则会大大降低原件的使用率，达到保护原件的目的。其次，民族医药文化知识除了静态的保护和保存外，更重要的是要不断创新，保持其活力使之持续发展下去。民族医药古籍文献遗产是民族医药文化的物质载体，承载了数千年来各民族与疾病作斗争的科学记录，至今仍对现代医药学发展具有启迪作用，对经济发展具有推动作用。各民族医药学要发展和创新，就需要对这些浩如烟海的民族医药古籍文献遗产进行发掘、整理和利用，从中汲取养分，实现自身发展，为人类生命健康作出应有的贡献。此外，就西南地区来说，千百年来产生形成了众多少数民族，他们在不同的时期、不同的地区、由不同作者创作了数量丰富、种类繁多的各民族传统医药古籍文献遗产，由于流传广，较分散，因此在内容和版本上不可避免地有重复、谬误或遗漏，这就需要古籍文献工作者深入到民族地区进行广泛而细致的田野调研，对为数众多的民族医药古籍文献遗产进行收集，重新整理。同时，为避免部分珍贵民族医药古籍文献遗产遭到损毁亡佚而给国家造成不可弥补的损失，对它们进行发掘、保护和出版也十分紧迫。据 2006 年 8 月 11 日《西部时报》的一篇文章《西藏抢救整理近百个疑难杂症藏药秘方并已出版》显示，流传至今的藏医药秘方共有 1 万多个，已经在临床中使用的有三四百个，其中专门针对疑难杂症的秘方、验方有 300 多个，目前仍有一些秘方掌握在民间或个别医务工作者手中，这些秘方一旦失传，将成为藏医药无法弥补的损失。作为保护自身利益的重要手段，西藏自治区开展了重点科研项目“传统藏药治疗疑难疾病秘方、验方收集和整理”，对藏医药配方进行收集、整理，针对目前医疗领域中出现的疑难疾病，从老藏医专家那里抢救、收集和整理出秘方、验方近 100 个，并将有关内容整理成册并正式出版（藏文版）。这是藏医药界首部较权威、完整、系统的治疗疑难疾病秘方、验方的专著，将对藏医药产业发挥积极影响。可见，加大对民族医药古籍文献遗产的整理出版，是民族医药古籍文献保护和利用的需要，是激活古籍文献资源，使之促进民族医药文化事业发展的一项重要措施。

当前，在全民实现医疗保健的社会大趋势下，人们对护养了中华民族几千年的传统医药知识及其原生态的民族医药资源情有独钟，凭借民族医药在预防、保健、养生领域的独特优势，发掘出版各民族深厚的医药文化资源，以便专家学者查阅、利用，满足社会各界的医疗保健需求，已成为当前社会的阅读导向之一。从以上几个方面来说，整理出版民族医药古籍文献遗产，是弘扬民族医药文化的重要手段。

民族医药古籍文献遗产资源在出版业中的发掘利用，除通过利用图书、期刊和报纸等纸质载体进行信息传播外，还可以出版光盘、录音（像）带、光碟，通过数据库、网络文献和电子出版物等载体对民族医药信息进行存储和公布。在这里，我们通过民族医药古籍文献发掘整理的成果在图书出版方面的成绩来了解它在出版业中的突出表现。近10年来，已经出版的民族医药图书（汉文）名录为96种，是1996年以前出版的民族医药图书（汉文）40种的2倍以上。涉及西南地区少数民族医药的图书（汉文）就有122种之多。其中，综述类8种，藏医学32种，傣医学10种，壮医学18种，苗医学20种，瑶医学2种，彝医学14种，侗医学2种，土家族医学7种，其他（佤族、拉祜族、仡佬族、布依族、水族、羌族、纳西族等）9种。[①] 从以上数字我们不难发现，出版界借助我国民族医药事业快速发展的热潮从一定程度上繁荣了出版产业，而民族医药古籍文献资源也在出版界表现出了不可低估的能量：依托古籍文献资源编研的图书除了有整理、出版的一些少数民族传统医药典籍外，还有大量翻译、编撰的少数民族文字医药古籍文献史料以及一些带有编辑、整理、研究性质的医药学专著。特别是党的十一届三中全会以来，民族医药古籍文献史料的整理出版数量增多，质量较之以前也有所提高，整理更加规范，内容更加全面，分类更加细致；民族医药古籍文献遗产史料编纂所涉及的人力除了民族医药学研究者和科研院所、民族医院外，逐渐有社会力量特别是企业的参与，这就为更好地揭

① 《近十年民族医药学术进展》，http：//www. cmam. org. cn/2008 -4 -2。

示民族医药古籍文献史料的宝贵价值和更好地研究民族传统医药文化提供了广泛的社会基础。总之，整理、翻译出版民族医药古籍文献史料是发掘利用民族医药古籍文献的基础性工作，也是目前古籍文献史料利用的主要方式，是一项专业性很强的长期工作，各级民族医药古籍文献管理和研究机构要与社会广泛合作，特别是通过与出版界的合作，出版公布大量的编研成果，以扩大民族医药古籍文献遗产信息的传播和利用范围，满足社会各界的利用需求。

（三）民族医药古籍文献资源与影视业的结合

长期以来，图书馆、档案馆收藏的大量珍贵的影音资料、历史史料和丰富多彩的文化史料，为纪录片、影视片的拍摄提供了许多素材。例如，中央档案馆先后与有关单位合作拍摄了记录国史的电视文献片《共和国脚步》，记录党史的电视文献片《自从有了共产党》、《红旗飘飘——中国共产党历史上的今天》，记录军史的电视文献片《新四军》等。[①] 档案馆还参与制作了其他类型的影视片，为其提供相关档案资料。例如，与有关单位合作拍摄历史题材影视剧或专题片等进行社会教育活动，比较著名的有中央电视台的《国宝档案》、《见证——影像志》等，都取得了较好的反响，这也为古籍文献史料的发掘和宣传指引了一条好路子。可以说，在文化产业发展的背景下，当今古籍文献资源的发掘利用方式已不仅仅局限于一些传统的模式（如阅览、外借、复印等），还广泛借助多种媒介途径，保存和强化传统文化，提高古籍文献信息接触率，使原有古籍文献资源获得进一步增值。

随着中医药文化热在全球范围内的升温，影视界也把目光注视到富于中国传统魅力的中医药文化上，依据有关古籍文献所载

① 《档案宣传工作概述》，http：//www. haac，gov. cn。

内容进行创作，荧屏上不断涌现出展示中医药文化魅力的影视剧。例如，在《满城尽带黄金甲》中，张艺谋将中医制药的盛大场面放在电影开篇位置，呈现了中医制药的过程和中医药熏的情景，让观众在电影中领略了中医文化的风采；电视剧从《大宅门》热播，到《大清药王》、《神医喜来乐》，都对中医有过“聚焦”。郭宝昌以同仁堂少东家身份创作《大宅门》，把数百年老店同仁堂本家族的人和事改编成艺术品，在剧中相对全面地展现了中医世家的经营兴衰。正是因《大宅门》热播效应产生出奇特的现象，很多观众借此解读同仁堂，又引发另一部中医剧《大清药王》应运而生，同样反映同仁堂的百年发展史。电视剧《神医喜来乐》讲述了清末沧州土郎中喜来乐的故事，该剧着重于通过中医人物的刻画来宣扬中医文化。盛漯松是《大国医》这部反映中医文化电视剧的总制片人，在谈到制作初衷时他表示，一部好的文艺作品能够传达一种思考和激励，希望能通过该剧达到承载传承中医药文化的任务，让更多的观众来关注中医药文化，关注真正的国粹。就目前这些影视剧中出现的有关中医药内容，中医专家和学者也倍感欣慰，同时他们也大力呼吁有关部门，应该转变观念，加强中医药文化的宣传意识，借助影视剧这一文化传播平台来普及中医文化，让中医药文化深入人心，植根大众。同时也强调，这类影视剧的专业化表现有些简单，应该在影视剧中大众化地宣扬一些中医养生的知识，全方位、多角度的展示博大精深的国粹。

当然，我国影视界对中医药文化的挖掘创作尚处于起步阶段，还有巨大的产业化空间需要深入发掘利用。就目前来说，通过影视剧传扬医药文化并以此形成一系列文化产业链的成功范例莫过于韩剧《大长今》了。文化产业的产业链出发点是文化产品的不断创新，实现文化的“投入—产出”的有机联系。在文化产品同质竞争的情况下，不遗余力地彰显个性、彰显特色、彰显优势。把自身做强之后，再将整个文化产品的采集、生产、营销及辐射过程，看成一个产业链来整合营销，形成基本的内部产业链。通过产业链，把文化产业与其他产业有机结合起来，实现文化的产业化经营。因此，构建产业链是推进文化产业化经营的核心和主体内容，也是文化产业能否发挥制造力的关键。《大长今》就是一个很好的例证。该剧以医药养生文化为其最大看点，以此为核心，在对外传播的过程中，不仅仅停留在电视剧出口的“一次性收益”上，而是通过媒介文化潜移默化地衍生，创造了更大的市场，得到了二次甚至是多次收益，逐步形成以电视剧为龙头带动旅游、文化产业的一系列“商业链条”，不但掀起韩国的“医风”，而且也带动了“衣风”、“食风”、“学风”、“游风”，以“大长今”命名的“大长今主题公园”，还有《大长今》精华片断的DVD影碟以及各款明信片，特别是以大长今为名，包含不同药材的十全大补韩方茶、食谱《大长今养生御膳》等，都为商家赢得了不菲的经济效益。

他山之石，可以攻玉。虽然《大长今》不一定是我们要照搬的模式，但《大长今》效应可以对我们的民族医药文化资源在影视业中的开发提供一些有益的启示：

（1）利用影视业开发民族医药古籍文献遗产中丰富的养生保健资源，寓教于乐，从而带动民族医药文化事业的发展。《大长今》的成功就在于它把璀璨的医药文化与大众的养生保健需求紧密结合，让观众深切地感受到中医文化的神韵。在这部剧中将美食和中药结合，对今天追求健康和养生的社会公众来说无疑获得了最大的心理满足。

药膳源于中华医药文化，追求的是“防病为主，治病为辅”，因此强调“药食同源”。西南地区各少数民族的药膳保健文化无疑是各民族医药文化遗产宝库中一道亮丽风景，极具浓郁的地方特色和民族特色，其丰富的资源可以信手拈来。例如，在壮医药理论指导下制作的山楂糕、菠萝盅、石榴汁等壮家特色药膳，享誉海内外的各色竹筒饭、生菜包饭、五色糯米饭以及各种药膳罐头、保健饮料、药膳糖果、药膳点心、药酒等，深受人们喜爱。又如，《档哈雅》、《蛾西达敢双》、《桑松细典》、《档哈雅勐泐》等贝叶经医典记载的傣家养生茶，已有上千年的历史，是傣族人民用纯天然药物调配成的男女老幼皆宜的傣药茶饮，以达到日常防疾治病、养生保健的目的。闻名中外的常用傣家养生茶饮数不胜数，如夏秋季节常用傣药“叫沙短”、“收哈蒿”制作的茶饮，具有清热消炎、抗菌、止血、收涩的功效；疟疾发病季节用“哈柄蒿”、“叫哈荒”各等量泡水服，具有截疟、清热解毒、祛风除湿的功效；因久居湿地、劳累，常有腰酸背痛、肢体麻木等症状，用“芽借腰”、“叫勐远”泡茶饮，具有舒筋活络、强筋健骨、理气止痛的功效；日常生活中，因食用辛辣燥热之品，用“哥累姐”、“芽伏麻”、“雅娜妙”泡水当茶饮，以达到清热泻火、除湿利尿、解毒健肾的目的。① 对于如此厚重而极富特色的文化资源，有关人员应该将其包装后引入影视文化市场，制作有关养身保健专题片，在促进影视业繁荣的同时，有效地将资源优势转变为经济优势，实现医药文化产业的连动发展效应。

（2）利用民族医药古籍文献遗产资源，制作有关专题纪录片，增加民族医药文化的海内外知名度。例如，中央电视台的《中华医药》就是一档以中医典籍为资源依托，以电视传媒为平台，致力于向海内外观众传播中华传统医药文化的栏目，该栏目以鲜明的民族特色、深厚的文化内涵、实效的服务内容赢得了海内外观众的深情厚爱，受到海内外医药界的推崇与关注，成为中医药走向世界的窗口和向海内外观众提供健康服务的桥梁。据不完全统计，该栏目平均每年回复海内外来信10000多封、电话25000多个、电子邮件6500多个，是中央电视台收到观众来信、来电数量

---

① 《傣医药文化与茶文化关系》，http：//www. ylzy. cn/dydy/007. htm/2006－5－1。

最多的栏目之一。通过电视这一平台，中华医药文化得以迅速传播，并大大增强了国内外观众对中国传统文化的认同感。与此同时，中国民族医药系列节目《雪域藏医》、《西域维医》、《草原蒙医》、《竹楼傣医》、《国际传统医药的盛会》、《步入21世纪的藏医藏药》、《巴蜀医药》等成了向海内外观众反映和传扬我国少数民族传统医药文化主题的重要窗口。《中华医药》栏目在充分传扬中国传统医药文化的基础上，积极探索既传播文化又有经济效能的医药文化的商品化路子，在后产品开发方面取得了较大的进展，如台湾《大成影剧报》同步转载解说词，《中华医药》系列丛书第一、二、三、四辑的出版发行，以及该丛书繁体字版在台湾地区的出版发行，使《中华医药》栏目拥有了相当数量的读者群，在海内外产生了较大的社会影响。这类商品化的形式大大促进了我国传统医药古籍文献资源的保护和开发，也有利于提高节目质量吸引更多观众，实现古籍文献与电视节目的双赢。①

看来，借助文化产业中急剧升温的产业平台，以多种形式发掘底蕴深厚的民族医药古籍文献遗产资源，多视角宣扬多彩的民族医疗保健文化，必将极大地促进民族医药文化事业的发展和繁荣。

第五节　关注问题——西南少数民族医药古籍文献发掘利用需要注意的几个问题

西南少数民族医药古籍文献遗产是西南地区各族人民创造的珍贵人文资源，是西南地区民族文化多样化和中国悠久灿烂的民族医药文化的重要内容和表现形式，它对于传承我国民族医药文化，促进我国医药创新，推进我国民族医药振兴事业具有重要的

① 中华医药网，http：//space. tv. cctv. com/podcast/zhyy. /2008－1－7。

现实意义和深刻的历史意义。西南少数民族医药古籍文献遗产的发掘、整理和利用势在必行，无论是各地的民族文献工作者、民族医生、民族医药文化研究者，或是当地政府文化和各职能部门及其领导，还是关注民族医药振兴事业的个人，都要认识到这项工作的必要性和紧迫性，协力合作，全力以赴地落实这项工作。为此，应着重注意以下四个方面的问题。

一、西南少数民族医药古籍文献发掘利用中应遵循的科学原则问题

民族医药古籍文献遗产的发掘利用，要以其丰厚而宝贵的信息资源优势为基础，进行深入挖掘和广泛利用，这就要求对收集到的大量民族医药古籍文献遗产进行科学的分类、整理、编研和开发利用，使这些珍贵的信息资源得到充分的开发和有效的保护。

（一）以保护和抢救为前提，保护和开发工作双管齐下

民族医药振兴是一项长期的事业，需要整体协调，全盘统筹，持续、深入地进行下去。在对西南少数民族医药古籍文献遗产的发掘利用的实践中，我们应该本着可持续发展的原则，首先在古籍文化得到有效保护的前提下才考虑对这些宝贵的民族医药文化遗产的深度发掘和开发利用，同时在传承医药文化的过程中避免医药古籍文献遗产不受破坏，使传承和保护工作相得益彰。

（二）以社会需求为导向进行有的放矢的发掘利用

民族医药古籍文献遗产资源的发掘利用工作应以社会需求为导向。这包含着两重意思：①民族医药古籍文献遗产的发掘利用应该从社会需求中确立课题方向；②民族医药古籍文献遗产发掘的成果应该为社会广泛地利用，使传统民族医药知识在社会中获得传播和认可，从而又拉动更大的社会需求。

二、西南少数民族医药古籍文献发掘利用中的法律保护问题

（一）民族医药古籍文献的法律保护和保密工作的迫切性

《中华人民共和国促进科技成果转化法》第三条规定："科技成果转化中产生的知识产权受法律保护。科技成果转化活动应当遵守法律，维护国家利益，不得损害社会公共利益。"因此在科技文献信息转化过程中，要贯彻执行有关无形资产管理的法律法规，科研与古籍文献管理部门应大力宣传有关知识产权法规（如专利法、著作权法、计算机软件保护条例、反不正当竞争法等）、保密法、科研成果转化法和技术合同法等法规，提高科技文献人员的"资产"意识，建立起与知识产权保护相适应的科研文献建档工作、利用工作以及信息转化工作制度，在充分发挥科研文献信息价值的同时也要防止因科研文献管理不善造成的国家或企业资产的流失。①

据不完全统计，目前我国现存历代各民族古籍中所记载的各类药物超过10000种，处方超过100000个。② 而散落在民间和临床实践中不断积累的处方更是难以计数。除了极其零星的处方可以受到现行知识产权保护外，其余绝大多数处方处于"人人皆可自由使用"的尴尬境地，由此造成了我国大量珍贵的民族医药资本的流失和无偿使用。特别是外国医药公司在无偿利用中国传统经方、验方进行草药组合筛选，大量利用相应民族医药知识进行活性物质分离活动，并以此申请专利而占领中国医药市场，使得我国的传统知识为外国制药企业免费使用并赚取巨额商业利润。

① 颜祥林：《科技档案信息传播引论》，北京，科学技术文献出版社，2003。

② 洪净：《中药知识产权保护》，北京，中国中医药出版社，2003。

传统民族医药复方资源大量流失，使我国民族医药产业因受到挤压而难以振兴，民族药业现代化进程由此受挫。例如，1980年以来，日本在中医典籍《伤寒论》方为主的210个古方基础上开发医疗用药，刺激了日本“汉方制剂”工业的迅速发展，其中，日本救心制药株式会社在仿制我国六神丸（清代“雷允上诵芬堂”的药铺方）基础上开发的救心丸，年销售额超过1亿美元，其中有一部分还销售到了我国。韩国在我国传统的牛黄清心丸基础上，开发了胶囊和口服液的改进产品，其年产值超过7000万美元，并在1989年向我国的专利局申请了这两项产品的专利权。至于进口的川贝枇杷膏、保心安油、红花油等品种所占市份额均已超过了我国的同类产品。① 正如有的日本医学专家所指出的那样，汉医药（中医药）对他们来说已经不是秘密，现在他们只对我国的民族医药感到神秘。如今，众多国家医学机构已经加大对我国民族医药的研究力度，通过各种途径获得我国民族医药经验方，他们实际上是看准了民族医药中蕴涵的巨大商机。② 目前，散存于各地的民族医药古籍文献资料的命运不容乐观，许多文传典籍或口传的医药单方、验方、秘方、技法得不到及时的收集整理和有效的法律保护，特别是绝大部分有显著疗效的祖传验方和技术经验仍然游离于相关法律的保护之外，使我国民族医药发展处于不利的境地。

中国民族医药学会会长诸国本强调：“民族药在我国作为特殊品种，处方保密政策实行了许多年，对民族药秘方和炮制的保护切实起到了积极作用。由于民族医药方剂的特殊性，因此对于公开什么、不公开什么，应由业内专家作出，而不应该按照西医药的结构成分理论将之公开化。如果在缺乏知识产权保护的条件下

---

① 许黎珊：《“洋中药”反食中国市场　中药如何“保家”“卫国”》，http：//finance. people，xom，cn/GB/1045/4923869. html/2006 - 10 - 16。

② 朱正祥：《西部民族医药资源开发与生物多样性保护》，载《中国民族医药杂志》，2003（6）。

盲目公开炮制及方剂秘密，可说是正中国内外窥视者下怀。”① 由此看来，在民族医药古籍文献遗产资源的发掘利用过程中，应当特别关注知识产权保护和相关保密工作，重视其信息的安全性，只有这样，才能切实做好少数民族医药古籍文献资源的传承与保护工作。

（二）民族医药古籍文献资源进行法律保护的可行性

发掘利用民族医药古籍文献资源的同时加强有关法律保护工作，不仅是必要的和迫切的，也是可行的。这在很大程度上得益于当前我国对国内外相关法律条约的利用。

首先，我国民族医药古籍文献是我国少数民族优秀的历史文化遗产，因此，有关文化遗产的保护法律，如《文物保护法》是民族医药古籍保护的依据。该法第二条列举了我国境内受法律保护的五种文物，民族医药古籍文献也属其列：“历史上各时代重要的文献资料以及具有历史、艺术、科学价值的手稿和图书资料等”。此外，对民族口碑医药文献的保护措施主要采用非物质文化遗产的相关保护。2003 年 10 月，联合国教科文组织通过了《保护非物质文化遗产公约》，其主旨在于抢救、保存、保护和复兴非物质文化遗产。2004 年 8 月，我国正式加入了该公约。民族传统医药包含了丰富的自然界和宇宙的知识和实践，属于《保护非物质文化遗产公约》的保护范畴，因此，可以向联合国教科文组织积极申报世界非物质文化遗产的方式加以保护。其次，对民族传统药材资源可采用《生物多样性公约》加以保护。《生物多样性公约》是一项保护地球生物资源的国际性公约，我国于 1993 年加入该公约。民族传统医药的药材绝大多数来自生物界，各民族在长

① 《民族医药光环背后有尴尬——访中国民族医药学会会长诸国本》，载《人民政协报》，2006 年 8 月 24 日。

期的医疗实践中还形成了众多地道药材。这些动植物和种质资源可以使用生物多样性公约得以保护。我国对传统药材资源的保护还可采用《濒危野生动植物国际贸易公约》和《野生药材资源保护条例》。目前我国已将30多种药用植物列入《濒危野生动植物国际贸易公约》的附录。依照《野生药材资源保护条例》，国家重点保护的植物药材有29种、重点保护的野生动物药材有13种。这样可以有效制止我国传统药材的掠夺性采挖，控制向国外的出口，有效保证国内传统药材资源的合理使用和可持续生产。另外，国内有些学者根据我国传统药物知识的特殊情况和现状，提出了有针对性的保护措施。其中涉及少数民族传统医药知识的有：①对明显具有少数民族特色的传统知识，由民族自治机关或其他组织行使权利；②对尚未公开的传统知识（祖传秘方），由其持有者行使权利，对这类知识的使用要经持有者同意；③对广为流传实际上已经处于公用领域的传统知识（如有记载且早已公开的大量处方），应该采取一定措施防止他人尤其是外国人将其申请为专利或者是在其身上获得知识产权。①

（三）民族医药古籍文献的知识产权保护

1. 民族医药古籍文献管理人员法律素养的提高

在我国少数民族传统知识中，医药传统知识是其中最有价值的部分之一。这些民族医药传统知识对特定疾病常常有着奇特的效果，但在开发和利用少数民族传统知识的同时，对其进行必要的知识产权利益的保护却显得滞后。图书馆、档案馆以及其他一些保管和利用民族医药古籍文献的文化部门，是民族医药古籍文献信息的“中介”传播部门，既是信息传播行为发生的主体，又

① 李轩：《产业发展为轴　有效保护为先——传统知识保护目标及指导原则之管见》，http：//www. sipo. gov. cn/sipo/ztxx/yezyhctzsbh/jilk/zwzl/200604。

是所传播古籍文献信息的再生产者。如何确保古籍文献信息传播的安全、获得相应的权利等问题，应该依据知识产权法来调整。换言之，发掘利用各民族的古代医药科技古籍文献资源，同样需要寻求知识产权法的保护。因此，首先就要求民族医药科技古籍文献管理人员要加强知识产权保护法和商业秘密保护知识的学习，提高有关法律认识，掌握商业秘密保护的基本知识，如特征、构成条件、侵权行为等；完善对目前涉及民族医药古籍文献资源的一系列知识产权利益的保护制度，如积极知识产权利益、消极知识产权利益和衍生知识产权利益①所产生的科技新成果资料与古籍文献的管理制度，根据具体情况设置相应的借阅范围、手续、复制文件的限制等制度；对已经进行数字化的机读古籍文献信息要采取特别措施，防止他人利用计算机窃取商业秘密。总之，随着知识产权意识的增强，市场、人才、技术竞争的日益激烈，知识产权保护包括商业秘密的保护必将成为民族医药古籍文献信息开发与利用过程中一个不容忽视的重要课题。

2. 古籍文献中珍贵技法的商业秘密保护

西南少数民族医药古籍文献中包括大量的民族医药配方和处方，可以通过商业秘密的方式加以保护。根据《中华人民共和国反不正当竞争法》第十条的规定，所谓商业秘密是指“不为公众所知悉、能为权利人带来经济利益、具有实用性并经权利人采取保密措施的技术信息和经营信息”。“保住秘密就保护了市场”，可口可乐公司的神秘配方一直作为最高机密加以保护至今。正像可

① 消极知识产权利益，即我国少数民族享有一种排除他人就其传统医药获得知识产权的权利。积极知识产权利益，即人们创造性智力劳动的成果，创造者对其应享有直接的物质和精神利益。现行知识产权制度为此设计了专利权、著作权等法定知识产权。一些体现知识性的产品如发明创造的产品或服务推向市场后，由于其特定质量、特色等因素使该产品或服务深获市场认可，从而衍生出巨大的商誉等无形财产利益，这种无形财产利益即构成一种衍生知识产权利益。

口可乐公司那张神秘配方一样，云南白药的神秘配方也带给了人们无穷的想象。民族医药处方不仅包括医生在治疗疾病的过程中给病人开列的药方，而且也包括以民族药为成分的药方。民族医药处方按药味数分为单方和复方，按来源分为民族医药古籍中记载的传统方、验方、秘方和个人经验方。例如，藏药治病所采用的复方，由于许多药方配药都在25种以上，其自身成分比较复杂，一般很难解密。但是藏药存在的大量配方制剂，有的已经丧失新颖性，不能获得专利保护，同时还存在大量所有者不愿意申请专利的祖传秘方，这些方剂对藏医药企业的生存发展具有极其重大的现实意义，如果不采取商业秘密等措施进行保护，势必将带来无法估量的损失。目前已发掘整理出的少数民族方剂为数众多，据不完全统计，仅藏医药古籍中记载的药物已达3000多种，方剂数万首；傣医药古籍中记载有药物1000多种；壮医药古籍中记载有壮药2000多种，常用600余种；苗医药古籍中收载有200余种。这些不计其数的民族医药配方和处方是西南各少数民族医药经验的智慧结晶，是我们发展民族传统医药的创新之处和发明点所在，是民族新药研发的技术根基，是天然药物开发的重要知识源泉。这些大量散存于民间的民族医药单方、秘方和传统民族药物在临床实践中积累的经验方，从具体特征来看，多在师徒间或家族间传承，绝大部分治疗专科疾病和疑难杂症的秘方掌握在民族民间医生的手里，不为公众所知悉；而且民族医药是一种经过各民族医生在医疗实践中总结和发现的技术性成果，有很强的技术性要求和较强的实用性，蕴涵着潜在的经济利益和竞争优势，可以作为新药研制的知识来源，从这些特征来看，与《反不正当竞争法》所规定的"商业秘密"定义是完全一致的，因此可以通过《反不正当竞争法》中的商业秘密保护的方式来确保这一传统知识的安全。

3. 民族医药古籍文献中技术成果的专利保护

专利保护是世界保护技术成果的主要方式。专利制度目的在于确认发明人对发明创造的技术方案的专有权。对于民族医药来说，专利能保护各民族医药中的核心技术特征，目前在原有传统知识基础上通过科技创新而提高的民族医药，也适合现代专利制度要求而受到专利法保护。积极寻求专利权保护，是我们对少数民族医药创造的尊重，能有效维护各民族医药文化的独特性，更是发掘利用这一民族文化财富应有的必要措施。具体来说，民族医药古籍文献中的专利保护对象包括：①没有为公众知晓的民间土方和祖传秘方。民族医药在形成过程中积累了大量的经验方或民间偏方，有的用文字记载于民族医药典籍之中，由于许多少数民族没有自己的文字，只靠口传心授或大量祖传秘方形式存在，未记载在以往出版的典籍中，没有在国内外出版物上公开发表过，所以符合专利法要求的新颖性，因此这些古籍文献中的配方应积极申请专利权保护。②将少数民族传统医药处方进行转化或开发出的新药技术。例如，广西民族医药研究所近年来研究成功的“产妇春浴液”、“神女乐”洗浴液等，大都是在壮医秘方的发掘整理基础上开发出来的新产品，也能够获得专利权的保护。

4. 民族医药古籍文献资源利用中的著作权保护

著作权作为对文化领域的精神创作成果的保护，与专利权等共同构成了知识产权的重要内容。从民族医药古籍文献的形式来说，其保护对象包括：

（1）原生民族医药古籍或配方等。民族医药古籍文献中留存有大量的当时、当地民族创造的古籍文献和名方制剂，具有很强的独创性和权威性。在流传形式上，各少数民族先民有的创制了本民族文字，有的则靠口耳形式传承民族文化，因此这些医药古籍文献既有文字表达的，又有口传的，但无论属于哪一种类型，按照我国《著作权法》的规定，著作权法保护的著作或医药配方必须具有独创性，也就是说，内容必须含有作者的劳动成果，而原生民族医药古籍文献是满足这一条件的，因此应纳入著作权法的保护范畴。

（2）民族医药古籍文献的编研成果。其中包括编辑出版已处于公知的传统医药古籍文献，如民族医药古籍资料汇编、民族医药古籍译注、民族医药古籍影像资料、根据民族医药古籍进行整理编写出版的书籍等，都可以获得版权保护。

（3）民族医药文献数据库。目前我国在民族医药领域已建立多个数据库，如“中国民族医药网”、“中国民族民间医药网”、“中国藏药网”等。当这些数据库满足著作权法规定的“独创性”时，也可以获得著作权法的保护。但是在现实生活中由于大多数数据库只是信息的堆积而缺乏独创性，即使有独创性，著作权法保护的也只是对数据库内容有独创性的选择和编排，而非数据库内容，这就使得所组建的数据库进入公共领域后得不到有效保护。针对这一现状，我们可以借鉴欧盟的做法，即1996年通过的《欧盟数据库指令》规定的，如果数据库的内容在获得、收集、处理和呈现方面是有实质性投入而非简单的信息集中，欧盟成员国的法律可授予符合条件的数据库所有人专门的数据库权，这样就可以弥补著作权保护的漏洞，使民族医药数据库得到更广泛的保护。①

5. 民族医药古籍文献的行政手段保护

民族医药古籍文献资源的行政保护是指通过行政手段保护民族传统医药知识，范围包括民族医药遗产中涉及的治疗方剂、药物、单方、验方、药源、医疗器具等。例如，在民族医药古籍文

① 李运仓、马玉珍：《加强民族医药的知识产权保护　实现民族医药的可持续发展》，载《特区经济》，2006（4）。

献调查整理中，让当地民族有更多的参与权、著作权和出版权；在民族医药古籍文献资源利用中，让当地民族地区成为最大的利益获得者；在当地进行古籍文献遗产样品收集时，当地人能够获益等。另外，我国行政机关还应颁布有关行政法规，鼓励更多的社会资源收集、保护和研究民族传统医药，并在其基础上研制具有市场潜力的新药品，这无疑是一项对民族医药古籍文献资源进行发展性保护的举措。

三、西南少数民族医药古籍文献发掘利用中的合作问题

随着知识经济时代的到来，社会组织之间的依存度增强，社会各界对信息化资源的需求质量不断提高，并且呈现多元化趋势。而西南地区少数民族医药古籍文献资源由于数量众多，分布较散，要做好这一发掘利用工作，单靠某一部门的闭门造车也是不能满足我国民族医药发展的信息需求的。各地民族聚居区档案馆、图书馆、民委、民族医药研究所、寺院等部门和场所都是西南地区民族医药古籍文献信息资源聚集地，是我们查阅和利用民族医药遗产资源的主要服务部门，这些部门分别收藏有不同数量、不同民族、不同医药内容的民族医药信息资源，因此在收藏医药古籍文献遗产资源的结构和特色上、管理的技术和方法上、开发的层次和重点上都能形成优势互补。如果各地区图书馆、档案馆能实现与民族医药研究所、民委等部门之间的联合开发，相互之间形成协调管理和开发的多位一体模式，使散存于各地的民族医药资源通过各部门的合力运作而实现有效融合与集成，就能充分发挥整体优势，为社会提供多维的、一体化的民族医药信息服务，从而满足社会的需求。例如，美国、加拿大、英国等国就将档案馆、图书馆、学术团体等有机联合起来，形成庞大的国家信息资源体

系，为社会各界提供全方位、多功能的网络在线服务。[①] 国外的这种文化机构间合作开发信息资源的模式，对我们在一定区域内实现文化部门间联合发掘利用少数民族医药古籍文献遗产资源的运作提供了参考。这一合作途径的实施可以包括多个层面：①档案部门、文化部门间的合作开发，如云南、四川、西藏三省文化部门可以联合对藏族医药古籍文献进行一定的合作开发；②图书馆、档案馆与博物馆和文化研究所的合作开发；③文化部门与社会各界的合作开发，如文化部门与医院、企业等的合作开发；④民族医药古籍文献信息开发的国际合作等。[②] 可以说，发掘利用民族医药古籍文献资源工作任重而道远，如何在社会各部门的协力合作下全面发掘丰富的古籍文献信息资源，是值得我们积极探索的一种重要途径。

四、西南少数民族医药古籍文献信息的国际交流问题

在2009年颁布的《国务院关于扶持和促进中医药事业发展的若干意见》中提出，要“积极参与相关国际组织开展的传统医药活动，进一步开展与外国政府间的中医药交流合作，扶持有条件的中医药企业、医疗机构、科研院所和高等院校开展对外交流合作。加强中医药知识和文化对外宣传，促进国际传播”。交流要“走出去”和“请进来”相结合，不仅我国的相关研究人员和文献工作者要走出去参观考察，参加各种形式的学术活动，利用国外有关机构收藏的医药文献，学习外国的相关经验，促进我国的学术研究事业；而且要在保护我国政治、经济利益的前提下，允许外国的有关学者来华考察、利用我国的民族医药古籍文献资源。2004年11月13日，在以“传统医药与人类健康”为主题的第三

① 刘舜全：《数字档案馆的几点思考》，载《福建档案》，2001（4）。
② 颜海：《档案信息资源开发利用》，武汉，武汉大学出版社，2004。

届国际传统医药大会上，吴仪强调："在中国，中医药学以及藏医、蒙医、维医、傣医等民族医药与现代医药学拥有同等的法律地位，传统医药在中国的卫生保健工作中发挥着十分重要的作用。我们愿意与国际社会共同分享在传统医药领域的工作经验和研究成果，促进国际传统医药的运用与发展。"①

民族地区是中外文化交流的走廊。事实上，各民族医药的发展进程中的对外文化交流与合作步伐一直都未停止。

藏族医药古籍文献遗产载录的藏医药知识全面系统，历史悠久，真实可靠，吸引了国内外众多的医药学专家的广泛关注，其丰富的内容不仅为国内医界普遍学习、研究、运用，而且随着藏医药学术交流活动的日益活跃，古老的藏医药还跨出国界，向邻近国家和地区传播，并在国内外医学界享有很高的声誉。自1979年以来，许多国家的学者对藏医药产生了浓厚的兴趣，并开始研究藏医药。国外每年都有专家、学者赴西藏、四川等地考察藏医药。一些国家还设立了藏医研究机构，如1983年美国成立了西藏医学协会，其宗旨主要是研究和发展藏医药。西方一些藏学研究机构也设有藏医药方面的研究部门和专职人员，如日本东京佐治大学藏医协会、英国的西藏研究所等。在召开的国际藏学学术会上总有藏医学的学术论文的交流，如匈牙利科学院举办的"纪念乔玛"学术讨论会上，就有关于藏医学的学术论文提交大会交流。此外，自20世纪80年代以来，藏医药的国际交流不断深入。例如，1991年，藏医药治疗类风湿性关节炎研究的学术论文在北京国际传统医药大会上进行了交流，引起与会学者的关注；1995年，西藏自治区藏医院天文历算研究所研究员应邀赴瑞士进行藏医天文历算的教学；同年，藏医师图布旦撰写的《尿诊明镜》一文，

① 郑进、楚更五：《加强民族地区中医理论研究的思考》，载《云南中医学院学报》，2004（2）。

被美国国际传统医学大会授予“民族医药之星”称号，荣获“超人杯”特等奖。[①]

傣医药古籍文献的文化魅力也为世人所瞩目。自1990年起，许多学者不断发掘整理研究傣医药古籍文献中的学术思想，使千年傣医药受到了国外生物界的极大关注。《傣药在临床医疗中的地位与作用》一文被国际第二届民族生物学大会录用，并在大会交流发言。1991年，《论傣医塔都档细》等论文参与了北京国际传统医学大会交流。随着“返璞归真，回归自然”科学潮流的兴起，《傣医四塔五蕴的理论研究》、《傣医分塔论治》、《傣医理论体系的核心探寻》、《竹楼医述》等论文分别参与了国际性学术交流与优秀成果大奖赛活动。其中，《傣医四塔五蕴的理论研究》荣获首届世界传统医学优秀成果金杯奖，并应邀赴美参加世界传统医学学术研讨与颁奖大会；《傣医分塔论治》荣获1995年国际第二届传统医学与按导医学学术研讨会优秀论文二等奖，《竹楼医述》荣获第二届世界传统医学优秀成果奖；《傣医理论体系的核心探寻》荣获1996年第三届世界传统医学优秀成果突出贡献奖和卓越国际金奖。[②] 特别值得一提的是，泰国历史上曾经走过一条全盘西化的弯路，其结果导致该国的泰医日渐消亡殆尽，现在，当他们要重振本国民族医药时才发现手中空空如也，只好把目光投向我国云南省的傣医，急切地想与之合作，以重拾他们的过去。

壮医药的国外交流正在逐步开展，特别是1984年全国民族医药工作会议以来，古老的壮医药古籍文献资源开始了有组织、有计划的发掘整理和研究提高工作，学术交流也进入了一个新的发展阶段。壮医药线点灸研究会、壮医目诊研究会相继成立并召开学术交流会，美国、澳大利亚、新加坡、泰国、越南等国家相继

① 陈士奎、蔡景峰：《中国传统医药概览》，北京，中国中医药出版社，1997。
② 陈士奎、蔡景峰：《中国传统医药概览》，北京，中国中医药出版社，1997。

邀请我国壮医学者前往讲学交流。①

众所周知，历史悠久、底蕴深厚的民族医药文化是在长期的交流和荟萃中产生、形成和发展的。无论是藏医药、傣医药或其他民族医药，在其千百年的发展壮大过程中，总是不断地向外学习和对外宣传，才确保了本民族医药的生命力不衰，发展之势不止。尤其在当前全球化的趋势之下，故步自封和抱残守缺的思想已成为社会各个文化领域发展的巨大障碍。作为各民族医药历史文化的“守门人”，图书馆、档案馆等文化机构理应发挥在民族文化中的传播、教育基地的功能，以民族医药古籍文献遗产资源为依托，推进民族医药的学术研究和创新。同时，图书馆、档案馆也要积极参与各种形式的国际交流活动，介绍、宣传我国民族医药文化的辉煌成果，使之成为我国民族医药文化宣传和交流的窗口，在民族医药传统文化的国际交流中起到桥梁作用，扩大我国民族医药文化在国际上的影响力，让这一古老的民族科技瑰宝为世人所知、所崇、所用。

① 陈士奎、蔡景峰：《中国传统医药概览》，北京，中国中医药出版社，1997。

参考文献

一、专　著

［1］冯惠玲，张辑哲．档案学概论．北京：中国人民大学出版社，2006

［2］薛四新．档案馆信息化与档案管理变革——数字记忆之思考．北京：机械工业出版社，2008

［3］华林．西南彝族历史档案．昆明：云南大学出版社，1999

［4］华林．西南少数民族历史档案管理学．北京：民族出版社，2001

［5］华林．傣族历史档案研究．北京：民族出版社，2000

［6］华林．藏文历史档案研究．昆明：云南大学出版社，2006

［7］张公瑾，黄建明．民族古文献概览．北京：民族出版社，1997

［8］王懿之，杨世光．贝叶文化论．昆明：云南人民出版社，1990

［9］乌谷．民族古籍学．昆明:云南人民出版社,1994

［10］郭大烈，杨世光．东巴文化论．昆明：云南人民出版社，1999

[11] 杨中一．中国少数民族档案及其管理．北京：中国档案出版社，1993

[12] 李富强．让文化成为资本：中国西部民族文化资本化运营研究．北京：民族出版社，2004

[13] 余言，任可．中国少数民族医药保健．北京：五洲传播出版社，2006

[14] 颜祥林．科技档案信息传播引论．北京：科学技术文献出版社，2003

[15] 李国文．李国文纳西学论集．北京：民族出版社，2007

[16] 崔箭，唐丽．中国少数民族传统医学概论．北京：中央民族大学出版社，2007

[17] 崔箭．中国少数民族药用植物学．北京：中央民族大学出版社，2008

[18] 西双版纳州民族医药研究所．傣族传统医药方剂．昆明：云南科技出版社，1995

[19] 蔡景峰．中国藏医学．北京:科学出版社,1995

[20] 陈士奎，蔡景峰．中国传统医药概览．北京：中国中医药出版社，1997

[21] 李晓岑．白族的科学与文明．昆明：云南人民出版社，1997

[22] 田华咏．土家族医药学．北京：中医古籍出版社，1994

[23] 李耕冬，贺延超，彝族医药史．成都：四川民族出版社，1990

[24] 卜金荣．纳西东巴要籍及传承概览．昆明：云南民族出版社，1999

[25] 贵州省民族研究所．贵州民族调查（之七），1990

[26] 颜海．档案信息资源开发利用．武汉：武汉大学出版社，2004

［27］林庆．民族记忆的背影——云南少数民族非物质文化遗产研究．昆明：云南大学出版社，2007

［28］林艳芳．傣族医药学基础理论．昆明：云南民族出版社，2003

［29］宇妥·元丹贡布原著．图解四部医典．西安：陕西师范大学出版社，2006

［30］王敏，杨甫旺．中国彝族民间医药验方研究（汉彝对照）．昆明：云南民族出版社，2007

［31］陈子丹．民族档案史料编纂学概要．昆明：云南大学出版社，2009

［32］霍振礼．科技档案效益学概论．北京：国防工业出版社，1998

［33］华林．科技档案管理学．昆明：云南大学出版社，2001

［34］何丽．中国少数民族古籍管理研究．沈阳：辽宁民族出版社，2005

［35］包骏．贵州苗族医药研究与开发．贵阳：贵州科技出版社，1999

［36］王明旭，刘家全．医药知识产权战略研究．北京：军事医学科学出版社，2004

［37］曾育麟．滇人天衍——云南民族医药．昆明：云南教育出版社，2000

二、期　刊

［1］张鑫昌，郑文，张昌山．民族档案学刍议：特征与任务．思想战线，1998（1）

［2］蔡景峰．民族医学古文献概述．中国民族医药杂志，1998（4）

［3］夏光辅．独龙族、彝族等民族的医学遗产．研究集刊，

1988（1）

［4］夏光辅．傣、藏、白、纳西族医学遗产．研究集刊，1988（2）

［5］刘鸿泽．中国少数民族传统医学宝库初探．中国民族，2000 年样刊

［6］梁峻，郑蓉，民族医药相关概念辨析．中国民族医药杂志，2008（4）

［7］华林．论少数民族古籍的档案界定问题．档案学通讯，2005（2）

［8］华林．论少数民族文字历史档案的数字化技术保护．档案学研究，2006（2）

［9］黄琴，华林．论亟待保护抢救的云南民间少数民族口述历史档案．档案学通讯，2009（1）

［10］华林．论藏文历史档案的发掘利用．中国藏学，2003（4）

［11］华林．少数民族文字历史档案的数字化建设．中国档案，2005（11）

［12］华林．云南民间少数民族历史档案的流失及其保护对策研究．档案学研究，2007（4）

［13］华林．西南少数民族石刻历史档案的现状与保护研究．思想战线，2003（2）

［14］唐雪明．广西民族医药的资源优势及开发对策．广西民族研究，2003（1）

［15］陈玲．浅说少数民族档案的开发利用．云南档案，2003（2）

［16］安群英．略论西部少数民族文献信息资料开发利用．西南民院学报，2001（8）

［17］诸国本．民族医药作为非物质文化遗产加以保护的重要

意义．中国民族医药杂志，2007（7）

［18］张小邓．古老的医学彩色挂图——藏医药唐卡．中国西藏，2008（1）

［19］刘圆，阿子阿越．凉山彝族医药的调查报告．时珍国医国药，2006（8）

［20］寸润林．灿烂辉煌的大理白族医药文化．中国民族民间医药杂志，1995（17）

［21］祁银德．我国民族医药学的起源追溯和理论研究现状．中外医疗，2008（20）

［22］李云森．云南纳西族传统医药发展概况．中国民族民间医药杂志，2001（50）

［23］王治能．组织收集少数民族口碑档案史料的做法和体会．少数民族档案，1996（2）

［24］杨昌文．浅谈西南少数民族传统医药．贵州民族研究，1994（1）

［25］覃美娟．浅谈非物质文化遗产的档案式保护．档案管理，2007（5）

［26］田安宁，田陆云．纳西族东巴医药研究．中国民族民间医药杂志，2001（48）

［27］唐乾利．论民族医药研究开发的现状与发展．广西中医学院学报，2006（4）

［28］宋琦．关于构建云南少数民族文献资源数据库的思考．云南社会科学，2002（2）

［29］侯采坪，王晓燕．档案部门应加强对非物质文化遗产档案的收集．山西档案，2006（4）

［30］朱国豪，朱娜琳．土家族医药的学术价值和开发研究概述．湖北民族学院学报（医学版），2007（3）

［31］汪洁．浅谈口述档案征集与编研．湖北教育学院学报，

2007（7）

[32] 王治能．论收集无文字少数民族口述档案．档案学研究，1997（2）

[33] 杨卫东．返朴归真　回归自然——21 世纪民族医药展望．中国民族医药杂志，2008（2）

[34] 戴斌，丘翠娥．广西壮族医药发展的回顾、现状与思路．中国民族民间医药杂志，2007（84）

[35] 朱征明．贵州省民族医药现状、问题及发展建议．贵阳中医学院学报，2007（5）

[36] 洪志慧．论我国民族医药的地位、现状及前景分析．临床和实验医学杂志，2007（9）

[37] 农建萍．浅谈广西壮族医药文献的开发．兰台世界，2008（12）

[38] 龙鳞．医学人类学视野中的云南民族医药．云南民族大学学报（哲社版），2008（9）

[39] 罗婕．壮族医药口碑文化概览．中国民族医药杂志，2008（9）

[40] 黄汉儒．壮族医药的发掘整理．中国民族医药杂志，1995（1）

[41] 诸国本．民族医药与文化自觉．中国中医急症，2005（6）

[42] 唐保成，李梅仙．加强傣医药事业建设　促进民族医药的发展．中国民族医药杂志，2007（10）

[43] 希莎婉．浅谈傣医药文献古籍档案管理．中国民族医药杂志，2008（2）

[44] 金锦，方路．云南省民族医药发展的基本情况．中国民族医药杂志，2005（8）

[45] 郑进，张超．云南民族医药是天然药物发现性研究的摇

篮. 中国民族医药杂志，2007（10）

［46］冉懋雄. 贵州民族医药及苗药产业的特色与蓬勃发展. 贵州中医学院学报，2003（11）

［47］蓝寿荣，谢英姿. 若干国家传统医药知识保护的实践及其启示. 中国软科学，2005（7）

［48］杨立静. 如何科学对待档案文化遗产. 兰台世界，2007（6）

［49］刘新良. 历史档案文献遗产价值刍议. 山西档案，2008（1）

［50］周耀林. 我国珍贵档案文献遗产保护工作的推进. 档案管理，2006（2）

［51］蔡景峰. 论“民族医学”的界定和民族医药文献的整理. 中国民族医药杂志，2006（5）

［52］张柳馨. 建立民族医药专题数据库的构思. 中华医学图书情报杂志，2003（5）

［53］曹宜. 略论民俗研究对民族医药发展的影响. 中国民族医药杂志，2008（7）

［54］陈子丹. 对白族科技档案文献研究的几点设想. 大理学院学报，2007（11）

［55］杨毅，张会超. 民族档案之旅游人类学建构与扩展研究. 思想战线，2009（3）

［56］杨毅，张会超. 旅游开发背景下民族档案资源的整合——以云南民族档案资源整合为例. 档案学通讯，2008（6）

［57］周喜增. 论档案文化产品的开发. 档案管理，2004（6）

［58］李银友，郭清. 建立特色档案为发展民族经济服务. 档案时空，2007（6）

［59］岳旭东. 中外医药交流的一些史实. 中国民族民间医药杂志，2007（86）

[60] 郑辉．发展档案文化产业的对策．中国档案，2003(10)

[61] 杨利华，史陶．档案利用、公布与著作权保护．湖南档案，2000（2）

三、论文集

[1] 彝族古文献与传统医药开发学术研讨会组委会．彝族古文献与传统医药开发国际学术研讨会论文集．昆明：云南民族出版社，2002

[2] 中国科学技术史学会少数民族科技史研究会，延边科学技术大学．第二届中国少数民族科技史国际学术讨论会论文集．北京：社会科学文献出版社，1996

四、学位论文

[1] 林江．中华民族传统医药产业化发展问题研究．北京：中央民族大学，2005

[2] 鹿燕．中国彝族医药文献现状及分析．北京：中央民族大学，2004

[3] 和璇．档案与旅游共赢之路——旅游背景下纳西民族档案文化研究．昆明：云南大学，2008

[4] 刘吉燕．云南少数民族历史档案的开发利用研究．昆明：云南大学，2008

[5] 马学强．档案馆文化功能研究．济南：山东大学，2006

[6] 彭远明．档案文献遗产保护与利用的方法论研究．上海：复旦大学，2008

[7] 谭丽丽．基于民族传统文化的云南少数民族历史档案研究．昆明：云南大学，2008

[8] 吴育生．档案工作信息化知识产权保护理论与方法研究．湖北：武汉大学，2004

五、网络资源

[1] 张伯礼，王永炎．全球现象：异军突起的民族医药．http：//www. 56 - china. com. cn，2003 - 6

[2] 王居．让民族医药的瑰宝大放异彩．http：//www. 56 - china. com. cn，2003 - 6

[3] 杨健强．在中国少数民族成药产业发展研讨会上的讲话．http：//www. seac. gov. cn/gjmw/mzll/2005 - 10 - 26

[4] 鹿燕．关于彝族民族医药研究与开发情况的考察报告．http：//yizuren. com/artile. asp？ articleid = 1027/2003 - 5 - 24

[5] 十一部门发布切实加强民族医药事业发展指导意见．http：//www. gov. cn. /2007 - 12 - 24

[6] 云南省少数民族古籍抢救保护工作情况汇报．http：//cpc. people. com. cn/165240/167239/10119126. html/2009 - 9 - 25

[7] 近十年民族医药学术进展．http：//www. cmam. org. cn. 2008 - 4 - 2

后记

民族医药是当前我国传统医药中最具特色和潜力的组成部分，以民族医药为依托的新兴民族医药产业正成为我国民族经济新的增长点和朝阳产业。在世界传统医药和我国民族医药振兴方兴未艾的形势之下，近年来国家有关部门相继出台了许多加强和深入发展民族医药的政策法规，在2008年举行的第十一届全国人民代表大会第一次会议上，温家宝总理在政府工作报告中提出："要扶持中医药和民族医药事业的发展。"这不仅体现了国家对民族医药发展的重视，而且也表明民族医药在未来研究发展中拥有的巨大潜力和光辉灿烂的前程。

民族医药振兴背景下的西南少数民族医药古籍文献遗产的发掘利用研究是一个充满挑战的选题。西南地区聚居的少数民族众多，各民族的传统医药历史久远，内涵丰富，医理深邃。承载着数千年来西南各民族医学药理精华的医药古籍文献遗产数量是巨大的，种类及构成是复杂的，分布是广泛的，价值也是弥足珍贵的。要振兴我国的民族医药，发展民族医药产业，其前提就是要加强各民族医药古籍文献资料的发掘、整理、利用，通过大量的调查、收集、整理和对古籍文献信息的开发利用，使西南民族医药从无形到有形，从广泛存在到集中体现，从缺乏发掘利用到积极服务于社会、经济，使西南少数民族医药古籍文献最大限度地实现其历史价值和现实价值。这是对西南少数民族医药传统文化的一次新的认识，是配合当前我国乃至世界对民族文化遗产大力抢救的形势下顺应历史潮流的积极态度，是对当前和今后研究西南各少数民族的医药历史、制定民族政策、开发民族地区的资源优势、进行民族医药文化教育等方面都具有积极的历史和现实意义。这是一个涉及文献学、民族学、民族医药学等学科的选题，这一选题在我国民族医药振兴背景下将对民族医药理论研究、民族医药的临床实践以及民族医药的产业化发展都将有极大的促进作用。

本书是在博士论文的基础上修改完善而成的。在本书的撰写过程中得到了我的导师华林教授的悉心指导和大力支持，很多同行专家也给予了热情帮助，特别是云南大学的郑文教授、陈子丹教授、杨勇教授，云南民族大学的李国文教授，云南省民委古籍办的普学旺主任、西双版纳傣族自治州傣族医药研究所的林艳芳教授、楚雄彝族自治州民委的有关同志等，他们都为本书的写作提供了很多相关资料并提出了大量宝贵的修改意见，为本书增色不少。在此对这些专家表示衷心感谢！本书还得益于众多民族医药及其古籍文献研究者的学术成果，写作中还参考、吸收和引用了大量的研究成果和数据，在参考文献中一一列出。在此，我要向所有被本书引用或参考的文献作者表示敬意和谢意。如有错漏之处，恳请各位给予批评指正。

承蒙民族出版社慨然允诺出版此书，在审稿、编辑、出版过程中，民族出版社编辑同志付出了辛勤劳动，使本书得以顺利出版，在此致以诚挚谢忱。

“路漫漫其修远兮，吾将上下而求索。”民族医药振兴目标的实现还有大量的工作要做，需要全社会协力促成。加大民族医药的发掘、整理、总结，传播民族医药文化，对增进民族团结，促进民族地区经济、文化事业的发展，建设有中国特色的社会主义医疗卫生事业有着十分重要的意义。本书仅就西南民族医药古籍文献的发掘利用作了初步的探索，只起到了抛砖引玉的效果，相信这一选题必将随着民族医药事业的深入发展而不断取得新的成果。让我们共同努力！

陈海玉

2011 年 2 月 26 日

图书在版编目(CIP)数据

西南少数民族医药古籍文献的发掘利用研究/陈海玉著.—北京:民族出版社,2011.6

ISBN 978-7-105-11565-5

Ⅰ.①西… Ⅱ.①陈… Ⅲ.①少数民族—民族医学—古籍—研究—西南地区 Ⅳ.①R29

中国版本图书馆CIP数据核字(2011)第106916号

策划编辑:虞 农
责任编辑:唐海琴
封面设计:刘家峰
出版发行:民族出版社
地 址:北京市和平里北街14号
邮 编:100013
网 址:http://www.mzcbs.com
印 刷:北京市迪鑫印刷厂
经 销:各地新华书店
版 次:2011年6月第1版 2011年6月北京第1次印刷
开 本:880毫米×1230毫米 1/32
字 数:260千字
印 张:9.625
定 价:28.00元
ISBN 978-7-105-11565-5/R·394(汉46)

汉编一室电话:010-64271909 发行部电话:010-64224782